GOLDMANN

Buch

Ayurveda, die »Wissenschaft vom Leben«, ist das Vorbeuge- und Heilsystem der alten vedischen Hochkultur Indiens. Seine leichte Umsetzbarkeit ist der Grund für den Erfolg dieser natürlichen Heilmethode in westlichen Ländern.

Dieses Buch ist ein Wegweiser für alle, die nach körperlicher Gesundheit streben und nach einem ganzheitlichen Sinn des Lebens suchen. Gesundheit wird verstanden als körperliches, geistiges und soziales Wohlbefinden. Anhand von praxisnahen Fallbeispielen werden verbreitete Krankheitsbilder und Störungen – beispielsweise Krebs, Schlaganfall, Fettleibigkeit, Magen-Darm-Störungen, Schlaflosigkeit, Streß oder Depressionen – aufgezeigt.

In leicht nachvollziehbaren Gedankenschritten macht der Autor und Arzt Dr. Deepak Chopra bewußt, daß fehlende Ruhe und Harmonie sowie ein angstvolles Leben die Ursachen für Krankheit sein können. Und er bietet konkrete Lösungsmöglichkeiten an. Durch Intelligenz und positive Gedanken kann jeder Mensch seine Gesundheit selbst steuern.

Das Schlüsselwort heißt Ayurveda. Transzendentale Meditation (TM) ist ein Weg, sich der Ganzheit von Geist und Körper bewußt zu werden und dieses Potential zur Entfaltung von Gesundheit zu nutzen. Seit 1958 wird die Transzendentale Meditation weltweit von mehr als drei Millionen Menschen erfolgreich angewendet.

Autor

Dr. Deepak Chopra stammt aus Indien und hat als Arzt lange an verschiedenen Krankenhäusern in USA gearbeitet. 1980 kam er mit dem Ayurveda erstmals in Kontakt – nicht mit den populären Ausprägungen wie Pflanzenheilkunde, Ölmassagen, Atemtechniken usw., sondern mit der psychophysiologischen Grundtherapie des Ayurveda.

In diesem Buch führt Chopra den Leser Schritt für Schritt in die grundlegenden Gedanken des Ayurveda ein. Als Arzt stellt er die Vorgänge, die eine Bewußtseinsveränderung im Körper hervorrufen, medizinisch anschaulich und leicht nachvollziehbar dar. Gleichzeitig integriert er das altindische Naturheilkundeverfahren in den Rahmen des modernen naturwissenschaftlichen Weltbildes.

Heute ist Dr. Deepak Chopra Leiter der Ayurveda-Klinik in Lancaster, Massachusetts.

DR. DEEPAK CHOPRA

Ayurveda

Gesundsein aus eigener Kraft

Zu einem neuen Denken
über Krankheit und Gesundheit

Aus dem Amerikanischen
von Dr. Michael Larrass

GOLDMANN VERLAG

Dieser Band ist bereits als
Goldmann Taschenbuch Nr. 13599 erschienen.

Umwelthinweis:
Alle bedruckten Materialien dieses Taschenbuches
sind chlorfrei und umweltschonend.

Der Goldmann Verlag
ist ein Unternehmen der Verlagsgruppe Bertelsmann

Vollständige Taschenbuchausgabe September 1994

Originalverlag: Houghton Mifflin Co., Boston, Mass.
Originaltitel: Creating Health. Beyond Preventation, Towards Defection
Umschlaggestaltung: Design Team München
Druck: Presse-Druck Augsburg
Verlagsnummer: 13786
Ba · Herstellung: sc
Made in Germany
ISBN 3-442-13786-1

3 5 7 9 10 8 6 4

Vorwort des Übersetzers

»Timing« heißt im Englischen die optimale Abfolge von Ereignissen, die zum Erfolg führen. Als Dr. Chopra im Herbst 1980 in einen Bostoner Buchladen trat, begann eine Kette von Ereignissen, die ihn heute zu einem der bekanntesten Ärzte der USA und zu einem führenden Ayurveda-Experten der Welt gemacht haben.

Gutes Timing setzt voraus, daß mit dem Grundlegenden begonnen wird: Begegnet man dem Ayurveda auf der Ebene seiner heute zunehmend populären, spezifischen Ausprägungen (Pflanzenheilkunde, Ölmassagen, Atemtechniken usw.), so kann man ihn bei oberflächlicher Betrachtung leicht für nur eines unter vielen naturheilkundlichen Systemen halten. Durch das in jenem Herbst gefundene Buch kam jedoch der kritische Arzt mit dem Ayurveda auf dessen fundamentaler Ebene in Kontakt, auf der Ebene der Geist-Körper-Verbindung und den dort ansetzenden psychophysiologischen Integrationstechniken.

Die Absicht des vorliegenden Buches ist es, den Leser Schritt für Schritt mit den grundlegenden Gedanken des Ayurveda vertraut zu machen, jenes Vorbeuge- und Heilsystems der alten vedischen Hochkultur, das infolge der Empfehlungen der Weltgesundheitsorganisation (WHO) und aufgrund seiner leichten Umsetzbarkeit auch in den westlichen Ländern zu neuer Blüte erwacht. Es stellt in seinem perfekten Timing den Ayurveda in den Rahmen des modernen naturwissenschaftlichen Weltbildes. Das macht dieses Buch nicht nur für denjenigen hilfreich, der körperliche Gesundheit sucht, sondern auch für den, der in der verwirrenden und oft bestürzenden Vielfalt aktueller Fakten und Theorien nach einem ganzheitlichen Sinn, nach Heilheit und damit nach Heilung forscht.

Die Materie besteht aus Zwischenraum. Das ist die Erkenntnis der modernen Naturwissenschaft: Zwischen winzigen Punkten erstreckt sich leerer Raum. Wie aber bringt dieser »leere« Raum diese Punkte, bzw. Quanten hervor? Der Ayurveda, das »Wissen vom Leben«, gibt aus seiner jahrtausendealten Weisheit eine Antwort, wo die westliche Forschung mangels praktischer Erfahrung (noch) schweigen muß: Die Leere ist Fülle – die Fülle schöpferischer Intelligenz.

Dr. Chopra zeigt als Arzt und Wissenschaftler die Mechanismen auf, durch die sich immaterielle Intelligenz in die Materie unseres Körpers verwandelt. Er erläutert, wie die für diese Transformation nötigen Kanäle auf der feinsten Ebene unserer Existenz von Streßablagerungen befreit und geöffnet werden können, und öffnet uns damit zugleich die Augen für eine neue Dimension von Gesundheit und Menschsein.

Dr. Michael Larrass, Rottenburg

Meinem Lehrer
Maharishi Mahesh Yogi,
dessen außerordentliche Einsichten
in das Wesen der Intelligenz meiner
Wirklichkeit neue Gestalt gaben.

Inhalt

I

Gesundheit und Krankheit

1 Wie man vollkommen gesund sein und sich immer jung fühlen kann

GESUNDHEIT IST UNSER NATÜRLICHER ZUSTAND. Die Weltgesundheitsorganisation (WHO) hat Gesundheit als etwas definiert, das über das Fehlen von Krankheit oder Gebrechlichkeit hinausgeht – Gesundheit ist der Zustand vollkommenen körperlichen, psychischen und sozialen Wohlbefindens. Hinzugefügt werden kann das geistige Wohlbefinden, ein Zustand, in welchem der Mensch zu jedem Zeitpunkt seines Lebens Freude an der Gegenwart und Vorfreude auf das Kommende verspürt, ein Gefühl von Erfülltsein und eine Erfahrung von Harmonie mit der Welt, die ihn umgibt. Es ist ein Zustand, in welchem man sich stets jugendlich, beschwingt und beglückt fühlt. Und er ist nicht nur tatsächlich möglich, sondern auch leicht zu erreichen. Dieses Buch möchte Ihnen zeigen, wie Sie Ihre Gesundheit vervollkommnen und sich immer jung fühlen können.

2 Zunächst ein Blick auf das Gegenteil – Krankheit

Jede Diskussion über vollkommene Gesundheit muß ein paar Worte über das genaue Gegenteil, nämlich Krankheit, einschließen. Sie finden in diesem Kapitel eine Liste einiger der üblichsten Probleme, die im Alltag der ärztlichen Praxis anfallen. Ich werde in den folgenden Kapiteln über diese spezifischen Probleme sprechen und Ihnen deutlich machen, wie sie im allgemeinen von ärztlicher Seite angegangen werden. In Erweiterung dieser konventionellen Sichtweise, die ich bisweilen durchaus bejahe, werde ich sodann meinen Ansatz erläutern, der bisweilen unkonventionell und, so glaube ich, auch effektiver ist.

Nachdem wir uns mit diesen üblichen Problemen beschäftigt haben, werde ich den Rest des Buches dem Thema widmen, wie man Gesundheit vervollkommnen und jugendlich frisch bleiben kann. Am Ende des Buches werde ich ein Plädoyer für die Ausübung einer geistigen Technik halten, die dies alles ermöglicht. Es ist dann an Ihnen als Leser, für sich zu entscheiden, ob diese Technik hält, was ich verspreche, wobei Sie dies natürlich nur tun können, wenn Sie die Technik auch ausüben. Sollten Sie zu den Lesern gehören, die dieses Buch nur einfach so lesen wollen, ohne all das, was es bietet, an sich selbst zu erleben, so ist allerdings diese Lektüre verlorene Zeit. Wenn Sie dagegen auch nur die geringste Absicht haben, die Vorschläge ernsthaft zu erproben, so öffnet sich Ihnen eine Aussicht auf vollkommene Gesundheit und das Gefühl immerwährender Jugendlichkeit.

Wenden wir uns zunächst dem Problem der Krankheit zu und sehen, was in konventioneller und in unkonventioneller Weise darüber gedacht wird. Hier sind die Patienten, die ich jeden Tag in meiner Praxis sehe:

1. Menschen mit Hypertonie, Erkrankungen der Herzkranzgefäße und der Blutgefäße des Gehirns – das bedeutet: zu hoher Blutdruck, Herzanfälle, Schlaganfälle
2. Menschen mit Krebs
3. Menschen mit Muskelschmerzen, Arthritis, Rückenschmerzen und anderen Störungen des Bewegungsapparates
4. Menschen mit Ängsten und Depressionen, Schlafstörungen (hauptsächlich Schlaflosigkeit) und verschiedenen anderen psychischen Störungen
5. Menschen, die unter den Folgen von Alkohol, Nikotin und Drogenmißbrauch leiden
6. Menschen mit Gewichtsproblemen (Unter-, vor allem aber auch Übergewicht. Hauptklage: »Ich esse praktisch nichts, aber ich nehme einfach nicht ab.«)
7. Menschen mit Ermüdungserscheinungen, für die es keine eindeutige medizinische Ursache gibt: »Warum bin ich die ganze Zeit so müde?«

8. Menschen mit verschiedenen sexuellen Problemen
9. Menschen, die unter Streß leiden, und Menschen mit Erschöpfungssyndrom
10. Menschen mit Drüsenstörungen, meistens Zuckerkrankheit
11. Menschen mit Magen- und Darmbeschwerden wie Durchfall, Geschwüre und zahllose andere Störungen, die auf schlechte Verdauung zurückzuführen sind
12. Menschen mit verschiedenen Infektionskrankheiten
13. Menschen mit Verletzungen durch Haushalts-, Verkehrs- und Arbeitsunfälle

Wir wollen uns mit diesen Problemen im einzelnen auseinandersetzen und uns insbesondere auf die konzentrieren, die in unserer Gesellschaft die meisten Sorgen verursachen.

3 Zu hoher Blutdruck, Herzanfall, Schlaganfall – wie Gedanken Substanz werden

Zu hoher Blutdruck ist eine sehr verbreitete Störung und betrifft einen erheblichen Teil der Bevölkerung. Ab dem Alter von 30 Jahren leidet jeder Fünfte daran. Was genau ist nun der Blutdruck? Es ist einfach der Druck, den das durch die Adern fließende Blut auf die Gefäßwände ausübt. Gemessen wird der Blutdruck gewöhnlich in »Millimeter Quecksilbersäule« mit dem Blutdruckmeßgerät mit der bekannten Manschette, die um den Oberarm gelegt und aufgeblasen wird.

Der beim Zusammenziehen des Herzens gemessene Blutdruck wird systolischer Blutdruck genannt; er beträgt normalerweise weniger als 140 mm. Der beim Entspannen des Herzens gemessene Druck ist der diastolische – normalerweise weniger als 90 mm. Mit anderen Worten liegt der Normalwert also unter 140/90 (140 zu 90). Steigt der Blutdruck wesentlich über diese Grenze, sprechen wir von zu hohem Blutdruck, wobei man in Betracht ziehen muß, daß der Normalwert mit fortschreitendem Alter höher wird. Zu hoher Blutdruck ist gefährlich und muß behandelt werden, da er lebenswichtige Organe wie Herz, Nieren und Gehirn in Mitleidenschaft zieht. Bleibt er unbehandelt, so führt er oft zu Herzversagen, Gehirnschlag, Herz- oder Nierenversagen und damit zu einer verkürzten Lebensdauer.

Was ist nun der Grund für zu hohen Blutdruck? In der überwiegenden Zahl der Fälle war es den medizinischen Forschern versagt, den genauen Grund für diese Krankheit zu bestimmen. Daher ist bei über 90 Prozent aller Patienten keine eindeutige Ursache für ihren erhöhten Blutdruck bekannt.

Allerdings konnte eine Anzahl interessanter Beobachtungen gemacht werden. Zunächst gibt es Hinweise darauf, daß außergewöhnliche psychische Reize eine ursächliche Rolle bei der Entstehung von zu hohem Blutdruck spielen können. Bei Versuchstieren, die experimentell einem Dauerstreß ausgesetzt sind, kann zu hoher Blutdruck entstehen. Umgekehrt ist häufig zu beobachten, daß Menschen mit dieser Krankheit unter Streßeinfluß stehen. Darüber hinaus sind bei der Behandlung von einigen Arten von zu hohem Blutdruck mit Erfolg Beruhigungsmittel eingesetzt worden. Die meisten Ärzte verbinden daher zu hohen Blutdruck mit Streß, insbesondere mit psychischem Streß, obwohl sie dabei mit einer im Grunde genommen unbestimmbaren Meßgröße umgehen. Wir werden später noch auf einige der Persönlichkeitsmerkmale zu sprechen kommen, die am häufigsten bei unter Streß leidenden Menschen auftreten.

Ein anderer Faktor, der als Ursache für zu hohen Blutdruck in Frage kommt, ist der Salzverbrauch. Bei Menschen wie Tieren kann zu hoher Blutdruck durch eine erhöhte Menge von Salz in der Nahrung hervorgerufen werden. (Ich werde das ganze Kapitel 6 der Rolle von Ernährung und Krankheitsvorbeugung widmen, da dies ein solch wichtiges Thema ist.)

Seit kurzem hat das Interesse an der Funktion von Hormonen bei zu hohem Blutdruck zugenommen. Hormone sind Chemikalien, die von den verschiedenen Drüsensystemen im Körper erzeugt werden und einen Einfluß auf Teile des Körpers haben, die nicht in unmittelbarem räumlichem Zusammenhang mit dem Ort der Hormonerzeugung stehen. Mit anderen Worten: Hormone sind chemische Botenstoffe. Bei zu hohem Blutdruck können die Hormone Cortison, Adrenalin, Aldosteron und Renin verändert sein. Es ist nicht unbedingt notwendig, daß Sie alle diese Namen kennen oder die Wirkungen dieser Hormone. Wichtig ist jedoch zu wissen, daß sich die Konzentration bestimmter chemischer Stoffe bei zu hohem Blutdruck verändern kann. Bei streßbedingtem zu hohem Blutdruck hält man diese Hormone als Überträger für verantwortlich – sie sind die meßbaren Substanzen, durch die der nicht meßbare Streß den Körper beeinflußt. Ärzte sind der Ansicht, daß Ängste, Furcht und Ärger Veränderungen bei gewissen Chemikalien im Gehirn hervorrufen. Diese chemischen Stoffe – sogenannte Neurotransmitter – können dann wiederum die Ausschüttung von Hormonen wie das ACTH aus der Hirnanhangdrüse bewirken. Diese nun regen die Nebennieren zur Ausschüttung von Cortison und Adrenalin in den Blutkreislauf an, was ein Ansteigen des Blutdrucks verursacht. Es ist dies nur ein Beispiel für ein Phänomen, das zunehmend als Schlüsselmechanismus beim Entstehen von Krankheiten Beachtung findet. Dieses Phänomen ist die Übertragung eines Gefühls oder eines Gedankens in eine chemische Botschaft, die ihrerseits ein entfernt gelegenes Organ anregt. Hier begegnen wir zum erstenmal dem, was ich die psychophysiologische Verbindung nennen möchte.

Da das Bewußtsein von Wissenschaftlern und Ärzten so sehr auf Krankheit ausgerichtet ist, war die bislang durchgeführte Forschung vorrangig dazu bestimmt, mehr Kenntnisse über den Mechanismus zu erlangen, der zur Krankheit führt. Es ist jedoch aus unserer Sicht nicht minder logisch, wenn wir unsere Aufmerksamkeit in die entgegengesetzte Richtung wenden und sagen, daß positive Gefühle einen gesunden, lebensförderlichen Einfluß auf den Körper haben sollten. In naher Zukunft werden Biologen die Veränderungen bei Neurotransmittern studieren, die im Zusammenhang mit positiven Impulsen wie Liebe, Mitgefühl, innerem Frieden, Mut, Glauben und Hoffnung auftreten. Worüber wir noch mehr wissen müssen, ist die genaue Bahn, auf der ein Gedanke in ein Molekül unseres Körpers umgewandelt wird.

Vor kurzem wurde eine sehr wichtige Beobachtung gemacht, die zeigt, daß Hormone, von denen man bislang annahm, sie kämen nur im Blutkreislauf vor, in nennenswerter Menge auch in der Gehirnsubstanz selbst vorhanden sind. So zum Beispiel Renin, ein von den Nieren erzeugtes Hormon, das bei Organschädigungen durch zu hohen Blutdruck eine Rolle spielt. Hier im Hirn trifft es natürlicherweise zusammen mit anderen Hormonen und den hirneigenen Neurotransmittern, von denen die bekannteren Dopamin, Serotonin, Adrena-

lin und Noradrenalin sind. Abgesehen von diesen Namen sind diese Substanzen im Gehirn einfach chemische Stoffe, die in engem Zusammenhang mit Gedankenimpulsen stehen.
Es ist also nurmehr eine Frage der Zeit, wann Biologen fähig sein werden nachzuweisen, daß Veränderungen im Gedankenmuster eines Menschen – zum Beispiel eine plötzliche Gefühlsaufwallung oder die Erinnerung an einen lieben Verwandten – direkt zu Veränderungen der Hormonspiegel und der Konzentration anderer chemischer Stoffe im Gehirn und in den Zellen des Körpers führen. In Kapitel 35 werden wir uns mit den einfachen und feinen Techniken beschäftigen, die in diesem faszinierenden Bereich des Zusammenwirkens von Geist und Körper bereits angewandt werden. Wir können diese Techniken tatsächlich nutzen, um unseren Gedanken und Gefühlen eine günstigere Richtung zu geben und damit zugleich unseren Körper zu seinem Vorteil zu beeinflussen.

Übliche Ansätze bei der Behandlung von zu hohem Blutdruck und ihre Grenzen

Medikamentöse Therapie

Die meisten Ärzte benutzen verschiedene Medikamente zur Behandlung von zu hohem Blutdruck. Dafür gibt es einen doppelten Grund: der erste ist, daß Medikamente sowohl für den Arzt wie für den Patienten die schnellste und bequemste Lösung sind. In einem auf Leistung ausgerichteten Wirtschaftssystem und zu einer Zeit, wo es das Ziel der Ärzte und der Menschen allgemein ist, so viel wie möglich mit dem geringsten Aufwand zu erreichen, ist es für den Arzt leichter, eine Verschreibung zu machen als sich mit dem Patienten ausführlich darüber zu unterhalten, was möglicherweise seine Krankheit verursacht hat und wie eine Veränderung seiner Lebensgewohnheiten seinen zu hohen Blutdruck normalisieren könnte. Darüber hinaus sind die weitaus meisten Patienten gar nicht gewillt, ihre Lebens- und Eßgewohnheiten zu ändern. Es ist ja so viel leichter, eine Pille zu nehmen oder ein paar Pillen oder – wie wir später noch sehen werden – eine ganze Menge Pillen und einfach so weiterzumachen wie bisher.
Der zweite Grund dafür, daß Medikamente die verbreitetste Therapie bei zu hohem Blutdruck darstellen, ist ihre Wirksamkeit, die in einigen Fällen sogar sehr hoch ist. Wir leben in einer Gesellschaft, die Sofortlösungen für alle Probleme fordert, ungeachtet der Kosten. Die Pharmaindustrie hat mit breiter Unterstützung von seiten der Wissenschaft Milliarden in jahrelange Forschung gesteckt, um einige der effizientesten Wirkstoffe zur Behandlung von zu hohem Blutdruck zu entwickeln. Wenn Pillen so wirksam und so leicht einzunehmen sind, wo liegt dann das Problem?

Die medikamentöse Therapie hat ihre Probleme und Grenzen:

1. Medikamente sind teuer. Die Entwicklungskosten für ständig verbesserte Erzeugnisse werden natürlich auf den Verbraucher abgewälzt. Einige blutdrucksenkende Mittel kosten heute mehrere Mark pro Pille, und oft müssen mehrere davon am Tag eingenommen werden, teilweise ein ganzes Leben lang.
2. Alle Medikamente haben ausnahmslos Nebenwirkungen. Es gibt keine »perfekte Pille«. Die Liste der Nebenwirkungen blutdrucksenkender Mittel ist recht eindrucksvoll. Sie beinhaltet Müdigkeit, Trockenheit der Mundschleimhaut, Seh- und Geschmacksstörungen, sexuelle Störungen wie zum Beispiel männliche Impotenz, Schwindelgefühle, Konzentrationsmangel und Gedächtnisschwund, Schädigungen der Leber, der Nieren und des Knochenmarks sowie eine Anzahl von emotionalen Störungen, die von Reizbarkeit bis zu schweren Depressionen reichen. Die Liste wird noch länger, betrachtet man auch die weniger häufigen, aber dennoch beobachteten Effekte. Viele Patienten lernen es, einige der weniger schweren bzw. relativ »geringfügigen« Nebenwirkungen wie ständige leichte Müdigkeit und Trockenheit der Mundschleimhaut als unvermeidlich hinzunehmen. Andere jedoch verweigern diese Therapieform, da sie ihre Nebenwirkungen auch dann nicht ertragen wollen, wenn sie verstehen, daß ihr zu hoher Blutdruck lebensbedrohlich sein kann und so gut wie sicher ihre Lebenszeit verkürzt. Diese Therapieverweigerung ist in der Tat eines der hauptsächlichen Probleme bei der Behandlung von zu hohem Blutdruck.
3. Die Medikamente müssen ein ganzes Leben lang eingenommen werden, da sie keine Heilung im eigentlichen Sinne bewirken. Auch gegen diese Vorstellung, für den Rest ihres Lebens von einem Medikament abhängig zu sein, lehnen sich die Patienten auf, was im Falle von zu hohem Blutdruck wie auch bei Zuckerkrankheit und grünem Star ein Haupthindernis für die Behandlung ist.
4. Gewöhnung ist ein Problem, das mit der Länge der Behandlung zunimmt. Es ist ein in der Biologie häufig zu beobachtendes Phänomen und tritt dann auf, wenn ein dauernd eingenommenes Medikament nicht mehr wirkt oder wenn ständig gesteigerte Dosen notwendig sind, um dieselbe Wirkung zu erzielen. Bei der Behandlung von zu hohem Blutdruck wird oftmals ein Medikament nach längerem Gebrauch nicht mehr so gut wirken. Um dennoch die gewünschte Wirkung zu erreichen, müßte eine höherer Dosis eingenommen werden, und damit ist unvermeidlich auch eine Zunahme der Nebenwirkungen zu erwarten.

Wir sehen also, daß die medikamentöse Behandlung von zu hohem Blutdruck nicht ohne Nachteile ist. Was sind nun einige der nicht-medikamentösen Behandlungsansätze?

Diät bei zu hohem Blutdruck

Der Zusammenhang zwischen zu hohem Blutdruck und übermäßigem Salzverbrauch, den ich eingangs schon erwähnte, ist wissenschaftlich belegt. Eine Verringerung des Salzverbrauchs bis hin zu vollständigem Verzicht auf Salz ist nachweislich eine wirksame Maßnahme, um den Blutdruck zu senken, besonders dann, wenn er nur mäßig erhöht ist. Die meisten Ärzte warnen ihre Patienten vor übermäßigem Salzverbrauch. Da aber Eßgewohnheiten zu einer eingewurzelten Lebensroutine gehören, finden es viele Patienten äußerst schwer, selbst diesem bewährten Rat zu folgen.
Andere Bestandteile unserer üblichen Ernährung sind ebenfalls als mögliche Ursachen für zu hohen Blutdruck in Betracht gezogen worden. Zu den verdächtigsten gehören:

1. der große Anteil gesättigter Fette in jeder Ernährungsform mit Butter, Sahne und größeren Mengen Wurst und Fleisch,
2. der Gebrauch von Östrogen-Hormonen und chemisch verwandten Stoffen, die in der fleischerzeugenden Industrie verwendet werden, und
3. der Mangel an Ballaststoffen in jeder Ernährung, die aus industriell verarbeiteten Lebensmitteln anstatt aus Vollkornprodukten, frischem Obst und Gemüse besteht.

Für Patienten mit zu hohem Blutdruck, die gewillt sind, ihre Ernährungsgewohnheiten zu ändern, bieten sich heutzutage zahlreiche Diätpläne an. In den USA sind hierbei die Befürworter der Pritikin-Diät und der Makrobiotik besonders rührig. In weniger publikumswirksamer Weise wenden zahlreiche fortschrittlich denkende Ärzte und medizinische Einrichtungen ebenfalls ähnliche Diätbehandlungen an. Die Grundtaktik bei all diesen Diätplänen ist es, den Verbrauch von Salz, tierischen Fetten, Vollmilch sowie bloßer Stärke (Auszugsmehle usw.) und raffiniertem Zucker zugunsten von Geflügel und Fisch, entrahmter Milch, Vollkornprodukten sowie ballaststoffreichem Obst und Gemüse einzuschränken. Da unsere schlechten Ernährungsgewohnheiten mit fast allen sogenannten Zivilisationskrankheiten in Verbindung gebracht worden sind, unter denen weltweit die Wohlstandsgesellschaften leiden, können solche Diäten in natürlicher Weise wirksam sein, insbesondere bei leichten bis mäßigen Formen von zu hohem Blutdruck.
Alle Sonderdiäten haben jedoch den einen gravierenden Nachteil: Die Patienten finden ihre Befolgung sehr schwer, auch dann, wenn sie intellektuell verstehen, daß es vom medizinischen Standpunkt aus lebensnotwendig ist. Die Mahlzeiten, die ja doch etwas Angenehmes und Natürliches sein sollten, fallen jetzt in die Kategorie der »ärztlichen Maßnahme«, und über jedem Essen hängt damit das Damoklesschwert, daß etwas von dem so verlockend Aufgetischten der Gesundheit abträglich sein könnte. Sich dagegen aufzulehnen ist nicht

einfach Dummheit von seiten der Patienten, denn es ist im Grunde genommen höchst ungesund, wenn man sich in einer Stimmung von Gespanntheit und Hemmung zu Tisch setzt. Zwar ist bei bestehendem zu hohem Blutdruck gewiß eine vernünftige und maßvolle Diät angeraten, doch wichtiger noch ist, daß der Zustand wiederhergestellt wird, in dem der Patient seinem Körper vertrauen kann, daß dieser zur rechten Zeit die richtige Nahrung verlangt. Wir möchten mit der grundlegenden Voraussetzung leben, daß unser Körper weiß, was für ihn gut ist. Um das zu erreichen, müssen wir ein Mittel finden, das spontan richtiges Verhalten fördert und falsches Verhalten ausschaltet. Der Patient muß sich ändern können, ohne diese Veränderung gewahr zu werden, und das bedeutet, daß der Therapieansatz auf einer Ebene erfolgen muß, die tiefer liegt als die der bloßen »guten Absicht«.

Geistige Techniken

Sind also geistige Techniken die Antwort? In den vergangenen Jahren sind verschiedene solcher Ansätze bei der Behandlung von zu hohem Blutdruck populär geworden. Die bekanntesten darunter sind Biofeedback, verschiedene Entspannungsmethoden, Visualisierungstechniken und Meditation.
Biofeedback: Bei dieser Technik wird der Patient mit einem Gerät ausgestattet, das den Blutdruck überwacht. Auf der Meßskala kann er die spontan erfolgenden Schwankungen seines Blutdrucks verfolgen. Danach kann er lernen, wie er seinen Blutdruck absichtlich erhöhen oder senken kann. Durch die ständige Rückmeldung (Feedback) über die Meßskala wird er fähig, eine normalerweise autonome, d.h. sich spontan und ohne unsere Absicht selbstregulierende Körperfunktion bewußt zu steuern. Dies ist ein eindeutiges Beispiel dafür, wie die Medizin sich der psychophysiologischen Verbindung bedient – eine Absicht wird in eine physiologische, also eine körperliche Reaktion umgewandelt.
In der Praxis ist jedoch Biofeedback in seiner üblichen Form nicht besonders wirksam bei der Behandlung schon etwas fortgeschrittener Formen von zu hohem Blutdruck. Aber die einfache, bewiesene Tatsache, daß ein Patient seinen Blutdruck durch bloße Absicht verändern kann, ist eine ebenso faszinierende wie äußerst wichtige Beobachtung. Hier haben wir ein weiteres Beispiel dafür, wie Gedanken sich in physiologische Effekte umwandeln. Jedermann ist damit vertraut, daß erotische Gefühle oder furchterfüllte Gedanken oder Aufregung und andere heftige Emotionen sofort körperliche Reaktionen hervorrufen, bisweilen mit überwältigender Geschwindigkeit und Gewalt. Es ist deshalb nicht überraschend, wenn ein breites Spektrum von Gedanken und Gefühlen eine Fülle von physiologischen Reaktionen auslösen kann, bis in die feinsten Bereiche des Körpers hinein. Es mag sein, daß Biofeedback deswegen enttäuschend war, weil die Patienten dabei zu sehr von den Apparaten abhängig sind – sie versuchen, mit künstlichen Mitteln das zu tun, was sie leichter

könnten, indem sie lernen, eine mehr im eigenen Inneren gelegene Quelle zu nutzen. Was wir an Wesentlichem aus den Biofeedback-Studien entnehmen, ist die Erkenntnis, daß wir unseren Blutdruck oder überhaupt jede autonome Funktion durch Veränderung des Gedankenmusters beeinflussen können.
Entspannungstechniken: Aufgrund der starken Nachfrage an Methoden zur Streßbewältigung gibt es einen großen Markt für Entspannungstechniken. Einige dieser Techniken wirken auf groben Ebenen durch direkte Beeinflussung des Körpers, andere verwenden eine Reihe von Entspannungsübungen, die mit beruhigenden Gedanken oder Suggestionen verbunden sind. Andere wiederum verlassen sich auf die natürliche Fähigkeit des Körpers, sich zu entspannen, sobald gedanklich und gefühlsmäßig ein geeigneter Rahmen geschaffen worden ist. Einige dieser Methoden haben sich bei der Behandlung von zu hohem Blutdruck als hilfreich erwiesen, doch ist auch hier die Wirksamkeit auf mildere Formen der Krankheit beschränkt. Und oft zeigen sich dieselben Nachteile wie beim Biofeedback, daß nämlich die Technik zwar den zu hohen Blutdruck während der Ausübung selbst senkt, eine Dauerwirkung jedoch ausbleibt. Auch beugen sie nur selten einem plötzlichen Anstieg des Blutdrucks vor, der in Streßsituationen auftritt und bei manchen Patienten nicht wieder absinkt. Weiterhin, da jede Entspannungstechnik gewissenhaft befolgt und regelmäßig ausgeübt werden muß – bisweilen mehrmals am Tag –, empfinden es viele Patienten als so langweilig, daß sie einfach damit aufhören.
Visualisierung: Hierbei handelt es sich um eine Variante der Entspannungstechniken, die direkt über den Geist wirkt. Der Patient wird aufgefordert, sich mit geschlossenen Augen ein heiteres und ruhiges Bild vorzustellen. Diese Technik hat den Vorteil, daß sie zu jeder Zeit und überall ausgeübt werden kann. Sie hat sich bei milden Formen von zu hohem Blutdruck als nützlich erwiesen.
Meditation: Langzeitstudien haben bewiesen, daß Meditation bei regelmäßiger Ausübung den zu hohen Blutdruck nachhaltig senkt. Die unterschiedlichen Ergebnisse mögen von der in wissenschaftlichen Kreisen üblichen Vorstellung kommen, daß alle Arten von Meditation gleich seien. Meiner Erfahrung nach ist die weitaus wirksamste Meditationstechnik die Transzendentale Meditation (TM). Es ist zugleich auch die einfachste und am weitesten verbreitete Technik. Menschen, die diese Technik regelmäßig ausüben, entwickeln keinen zu hohen Blutdruck. Im Vergleich mit Entspannungstechniken ist bei Transzendentaler Meditation eine dauerhafte Zunahme der Auswirkungen zu beobachten – so ist zum Beispiel die Senkung des zu hohen Blutdrucks nicht nur auf die eigentliche Meditationszeit beschränkt – und die Ausübenden werden der Technik nicht überdrüssig. Es ist offensichtlich so, daß anweisungsgemäße Meditation von einer sehr tiefen Ebene im Menschen aus wirkt. Ich werde mich diesem Thema noch des längeren widmen, sobald das Thema der psychophysiologischen Verbindung abgehandelt worden ist.

Allgemeine Vorbeugungsmaßnahmen

Da der Grund für zu hohen Blutdruck im allgemeinen nicht bekannt ist, konnte eine exakte Vorbeugemethode nicht entwickelt werden. Es ist jedoch bekannt, daß gewisse Risikofaktoren die Wahrscheinlichkeit einer Erkrankung erhöhen. Wenn Sie mehr als nur ein paar Pfund Übergewicht haben, dazu rauchen und nicht genügend Bewegung haben, oder falls in Ihrer Familie schon Fälle von zu hohem Blutdruck waren, ist Ihr Risiko natürlich höher. Behandlungsstrategien, in denen der Patient Gewicht verlieren, das Rauchen einstellen und regelmäßige Körperübungen machen soll, haben sich zur Verringerung von zu hohem Blutdruck nützlich erwiesen. Die Frage ist jedoch, wie schon erwähnt, ob der Patient bereit ist, eine endgültige Änderung seiner Lebensgewohnheiten hinzunehmen.

In diesem Kapitel habe ich kurz die heute gängigen Meinungen über Ursachen, Folgen und Behandlungsansätze bei zu hohem Blutdruck umrissen. Die meisten davon sind ganz offenbar nicht ideal. Legt man den Maßstab eines normalen, spontanen Lebens an, so sind sie sogar weit davon entfernt. Und was ist die Antwort? Gibt es etwas, womit dem zu hohen Blutdruck vorgebeugt oder bereits aufgetretener zu hoher Blutdruck geheilt werden kann? Der Schlüssel zu einer Antwort liegt meines Erachtens in einem besseren Verständnis unsererselbst. Dazu müssen wir als erstes erkennen, was wir unter »selbst« verstehen. Wer oder was ist das »Selbst«? Eine klarere Antwort wird sich abzeichnen, wenn wir in der Folge den Zustand von Gesundheit auf deren grundlegendster Ebene beschreiben.

Herzerkrankungen und Herzanfall

Erkrankungen der Herzkranzgefäße sind der Haupt»killer« in den Vereinigten Staaten wie auch in der übrigen westlichen Welt. Die Krankheit geht einher mit einer Verhärtung der Herzkranzarterien, d.h. jener Blutgefäße, die dem Herzen Sauerstoff zuführen. Wenn sie durch verhärtete Ablagerungen verschlossen werden, wird dem Herzmuskel der Sauerstoff vorenthalten. Dies führt zum Absterben von Teilen des Herzmuskels, was in medizinischer Sprache Myokardinfarkt genannt wird. Ein schwerer Herzanfall führt im allgemeinen innerhalb weniger Stunden zum Tode. Was sind die gewöhnlichsten Risikofaktoren für Herzanfälle?

1. *Übergewicht:* Fettleibige Menschen neigen mehr zu Herzanfall als schlanke.
2. *Zu hoher Blutdruck:* Darüber haben wir schon eingehend gesprochen.

3. *Streß:* Psychischer Streß gilt als wesentlicher Risikofaktor für das Auftreten von Herzerkrankungen. Nach Expertenmeinung gibt es sogar ein besonderes Persönlichkeitsprofil für Erkrankungen der Herzkranzgefäße (Typ A). Typ A-Personen (gewöhnlich Männer) sind aggressiv, ungeduldig, gespannt und ehrgeizig. Beständig darauf aus, Terminrekorde zu schlagen, und unfähig, sich Ruhe zu gönnen, ist ihre Hauptkrankheitsursache ihre Rastlosigkeit. Medizinische Forscher haben zwar die tatsächliche Existenz des A-Typs in Frage gestellt, doch besteht kein Zweifel daran, daß Feindseligkeit und Angst oder überhaupt jeglicher genügend starke psychische Streß Herzerkrankungen auslösen kann. Einige spektakuläre Fälle, wo solche Emotionen direkt zu einem Herzanfall führten, sind in Kapitel 13 aufgeführt.
4. *Erhöhter Cholesterinspiegel:* Ein über die Norm erhöhter Cholesterinspiegel im Blut, auch Hypercholesterinämie genannt, ist häufig bei Patienten mit Koronarthrombose anzutreffen. Cholesterin ist ein Fettstoff (Lipid), der in einer Reihe von Nahrungsmitteln, aber auch in unserem eigenen Blut zu finden ist. Menschen, die viel cholesterinhaltige Nahrung, wie zum Beispiel Eier und rotes Fleisch, zu sich nehmen, neigen zu erhöhtem Cholesteringehalt des Blutes. Es gibt also einen eindeutigen ernährungsbedingten Risikofaktor. Forschungen haben ergeben, daß reichlicher Genuß fetthaltiger Nahrung allgemein die Gefahr einer Verhärtung der Blutgefäße mit sich bringt.
5. *Rauchen:* Raucher gehen ein ungleich höheres Risiko als Nichtraucher ein, Opfer eines Herzanfalls oder von Krebs zu werden. Nimmt man die drei Risikofaktoren – zu hohen Blutdruck, erhöhten Cholesterinspiegel und Rauchen –, so ist beim Vorhandensein nur eines dieser Faktoren die Wahrscheinlichkeit einer Erkrankung verdoppelt, bei zweien vervierfacht und bei allen drei gar achtmal so hoch.
6. *Mangelnde Bewegung:* Opfer von Herzanfällen werden mit größerer Häufigkeit inaktive Menschen oder solche, die eine Schreibtischarbeit haben.
7. Andere mehr spezifische Risikofaktoren sind erblich bedingt – in einer Familie mit Präzedenzfällen ist selbstverständlich das Risiko eines Herzanfalls größer. Dazu kommt das Alter und gegebenenfalls nichtbehandelte Zuckerkrankheit. Seit jeher bedingt auch die Zugehörigkeit zum männlichen Geschlecht eine besondere Anfälligkeit. Das ist allerdings im Begriff, sich im selben Maße zu ändern, wie Frauen sich die Privilegien der Männer zu eigen machen: Rauchen, Übergewicht, Bewegungsmangel und A-Typ-Streß.

Aus der aufgestellten Liste geht hervor, daß die meisten dieser Faktoren bewußt beeinflußt werden können. Wir können Übergewicht, Rauchen, Bewegungsmangel, Streß und in hohem Maße auch zu hohen Blutdruck in den Griff bekommen. Koronarthrombosen sind damit vermeidbar. Dennoch nimmt diese Krankheit in unserer Gesellschaft nur sehr langsam ab. Woher kommt es, daß einige unter uns fähig sind, die Risikofaktoren in den Griff zu bekommen, die anderen weniger? Auch hier glaube ich, daß sich die Antwort aus einem besseren Verständnis unsererselbst ergeben wird. Es ist diese Entdeckung des Selbst, die den Schlüssel zu jener wahren Selbst-Beherrschung darstellt, die nichts mit der herrischen und zerstörerischen Kontrolle auf der Oberfläche zu tun hat, sondern mit der heiteren, spontanen Selbst-Sicherheit, aus der vollkommene Gesundheit hervorgeht.

Gehirnschlag

Landläufig spricht man in spezifischen Fällen von einem Hirnschlag. Man schreibt z. B. auch »er erlitt einen Hirnschlag«. Gehirnschlag und Hirnschlag sind beide richtig. Konsultieren Sie jedoch ein Wörterbuch, wird das Wort »Hirnschlag« (apoplexie) zu finden sein.

Dieselbe Verhärtung und Schwächung der Blutgefäße, die Herzanfälle verursacht, ist auch der Grund von Gehirnschlägen. Dieser tritt auf, wenn die das Gehirn versorgenden Blutgefäße verstopfen oder platzen. Das Ausmaß des daraus resultierenden Schadens für das Gehirn ist abhängig davon, wie stark die Blutzufuhr des Gehirns beeinträchtigt wurde bzw. wie stark die Blutung war. Mildere Fälle führen zu Muskelschwäche, Seh- und Sprachstörungen sowie anderen Störungen der Sinnesorgane. Schwere Gehirnschläge haben Lähmung oder Tod zur Folge.

Die sofortige Behandlung nach einem solchen Schlag ist eine Bewegungstherapie zur Wiederherstellung der beeinträchtigten bzw. verlorenen Körperfunktionen. Aber trotz großer Fortschritte auf diesem Gebiet ist eine völlige Heilung selten. Der einzig sinnvolle Ansatz ist hier also die Vorbeugung.

Da der Gehirnschlag mit einer allgemeinen Schwäche des Herzkreislaufsystems in Verbindung gebracht wird, gilt das im Zusammenhang mit Herzkrankheiten Gesagte auch hier. Und das bedeutet wiederum, daß Rauchen, zu hoher Blutdruck, höheres Alter und entsprechende Erbanlagen hohe Risikofaktoren darstellen. Dazu kommt im allgemeinen, daß jeglicher Faktor, der zu einer Ablagerung von Fettschlacken in den Arterien (Arteriosklerose) führt, die Gefahr eines Schlages in sich birgt.

4 Krebs

Mit dem Begriff Krebs wird ein abnormales Zellwachstum im Körper bezeichnet. Die abnormalen Zellen dringen in normales Gewebe ein und breiten sich auf andere Organe aus, in denen sie Funktionsstörungen und schließlich das Absterben herbeiführen. Es wird geschätzt, daß jeder vierte Amerikaner während seines Lebens die eine oder die andere Form von Krebs entwickelt. Obwohl die genaue Ursache von Krebs auf der molekularen Ebene noch nicht genau definiert werden konnte, herrscht doch allgemein Einstimmigkeit darüber, daß es zahlreiche Varianten von Krebs gibt und daß gewisse Umweltfaktoren nachweislich spezifische Formen der Krankheit bewirken.

Die Ursachen von Krebs

Viren: Wir wissen heute mit einiger Bestimmtheit, daß manche Viren Krebs verursachen können. Der Epstein-Barr-Virus zum Beispiel, der das weitverbreitete Pfeiffer'sche Drüsenfieber überträgt, ist zugleich als Auslöser einer bestimmten Krebserkrankung der Lymphdrüsen (Burkitt-Lymphom) ermittelt worden. Er ist zugleich die Ursache einer Krebsart, die den Bereich von Nase, Mundhöhle und Rachen befällt. Es ist jedoch offensichtlich, daß nicht alle Menschen, die einmal am Pfeiffer'schen Drüsenfieber erkrankt sind, auch diese Art von Krebs entwickeln. In Wirklichkeit ist es nur ein verschwindend kleiner Prozentsatz. Woher kommt es nun, daß der Virus in einigen Menschen Krebs verursacht, in anderen nicht? Der genaue Grund dafür ist nicht bestimmbar. Es scheint jedoch, daß manche Menschen krebsanfälliger bzw. allgemein krankheitsanfälliger sind als andere.

Eine Anzahl von anleitenden Faktoren wie die sogenannte Abwehrschwäche (Immunschwäche) sind hierfür verantwortlich. Abwehrschwäche bezeichnet einen Verlust der körpereigenen Fähigkeit, mit Krankheiten aus eigener Kraft fertigzuwerden, wie zum Beispiel mit Infektionen oder Krebs. Wodurch ist nun diese Abwehrschwäche bedingt? Verschiedene Faktoren kommen in Betracht: Viren, Drogen- bzw. Medikamentenmißbrauch, schlechte Ernährung. In manchen Fällen tritt die Schwäche auf, weil der Körper die falschen Antikörper erzeugt, die unfähig sind, zwischen schädlichen äußeren Krankheitserregern und den körpereigenen Zellen zu unterscheiden. Geschieht dies und kann der Abwehrmechanismus des Körpers nicht ausmachen, was eigen und was nichteigen ist, so nimmt die Widerstandsfähigkeit gegenüber eindringenden Organismen ab, und der Infektion oder dem Krebs steht nichts mehr im Wege. Was immer auch der Grund hierfür auf chemischer oder zellulärer Ebene sein mag, sehen wir doch erneut, wie enorm wichtig unser Verständnis des »Selbst« ist.

Karzinogene: Eine Anzahl krebserregender Substanzen (Karzinogene) sind in bestimmten Lebensmitteln, in bestimmten Arbeitsumgebungen und spezifischen Chemikalien festgestellt worden. Eine Liste der eindeutig bekannten Substanzen umfaßt folgende:

1. Tabakrauch, der mit Lungenkrebs, Mundhöhlenkrebs, Bronchialkrebs und Blasenkrebs in Verbindung gebracht wird
2. Asbest, der Lungenkrebs hervorrufen kann
3. Vinylchlorid, ein Verursacher von Leberkrebs
4. Uran, ermittelt als Ursache von Lungenkrebs
5. Naphthalin-Farbstoffe, die mit Blasenkrebs in Verbindung gebracht werden
6. Nitrate und Nitrite, die bei der Verarbeitung von Fleisch Verwendung finden und für Krebserkrankungen der Verdauungsorgane verantwortlich gemacht werden.

Gewisse Hormone und Medikamente, darunter solche, die zur Krebsbehandlung eingesetzt werden, sind ebenfalls krebserzeugend. Radioaktive Strahlung sowie ein Übermaß an Sonnenlicht oder Röntgenstrahlung sind als Krebsursachen bekannt, desgleichen eine große Anzahl chemischer Stoffe von gewöhnlichem Schornsteinruß bis hin zu Arsen, Teerstoffen und Reinigungsmitteln. Die Kombination dieser Karzinogene erhöht das Risiko in drastischer Weise; insbesondere trifft dies für Tabakrauch und Asbest zu, die sich gegenseitig und im Verbund mit anderen Schadstoffen in ihrer Wirkung verstärken.
Darüber hinaus gibt es eine ganze Reihe von Lebensmitteln, deren möglicherweise karzinogene Wirkung sie in hohem Maße verdächtig macht. Es ist im Grunde genommen mehr und mehr so, daß Krebs das Profil einer Krankheit bekommt, die durch unseren Lebensstil ausgelöst wird. Sie ist damit durch eine Änderung unserer Lebensgewohnheiten vermeidbar, was auch der Anlaß dafür ist, daß zunehmend Aufmerksamkeit auf eine Ernährung gerichtet wird, die zu einem verringerten Krebsrisiko beiträgt. Wir werden zu einem späteren Zeitpunkt in diesem Kapitel noch genauer darauf eingehen.
Andere mögliche Ursachen: Krebs kann auch erblich bedingt sein. Der genaue Mechanismus hierfür ist noch nicht erkannt worden. Durch die DNA erhalten alle Zellen die Fähigkeit, sich normal zu reproduzieren. Wenn diese selbstregulierende Fähigkeit verlorengeht und eine Zelle sich unkontrolliert vermehrt, erzeugt sie ihren eigenen »Stammbaum« unsterblicher Zellen. Im Innersten der Zelle hat sich ein Teil des genetischen Codes in ein Onkogen, d.h. in ein Krebs-Gen verwandelt. Solch eine Zelle beginnt nun, sich rücksichtslos und nutzlos zu vermehren, wobei andere, nützliche Zellen zerstört werden. Im allgemeinen ist der Mechanismus mittlerweile gut bekannt. Das Problem ist, wie man einen Prozeß auf der Ebene der Gene mit dem weiteren Umfeld von Luft, Wasser, Nahrung und Erbeigenschaften in Verbindung bringt.
Der mögliche Zusammenhang zwischen Streß und dem Entstehen von Krebs

ist von großem Interesse. In überraschend heftiger und direkter Weise sind unsere Zellen fähig, auf Streß zu reagieren. Streß ist ein innerer Vorgang, nicht, wie gemeinhin angenommen, ein äußerer. Die Wahrnehmung eines äußeren Reizes durch das Gehirn oder jeden beliebigen Körperteil ist der eigentliche Streß – eine bestimmte Art von Reaktion. Infolge dieser Reaktion kommt es im Bewegungsapparat, im Nervensystem, im endokrinen System (hier spielen die erwähnten Hormone eine Rolle) und im Immunsystem zu Veränderungen. Welche genaue Beziehung Streß zu Krebs hat, ist nicht bekannt. Den heute gängigen Theorien zufolge bewirkt Streß die Ausschüttung von Hormonen wie ACTH aus der Hypophyse, die dann die Ausschüttung eines anderen Hormons, Cortison, aus den Nebennieren auslösen. Cortison ist dafür bekannt, daß es die Immunbereitschaft des Körpers herabsetzt, da es die Erzeugung von Antikörpern und Killer-T-Zellen einschränkt, die von der Thymusdrüse erzeugt werden und für die Überwachung von Krankheitserregern durch das Immunsystem verantwortlich sind. Das Ergebnis am Ende der Ereigniskette von auslösendem Streß bis hin zur Verringerung der Immunreaktion ist nach Ansicht der Forscher eine erhöhte Anfälligkeit des Körpers für Viren und Karzinogene.

Auf ganz allgemeiner Ebene bestätigen manche Ärzte diese Ansicht, da sie einfach aus der Beobachtung ihrer Patienten heraus eine eindeutige Verbindung zwischen psychischem Streß und Krebs feststellen können. Mag nun tatsächlich Streß durch sogenannte Streßhormone im Blut hervorgerufen werden oder nicht, ausschlaggebend ist, daß Krebs häufiger Einzelstehende, Witwer bzw. Witwen und Geschiedene befällt als Verheiratete, und daß Streß bei alleinlebenden Menschen höher ist. Das Persönlichkeitsprofil von Krebspatienten zeigt bisweilen auch, daß dieser Personenkreis die Tendenz hat, heftige Emotionen zu unterdrücken, und sich auch sonst das Ausleben von Gefühlen versagt. Irgendwie scheint es, daß eine durch Streß verspannte Innenwelt ohne gangbare Kommunikationswege nach außen der Entstehung von Krebs Vorschub leistet.

Heutige Behandlungsansätze bei Krebs

Es gibt keine wirklich zufriedenstellende Behandlung. Üblicherweise greift man zu:

Chirurgie: Wenn die Krebsgeschwulst auf ein Organ oder auf einen Teil des Organs beschränkt ist, kann manchmal eine Heilung durch Entfernung der betroffenen Gewebe erreicht werden. Dies ist jedoch selten der Fall. Auch bringt der Operationsvorgang oft eine Verstümmelung mit sich und verursacht selbst Streß, wozu in vielen Fällen durch die Entfernung eines Organs die Beeinträchtigung von Körperfunktionen kommt.

Bestrahlung: Einige Krebszellen sterben ab, wenn sie mit radioaktiven oder starken Röntgenstrahlen beschossen werden. Hierbei besteht natürlich das Problem, daß die Strahlung auch gleichzeitig normale, gesunde Zellen beschädigt. Diese Behandlung kann verheerende Nebenwirkungen haben und den Patienten in extremer Weise schwächen. Im allgemeinen ist Bestrahlung nicht imstande, Krebs zu heilen.

Chemotherapie: Die Behandlung mit Medikamenten, d.h. Chemotherapie, hat bei einer Anzahl von Krebserkrankungen Erfolg. Diese Therapieform hat jedoch ebenfalls schwächende und zerstörerische Nebenwirkungen: Haarausfall, Sterilität, Impotenz, Übelkeit und Erbrechen sind einige davon. Dazu kommt, daß durch Chemotherapie das Immunsystem weitgehend ausgeschaltet wird, was den Patienten anfälliger für andere Krebsarten macht.

Geistige Techniken und Spontanheilungen

Die medizinische Forschung dringt immer tiefer in die Geist-Körper-Verbindung ein und erkennt zunehmend den Mechanismus der Entstehung von Krankheiten, also auch des Krebses. Ein seltenes, aber wohlbekanntes Phänomen bei Krebskranken ist das der Spontanheilung, womit die völlige und zugleich völlig unerklärbare Heilung von einer Krankheit bezeichnet wird. Ärzte, die regelmäßig Krebskranke behandeln, wissen, daß Patienten mit einer starken und positiven Einstellung wesentlich bessere Aussichten auf Heilung haben als solche, die ihrer Erkrankung mit Hilflosigkeit und Verzweiflung begegnen.

In einer Untersuchung des Krebsspezialisten Dr. Carl Simonton aus dem Jahre 1975 wurden Einstellung und Behandlungsverlauf bei 152 Krebskranken analysiert. Der Behandlungserfolg wurde auf einer Werteskala von »ausgezeichnet« bis »schlecht« eingetragen. Bei zwanzig Patienten war ein ausgezeichnetes Ergebnis zu verzeichnen. Alle diese zwanzig Patienten wiesen auch eine positive Einstellung auf. Vierzehn der Patienten waren schon zu Beginn in sehr schlechter Verfassung. Weniger als die Hälfte von ihnen lebte noch nach fünf Jahren, d.h. nach Ablauf des Erfassungszeitraums.

Zweiundzwanzig Patienten wiesen extrem schlechte Ergebnisse auf. Ihre Einstellung war ausnahmslos eine negative. Diese positiven oder negativen Einstellungen sind im Grunde Ausläufer von positiven oder negativen Gedankenprozessen. Positive Einstellungen rufen allgemein die starken Emotionen Glauben, Hoffnung, Mut, Glück und Vertrauen hervor. Der Gegenpol sind Gefühle der Angst, Feindseligkeit, Hilflosigkeit und Verzweiflung, die gleichermaßen einflußreich sind. Die Einstellung eines Patienten ist also nicht etwas, das als oberflächlich abgetan werden sollte. In bezug auf die Fähigkeit des Körpers, mit einer Krise fertigzuwerden, ist der Unterschied zwischen beiden Einstellungen ausschlaggebend dafür, ob die Krankheit heilbar oder unheilbar ist.

Können nun positive Einstellungen erzeugt werden oder muß man dazu veranlagt sein? Verschiedene Bewußtseinstechniken, darunter auch die Visualisierungstechnik, sind als Zusatztherapie bei Krebsbehandlung recht vielversprechend. Bei einer Variante werden die Patienten gebeten, sich ihre Krankheit, deren Behandlung und die Verteidigungsmechanismen des Körpers bildhaft vorzustellen. Einige von ihnen sehen eine Weltraumschlacht, andere stellen sich fließende Massen von Licht und Dunkelheit vor. Ich selbst hatte eine faszinierende Begegnung mit einer solchen Technik: Eine Patientin kam in meine Praxis zur Untersuchung. Sie war eine resolute junge Frau, sehr wach und ansprechend, die diese Routineuntersuchung für eine Bewerbung brauchte.

Während ich mich mit ihrer Krankengeschichte beschäftigte, entdeckte ich, daß sie früher einmal an einem Non-Hodgkin Lymphom, also an Lymphdrüsenkrebs erkrankt gewesen war. Es war ihr geraten worden, sich in einer der besten Kliniken im Raum Boston, die mit einer renommierten Medical School (in den USA Ausbildungszentrum für Ärzte. Anm. des Übersetzers) assoziiert war, behandeln zu lassen. Sie erhielt zunächst Chemotherapie, da ihr Krebs schon ein fortgeschrittenes Stadium erreicht hatte und auch ihr Knochenmark schon befallen war. Sie litt in extremer Weise unter dem schwächenden Einfluß dieser Therapie und entschloß sich, die Behandlung abzubrechen. Sie tat dies gegen den heftigen Widerstand ihrer Eltern, die beide Ärzte waren.

Um dem Druck von seiten ihrer Familie zu entgehen, verließ sie die USA und verbrachte ein Jahr in einer kleinen europäischen Stadt. Dort übte sie, nachdem sie sich in die Thematik der Visualisierungstechniken eingelesen hatte, die einfache Form dieser Technik nach Dr. Simonton aus. Nach Jahresverlauf kehrte sie nach Boston zurück. Sie hatte bemerkt, daß die Schwellung ihrer Lymphknoten und die Wucherungen in verschiedenen Teilen ihres Körpers spontan zurückgegangen waren. Als sie die Krebsklinik ein zweitesmal aufsuchte, waren die Ärzte in höchstem Maße verwundert, da sämtliche Anzeichen, daß die Patientin jemals Krebs gehabt hatte, verschwunden waren.

Sie fragten sie nach der Art der Chemotherapie, der sie sich unterzogen habe, und bei wem sie in Behandlung gewesen sei. Als sie ihnen dann berichtete, daß sie außer der Simonton-Technik keine der etablierten Therapien angewandt habe, reagierten die Ärzte auf die in medizinischen Kreisen übliche Art: Sie gaben ihr zwar zu verstehen, daß es sich um eine sogenannte Spontanheilung handelte, gingen aber in keiner Weise auf ihre Fragen ein oder erklärten ihr, was die eigentliche Grundlage von Spontanheilungen war. Sie waren sicher der Ansicht, daß der Begriff Spontanheilung an sich ein indiskutables Phänomen war. Wie viele andere Ärzte und Wissenschaftler waren sie das Opfer ihrer »Betriebsblindheit«. Denn die Patientin hatte ja eindeutig eine bestimmte Technik ausgeübt, und zumindest in ihrer Vorstellung gab es einen Kausalbezug zwischen dieser Technik und den klinisch meßbaren Ergebnissen.

In einem anderen Fall hatte ich vor wenigen Jahren eine Patientin mit Lungenkrebs, die in außergewöhnlich günstiger Weise auf die Bestrahlung und Chemotherapie ansprach. Sie vertraute mir zwei Jahre nach ihrer Heilung an, sie führe ihre Heilung darauf zurück, daß sie sich jeden Morgen mit geschlossenen Augen hingesetzt und zu sich selbst gesprochen habe: »Ich werde wieder gesund. Ich werde vollständig geheilt werden.« Sie sagte mir, sie sei völlig davon überzeugt gewesen, daß dies auch eintreten werde, und hatte absolutes Vertrauen in die Wirkung ihrer Worte. Sie hatte diese Sitzungen noch drei bis viermal während des Tages wiederholt, ohne es zu diesem Zeitpunkt irgend jemandem mitzuteilen, auch mir nicht. Erst mehrere Jahre später gab sie ihr Geheimnis preis. Heute, drei Jahre nach ihrer Erstbehandlung, ist sie dem klinischen Befund nach völlig geheilt.

Ich habe seitdem diese Beispiele mehreren meiner Patienten erzählt und ihnen geraten, daß sie diese alternativen Techniken unter absoluter Geheimhaltung ausüben. Ich tat dies wohlweislich aus der Befürchtung heraus, daß negative Kommentare von Freunden und Verwandten die Wirksamkeit der Ausübung einschränken könnten. Infolge meiner Beobachtung dieser Patienten bin ich überzeugt, daß es ihnen besser geht als anderen. Natürlich stehe ich auch weiterhin zur Beibehaltung von Bestrahlungen, Chemotherapie oder Chirurgie, sofern dies von einem Krebsspezialisten verordnet wurde, doch bin ich der Ansicht, daß geistige Techniken zumindest eine wichtige unterstützende Rolle bei der Behandlung spielen, wenn nicht sogar mehr.

Ebenso wie ich überzeugt bin, daß es Menschen mit ausgeprägter Anfälligkeit für Krebs gibt, bin ich der Meinung, daß Krebs verhindert und auch geheilt werden kann, sofern die Einstellung des Patienten dies unterstützt. Wir haben schon gesehen, daß Krebszellen in ihrer unsinnigen, nutzlosen Vermehrung den Kontakt mit der grundlegenden Intelligenz des Körpers, d.h. mit dem genetischen Wissen, das eine normale Zellteilung steuert, verloren haben. Irgendwie beleben geistige Techniken diese Intelligenz, indem sie von der Ebene einer inneren Wachheit her wirken. Es ist der Dialog einer Intelligenz in unserem Körper mit einer anderen, durch den der gesunde Zustand wiederhergestellt wird. Ermutigend dabei ist, daß die Heilung mit Unterstützung der Geist-Körper-Verbindung aus dem Patienten selbst heraus entsteht.

Die Rolle der Ernährung bei Krebs oder die Ernährungs-Krebs-Verbindung

Obwohl bekannte Persönlichkeiten des öffentlichen Lebens des öfteren auf Zusammenhänge zwischen Ernährung und Krebs hingewiesen haben, war die medizinische Fachwelt oder die Fachwelt überhaupt lange Zeit nur sehr schwer zu bewegen, diese Zusammenhänge zu untersuchen und ihnen Rechnung zu tragen. In jüngster Zeit jedoch mehren sich die Stimmen derer, die mittlerweile davon überzeugt sind. Der National Research Council gab 1983 einen Bericht mit dem Titel »Diet, Nutrition, and Cancer« (Diät, Ernährung und Krebs) heraus. Er bietet einen umfassenden Überblick über die bis zu diesem Datum gemachten Untersuchungen zum Thema Ernährung und Krebs, allerdings mit dem üblichen Vorbehalt, daß der Nachweis für diesen Zusammenhang noch nicht vollständig erbracht sei. Immerhin wurden in diesem Bericht folgende ernährungsspezifische Leitlinien zur Krebsvorbeugung aufgestellt:

1. Der tägliche Fettverbrauch solle erheblich reduziert werden. Für den Durchschnittsamerikaner stellen Fette etwa 40 bis 45 Prozent der täglich verbrauchten Kalorien dar. Der Bericht empfiehlt, diesen Anteil auf 30 Prozent zu senken, was bei vielen Menschen effektiv eine Halbierung des Fettverbrauchs bedeutet. Der Bericht weist darauf hin, daß Fettverbrauch und bestimmte Krebsarten, insbesondere der heute weitverbreitete und bösartige Brust-, Dickdarm und Prostatakrebs in einem der engsten Kausalzusammenhänge stehen, die in diesem Gebiet der Forschung zu beobachten sind.
2. Ersetzt werden sollten sie durch Vollkornkost, frisches Obst und Gemüse, besonders solches, das reich an Vitamin C ist. Weiterhin wird empfohlen, Obst und Gemüse zu bevorzugen, das einen hohen Gehalt an Beta-Karotin hat, einer organischen Substanz, die im Körper zu Vitamin A umgewandelt wird. Dazu gehören dunkelgrüne Blattgemüse, Karotten, Kürbis und alle Arten von Kohl wie Broccoli, Rosenkohl und Blumenkohl.
3. Nur wenig sollten gepökelte, marinierte oder geräucherte Nahrungsmittel verzehrt werden: Wurstwaren, Speck, Räucherfisch und Schinken. Der Bericht sprach sich zwar noch nicht für eine ausschließlich fleischlose Ernährung aus, doch werde ich die Argumente dafür zu einem späteren Zeitpunkt darlegen.
4. Alkohol soll dem Bericht zufolge nur mit Maßen getrunken werden. Dieser Empfehlung liegt der offensichtliche Zusammenhang zwischen Alkoholverbrauch und Mundhöhlen-, Speiseröhren- und Magenkrebs zugrunde. Der Bericht ist an dieser Stelle sehr vorsichtig formuliert und fordert nicht das völlige Einstellen des Alkoholkonsums. Ich selbst bin der Meinung, daß Alkohol in jeder Menge den Betreffenden für Krebs anfälliger macht.

5. Die Einnahme hochdosierter Vitaminpräparate über die empfohlenen täglichen Höchstmengen hinaus solle vermieden werden. Der Grundgedanke hierbei ist, daß hohe Dosen gewisser Vitamine, vor allem Vitamin A und C, eine giftige Wirkung haben können. Vitaminbedingte Vergiftungserscheinungen sind jedoch in der ärztlichen Praxis rar, weswegen ich Vitaminzugaben für nützlich halte. Zum Beispiel haben die Vitamine A, C und E eine krebsvorbeugende Wirkung: Vitamin C und E als Antioxidationsmittel, die bestimmte Karzinogene entgiften können, Vitamin A als Wirkstoff zur Verhinderung von Veränderungen in den Zellmembranen, die Vorstufen des entstehenden Krebses sind. Was noch wenig bekannt ist, sind die optimalen Dosierungen.

Ich spreche gegenüber meinen Patienten die folgenden zusätzlichen Empfehlungen aus, die sich auf die Ernährung, die Tagesroutine und die Krebserkrankung beziehen:

1. Rauchen Sie nicht. Nicht nur, daß Tabakrauch in direkter Weise Lungenkrebs hervorrufen kann – er erhöht auch die Wahrscheinlichkeit, daß andere Schwebstoffe in der Luft, die an sich harmlos sind, diese Krankheit verursachen.
2. Essen Sie mit Maßen. Fettleibigkeit wird mit einer hohen Anfälligkeit für bestimmte Krebsarten, insbesondere Gebärmutter- und Nierenkrebs, in Verbindung gebracht.
3. Verzichten Sie ganz auf Alkohol.
4. Genießen Sie heißen Kaffee, Tee und colahaltige Getränke mit Maßen. Übertriebener Genuß von heißem Tee ist nach japanischen Studien verantwortlich für Magenkrebs. Bauchspeicheldrüsenkrebs scheint wiederum bei starken Kaffeetrinkern (mehr als 3 Tassen pro Tag) häufiger zu sein. Alle diese Getränke, dazu noch Kakao, enthalten hohe Anteile von Methylxantin. Diese lösen gewisse Zellreaktionen aus, die die Zellen empfindlicher gegenüber bestimmten Hormonen machen. Auch hier sind die Mechanismen noch nicht vollkommen verstanden. Vorsicht ist in jedem Fall geboten.
5. Schließen Sie in Ihre Ernährung größere Mengen von Ballaststoffen und Faserstoffen ein. Es gibt erwiesenermaßen einen Zusammenhang zwischen ballaststoffarmer Kost in den westlichen Ländern und Dickdarmkrebs. Die Anreicherung der Nahrung mit Faserstoffen durch Vollkornprodukte, frisches Obst und Gemüse dient gewissermaßen zur Abschirmung der Darmwände gegenüber möglichen Karzinogenen. In jedem Falle sind Menschen mit faserreicher Ernährung weniger anfällig für Dickdarmkrebs.
6. Vermeiden Sie über Holzkohlen gegrilltes Fleisch oder Fisch sowie angebrannte Kost überhaupt. Es ist eindeutig bewiesen, daß die im Grillvorgang verbrannten Fette krebserzeugend sind.

7. Nehmen Sie Vitaminzusätze, wenn Ihre Nahrung arm an Vitamin A, C und E ist.
8. Vermeiden Sie alle angeschimmelten oder abgestandenen Lebensmittel.
9. Nutzen Sie das ganze Spektrum des Lebensmittelangebots. Vielfalt bei der Ernährung schützt uns davor, zuviel von irgendeinem einzelnen Karzinogen zu uns zu nehmen, einschließlich der pflanzeneigenen Schadstoffe, die diese erzeugen, um Insekten und Pilzbefall in Schranken zu halten. Letzteres Thema ist im übrigen für die Forschung noch ein Buch mit vielen Siegeln.
10. Nehmen Sie eine ausgewogene Kost zu sich: Von vielem ein wenig, und trinken Sie reichlich reines Wasser. Leider ist allerdings in vielen Teilen des Landes die Schadstoffbelastung des Wassers ein ernstes Problem.

Weitere Empfehlungen finden Sie in Kapitel 26 »Ernährung und Schicksal«, aber wir können jetzt schon sehen, daß – wie auch bei anderen Zivilisationskrankheiten – der Vorbeugeansatz über die Ernährung sehr wichtig ist. Darüber hinaus wird deutlich, daß die große Anzahl von Einzelfaktoren, die dem Krebs Vorschub leisten, in zwei Hauptkategorien unterteilt werden kann:

1. Äußere Einflüsse wie Viren, Karzinogene und verdächtige Umwelteinflüsse und
2. innere Probleme des von Krebs befallenen Menschen.

Letztendlich sind es die inneren Probleme, die den Körper anfällig machen. Damit sind eigentlich alle Arten von Krebs vermeidbar, wenn wir nur vermeiden können, uns den äußeren Krankheitsursachen auszusetzen (wobei es selbstverständlich unmöglich ist, alle auszuschließen), beziehungsweise, wenn wir ganz schlicht und einfach unsere Widerstandskraft erhöhen. Die Mittel und Wege, dies zu tun, müssen wir aber erst noch finden. Mit dieser Feststellung und dem, was wir mittlerweile über Krebs wissen, vertiefen wir unsere Suche nach der Geist-Körper-Verbindung.

5 Tabak- und Alkoholmißbrauch, Drogensucht

Wären Zigaretten, Alkohol und Freizeitdrogen aus unserer Gesellschaft verbannt, so stünden unsere Krankenhäuser ziemlich leer. Bei einem hohen Prozentsatz von Menschen, die ins Krankenhaus aufgenommen werden, läßt sich die Krankheitsursache (das schließt die Umstände ein, die eine Krankheit weiter verschlimmern) auf Tabak- und Alkoholgenuß sowie auf Abhängigkeit von Marihuana oder stärkeren Drogen zurückführen. Manchmal sind es auch alle drei Faktoren. Lassen Sie mich kurz auf die Gefahren eingehen, die damit verbunden sind. Wir sind uns alle bewußt, daß, obwohl unsere Gesellschaft keinen dieser Mißbräuche unterstützt, weder Warnungen, gute Vorsätze oder sogar Aufklärungskampagnen sehr erfolgreich waren. Daher ist es eine brennende Frage, was denn nun wirklich und wirksam diesen in hohem Maße gefährlichen Mißbräuchen ein Ende setzen kann.

Zigarettenverbrauch

18 Millionen Bundesbürger über 14 Jahre rauchen, und zwar deswegen, weil sie daran gewöhnt sind – manche Ärzte würden sagen: Weil sie süchtig sind. Nikotin ist ein Gift, das wie Alkohol den Körper abhängig machen kann. Wenn der Körper erst einmal seine ursprüngliche Abneigung überwunden hat, unterstützen die »angenehmen« Wirkungen des Rauchens die Angewohnheit. Der Genuß ist hauptsächlich in der Vorstellung des Rauchers zu finden, der Zigaretten entweder als anregend oder entspannend empfindet, je nachdem, was er gerade braucht.

Das Rauchen ist zweifellos ein wesentlicher Auslöser von zwei unserer schlimmsten Krankheiten: Herzversagen und Krebs. Koronarthrombose tritt bei Rauchern fünfzigmal häufiger auf als bei Nichtrauchern. Im Vergleich zu Nichtrauchern ist die Wahrscheinlichkeit einer Erkrankung an Lungenkrebs bei »leichten« Rauchern (1 Packung am Tag) etwa achtmal größer. Dies erhöht sich bei zwei Packungen auf das 18fache und bei über 2 Packungen gar auf das 21fache. Bei Rauchern ist die vorliegende Sterberate bei Koronarthrombose um 70 Prozent höher, bei Bronchitis und Krebs 500 Prozent höher und bei Lungenkrebs 1000 Prozent höher als bei Nichtrauchern. Darüber hinaus sind Raucher anfälliger für alle Arten von Krankheiten wie zum Beispiel Emphyseme, Geschwüre und Krebs der Mundhöhle und Speiseröhre, Magen- und Darmkrebs. Zigaretten mit niedrigem Teergehalt enthalten oft höhere Mengen anderer Toxine, und Zigaretten mit niedrigem Nikotingehalt sind im übrigen eine Versuchung dazu, mehr zu rauchen.

Fraglos ist das Rauchen eine Krankheit und verlangt ärztliches Eingreifen. Eine große Anzahl von Entwöhnungprogrammen sind auf dem Markt, und fast alle haben ihren Nutzen vorzuweisen. Besonders erfolgreich waren Gruppenprogramme. Diese Gruppen bieten die gegenseitige Unterstützung entwöhnungswilliger Raucher, was für diejenigen unendlich hilfreich ist, bei denen es zu starken und bisweilen langanhaltenden Entzugserscheinungen kommt. Untersuchungen ergaben, daß keine einzelne Methode allein der Schlüssel zum Erfolg ist. Wer immer sich das Rauchen endgültig abgewöhnt, hat mehrmals Anlauf mit jeweils verschiedenen Methoden genommen, bevor die letzte Hürde überwunden war.

Ich meine, daß das Rauchen mit einer einzigen »Mutation« im Gehirn aufhört, dann nämlich, wenn der Gedanke kommt: »Ich brauche das gar nicht mehr.« Mit dieser Einsicht ist die spontane Erkenntnis verbunden: »Ich kann aufhören, es ist leicht für mich.« Mit anderen Worten – es ist nicht eigentlich die Behandlung, die wirkt, sondern die neugefundene Einstellung, daß es überhaupt kein Problem gibt. Wenn sich der Geist dieser Einsicht öffnet, wird jede Behandlung erfolgreich sein.

Ärzte, welche die Vorstellung unterstützen, es sei schwer, mit dem Rauchen aufzuhören, und die diese Behauptung mit detaillierten Beschreibungen der Merkmale von Nikotinsucht belegen, erschweren den Rauchern das Abgewöhnen. Sie geben einer falschen Einstellung Vorschub, einer falschen Sicht der Dinge, die sich bei ihren Patienten einnistet. Das erklärt, warum so viele Menschen sich weiterhin selbst entgegen aller besseren Einsicht Schaden zufügen. Die Bereitschaft, mit dem Rauchen aufzuhören, kommt erst dann, wenn der Gedanke einer Bedrohung eben *nicht* mehr da ist.

Alkohol

Niemand bestreitet mehr die Tatsache, daß Alkoholismus eine Krankheit ist. Alkoholiker haben eine deutlich höhere Sterberate als die Norm. Sie erhöht sich weiter, wenn gleichzeitig geraucht wird. Unfall- und krankheitsbedingte Todesursachen sind bei schweren Trinkern dreimal so hoch wie bei Nichttrinkern. Dazu zählen Erkrankungen der Verdauungswege, Selbstmord, Autounfälle und Unterernährung. Herzmuskelversagen, Zerstörung des Gehirngewebes, der Bauchspeicheldrüse und des Magens sind ebenso häufig.

Was den gelegentlichen Genuß von Alkohol betrifft, ist die Haltung unserer Gesellschaft wie auch der Ärzteschaft jedoch wesentlich anders. Einige Ärzte gehen sogar soweit, daß sie »mäßigem« Alkoholgenuß günstige Wirkungen zuschreiben. Damit meinen sie gemeinhin, daß ein Glas Wein zum Beispiel für eine Weile den Blutdruck senkt und Verspannungen und Ängste löst. Es ist in diesem Zusammenhang interessant zu bemerken, daß bei einer Umfrage, in der die Betreffenden zu definieren hatten, was »übermäßiger Alkoholgenuß« sei, das »Übermaß« jeweils oberhalb der persönlichen »Norm« begann.

Meiner Ansicht nach ist Alkohol ein Toxin. Er beeinträchtigt die Wahrnehmung und die Bewegungsabläufe. Er hat schädigende Wirkungen auf Herz, Leber und Gehirn, die nicht rückgängig gemacht werden können. Er trägt zu sinnlosen Autounfällen bei, die jedes Jahr Tausenden von Menschen das Leben kosten. Was in solcher Weise schädlich ist, kann in keinem Fall, auch nicht in kleinen Mengen, Bestandteil eines gesunden Lebens sein. Ich empfehle daher einen völligen Verzicht auf Alkohol.

Was aber verursacht überhaupt Alkoholsucht? Manche Süchtige haben eine erbliche Veranlagung, bei anderen ist es das Aufwachsen in einem Trinkerhaushalt. Bei siamesischen Zwillingen, die nach ihrer Geburt operativ getrennt und getrennt erzogen wurden, zeigte sich, daß, sobald einer von ihnen anfing zu trinken, der andere zum selben Zeitpunkt auch begann. Wiederum andere treiben langsam aber stetig in den Alkoholismus, wobei am Anfang oft ein gelegentliches Gläschen in der Jugend stand. Es ist meines Erachtens bedeutsam, daß sowohl Trunksucht wie Rauchen bei den meisten während der Teenagerjahre beginnt, in einer Zeit, wo die Persönlichkeit noch unbestimmt und unausgeprägt ist. Dies trägt dazu bei, daß sich Angewohnheiten in sehr tiefen Bewußtseinsschichten festsetzen, was die Ausbildung gesunder Gedankenmuster im Erwachsenenalter erschwert.

Wie schon beim Rauchen erfordert die Behandlung von Alkoholismus einen einzigen, tiefliegenden Umschwung im Denken. Erfolgreiche Gruppenprogramme wie die der Anonymen Alkoholiker bieten ihre Unterstützung, um diesen Umschwung durchzustehen, ohne den keine wirkliche Heilung möglich ist.

Freizeitdrogen

Der Begriff Freizeitdrogen umfaßt annähernd alle Arten von Wirkstoffen, die dazu dienen, die Wahrnehmung zu verstärken oder zu verändern. Das erste Motiv zur Benutzung dieser Mittel ist, daß diese veränderte Wahrnehmung eine angenehme Empfindung bewirkt. In unserer Gesellschaft ist das Angebot an Rauschgenüssen sehr breit gefächert. Es sind hauptsächlich Alkohol, Opiate (Morphium, Kodein, Heroin), Marihuana, Kokain und verschiedene andere Halluzinogene wie Mescalin und LSD. Die Liste der Stoffe, die fähig sind, die Gehirnchemie und damit den Bewußtseinszustand zu verändern, ist jedoch viel umfangreicher. Gegner von Kaffee, Tee und sogar Zucker mögen sogar damit argumentieren, daß diese Stoffe Drogen sind.

Während des letzten Jahrzehnts entdeckte die Forschung zu ihrer Verwunderung, daß das menschliche Gehirn die Fähigkeit besitzt, opiumähnliche Substanzen zu erzeugen. Genannt wurden diese Substanzen *Endorphine,* ein Wort, das sich zusammensetzt aus den Silben *end-* (= im Körper selbst) und

-orphin (wie in Morphium). Diese körpereigenen (endogenen) Opiate wirken als Schmerzbetäubungsmittel und sind in der Tat um vieles wirksamer als das, was Sie in der Apotheke bekommen. Die jüngsten Untersuchungen haben gezeigt, daß das Gehirn besondere Rezeptorzellen besitzt, die diese Endorphine aufnehmen. Ein von außen zugeführtes (exogenes) Opiat wirkt schmerzstillend dadurch, daß es an dieselben Rezeptoren gebunden wird. Wenn sich solche Rezeptoren gebildet haben, muß es dafür einen Grund geben. Tatsache ist, daß endogene wie exogene Opiate denselben Zweck erfüllen, weil sie an dieselben Rezeptoren gebunden werden.

Das Gehirn kann jedoch ebenfalls von einer großen Anzahl von Drogen beeinflußt werden, einschließlich der sehr stark wirkenden, bewußtseinsverändernden *Halluzinogene*. Daraus läßt sich schließen, daß es auch für diese Rezeptoren im Gehirn gibt. Mit anderen Worten: Wir sind offenbar fähig, solche Substanzen in gewissem Umfang in uns selbst zu erzeugen. Denn wie hätten wir sonst Rezeptoren dafür ausbilden können? Diese Schlußfolgerung bietet eine Antwort auf die schwierige Frage, warum Menschen seit Urzeiten nach bewußtseinsverändernden Drogen gesucht und damit experimentiert haben.

Vielleicht ist der menschliche Organismus dazu bestimmt, einen weiteren Bewußtseinsbereich zu erfassen als gemeinhin angenommen wird. Offensichtlich wirken bewußtseinserweiternde Drogen ja nur deshalb, weil in uns schon ein System von Rezeptoren und ähnlichen Strukturen angelegt ist. Noch unklar ist, welcher natürliche, gesunde Zustand von Geist und Körper ganz von selbst erweiterte Bewußtseinszustände hervorrufen würde. Möglicherweise muß ein bestimmtes Maß solcher Bewußtseinszustände einfach erfüllt sein; ansonsten füllen wir die Lücke mit Hilfe analoger äußerer Mittel.

Allerdings haben die pharmazeutischen Ersatzstoffe, da sie nicht spontan von der unserem Körper innewohnenden Weisheit erzeugt wurden, toxische Wirkungen. Der über die Jahre hinweg ansteigende Drogenkonsum hat sichtbar gemacht, daß fast jeder dieser Stoffe Nebenwirkungen hat. Zum Beispiel wurde bis vor kurzem noch angenommen, daß *Marihuana* relativ unschädlich sei, doch zeigt sich nun, daß es das Immunsystem beeinträchtigt. Der Hauptwirkstoff in Marihuana (THC) sammelt sich in hoher Konzentration unter anderem in der Milz an. Nun ist die Milz ein wichtiges Organ für die Erzeugung von T-Lymphozyten, die ein spezieller Bestandteil des Immunsystems und für die Abwehr von Krebs und verschiedenen Infektionen verantwortlich sind. Die Wirksamkeit dieser T-Lymphozyten findet sich bei Marihuanarauchern deutlich herabgesetzt. Nicht nur gibt es weniger davon, sondern die verbliebenen Lymphozyten sind auch träge und teilen sich langsamer angesichts infektiöser Fremdstoffe.

Die Beeinträchtigung des Immunsystems durch Dauergenuß von Marihuana ist nicht gebührend zur Kenntnis genommen worden. So wurde in einer Untersuchung an der Columbia University nachgewiesen, daß die Antikörper bei starken Marihuanarauchern innerhalb eines Monats drastisch abnahmen. Bei völliger Einstellung des Rauchens normalisierte sich zwar das Niveau, doch war noch fünf Wochen später ein Mangel zu verzeichnen. Mag nun dieses Ergebnis im Falle von Marihuana besonders eindrucksvoll sein, so wirken auch andere Drogen in ähnlicher Weise. Wenn sich die Einstellung gegenüber dem Drogenkonsum nicht entschieden wandelt, müssen wir uns auf eine zunehmende Anzahl von Patienten gefaßt machen, die eine durch Drogenkonsum verursachte Immunschwäche hochgradig krankheitsanfällig macht.

Drogen sind auch deshalb gefährlich, weil sie den Geist durch direkte Einwirkung auf die Gehirnsubstanz verändern. Einfach aus der täglichen Beobachtung heraus sieht man, daß die von Drogen hervorgerufene Euphorie mit der Zeit ein ganz anderes Gesicht annimmt. Alle Arten von Drogensüchtigen befinden sich nicht nur in einem Abhängigkeitsverhältnis und verlangen immer stärkere Dosen zur Befriedigung ihres Bedarfs, sondern der tatsächliche Effekt der Drogen auf das Gehirn verändert sich. Anfängliches Wohlgefühl macht Lethargie, Abkapselung, Stumpfheit und anderen negativen Zuständen Platz. Manche Ärzte bezeichnen diese als »tiefliegende psychische Strukturen«. Doch ist es genauso wahrscheinlich, daß dauernder Drogenmißbrauch das Gehirngewebe verändert hat. Die Gehirnbereiche, die für Emotionen und Biorhythmus verantwortlich sind, werden von vielen dieser Freizeitdrogen stimuliert, und es gibt Anzeichen dafür, daß die künstliche Anregung zu einer Überbeanspruchung führt, die dann die bekannten Konsequenzen hat.

Ich brauche wohl nicht lange darauf »herumzureiten«, daß Drogensucht gerade junge Menschen schwer schädigt und den ohnehin schwierigen Übergang zum Erwachsensein weiter erschwert und zu einer wirklichen Zerreißprobe macht. Dazu tragen Drogen in direkter Weise zu Verbrechen, Unfällen, Selbstmorden und Morden bei. Ein großer Schritt vorwärts bei der Entfaltung der Persönlichkeit wäre, wie wir sehen werden, eine natürliche, gesundheitsfördernde Erweiterung des Bewußtseins. Drogen können eine solche Erweiterung nur für eine Weile vorspiegeln und sind im Grunde genommen ihr Feind.

Trinken, Rauchen und Drogenkonsum bestehen, weil sie ein natürliches Bedürfnis befriedigen, das mittlerweile ein wahrer Heißhunger geworden ist. Um die davon geschaffenen Probleme zu lösen, müssen wir uns wieder dem menschlichen Geist zuwenden. Warum brauchen manche Menschen bewußtseinserweiternde Stimuli? Können wir die von außen wirkenden durch eigene ersetzen, die einer vollkommenen Gesundheit förderlich sind? Ich selbst möchte diese Frage mit einem eindeutigen »Ja« beantworten. Es gibt geistige Techniken, die bei weitem angenehmer und heilsamer sind, als es Alkohol, Tabak und andere schädliche Drogen jemals sein könnten. Wir werden uns damit in der zweiten Hälfte dieses Buches beschäftigen.

6 Fettleibigkeit und Gewichtskontrolle

Fettleibigkeit ist die häufigste Stoffwechselkrankheit in allen Überflußgesellschaften. Fettleibig werden die Personen genannt, deren Übergewicht mehr als zehn Prozent über dem Normalgewicht liegt. Für Männer mit mittlerem Körperbau ermittelt man letzteres nach folgender Daumenregel: Größe in cm minus 100 = Gewicht in Kilo. Ein Mann von 178 cm Größe würde also »normal« 78 Kilo wiegen. Bei Frauen werden zusätzlich zehn Prozent abgezogen. Eine Frau von 168 cm Größe hätte damit ein Normalgewicht von etwa 61,2 Kilo (= 68−6,8).
Fettleibigkeit ist nicht nur unattraktiv, sondern auch ungesund und macht den Betreffenden anfällig für zahlreiche Krankheiten wie unter anderem:

1. *Herzbeschwerden:* Fettleibigkeit bürdet dem Herzen eine zusätzliche Last auf und wird mit Herzerweiterung in Verbindung gebracht. Dies kann rückgängig gemacht werden, wenn der Patient Gewicht verliert. Auch bei kongestivem Herzversagen und Koronarthrombose gibt es Zusammenhänge mit Fettleibigkeit.
2. *Verschleiß der Gelenke:* Durch das zusätzliche Gewicht kommt es zu degenerativen Erkrankungen der Gelenke (Arthrose). Fettleibige Menschen leiden auch häufiger unter Gichtanfällen, die allerdings nicht selten durch radikale, proteinreiche Modediäten ausgelöst werden.
3. *Atemnot:* Die Extrapfunde belasten auch die Lunge, denn das Atmen fällt schwerer. Vor allem ist die Sauerstoffzufuhr des Blutes durch das beschwerliche Atmen beeinträchtigt, was die häufig bei Fettleibigen zu beobachtende Erschöpfung erklärt.
4. *Bluthochdruck:* Bei fettleibigen, übergewichtigen Menschen kommt es häufiger zu einer Verhärtung der Arterien (Arteriosklerose), was wiederum zu hohem Blutdruck führt. Dieser sehr gefährliche Zustand, der allerdings durch Gewichtsabnahme verbessert werden kann, wird mit zahlreichen Krankheiten wie Angina pectoris und plötzlichem Tod durch Herzversagen in Verbindung gebracht.
5. *Gallensteine:* Fettleibige, vor allem Frauen, neigen überdurchschnittlich zu Gallensteinen. Fettleibigkeit erhöht die Cholesterinausschüttung in die Gallenblase, was zu Cholesteringallensteinen führt.
6. *Zuckerkrankheit:* Etwa 80 Prozent aller Zuckerkranken, die diese Krankheit im Erwachsenenalter entwickeln, sind fettleibig. Fettleibigkeit beeinträchtigt die Fettzellen in der Weise, daß sie nicht richtig auf Insulin reagieren, und das Ergebnis ist ein hoher Blutzuckerspiegel. Viele fettleibige Zuckerkranke, die medikamentös behandelt werden (im allgemeinen mit Insulininjektionen), könnten durch bloße Gewichtsabnahme beschwerdefrei werden.

7. *Krebs:* Ich habe bereits über das große Interesse gesprochen, das Ärzte an dem Zusammenhang zwischen Ernährung und Krebs bekunden. Es scheint, daß übermäßiges Essen die Ausschüttung von Östrogen anregt, das zu den möglicherweise karzinogenen Substanzen gehört. Bekanntlich sind fettleibige Frauen in den Wechseljahren anfälliger für Brust- und Gebärmutterkrebs, bei Männern erhöht Fettleibigkeit die Gefahr eines Prostatakrebses.

Diese Liste könnte fortgesetzt werden mit Fettleber, Krampfadern und erhöhter Komplikationsgefahr bei eventuellen Operationen. Glücklicherweise ist es jedoch so, daß alle diese Krankheitsrisiken mit einer Normalisierung des Gewichts verschwinden.

Wie kommt es zu Fettleibigkeit? Einfach ausgedrückt ist es so, daß das Körpergewicht zunimmt, sobald die zugeführten Kalorien den für physische Aktivität und Wachstum nötigen Bedarf überschreiten. Wie fast alle anderen Ärzte habe ich jeden Tag mit Menschen zu tun, die abnehmen möchten. Sie kommen zu mir, weil sie der Meinung sind, ein »Drüsenproblem« zu haben. Das ist nur bei den wenigsten der Fall. Sie essen einfach zuviel. Die meisten von ihnen haben schon verschiedene Diätpläne ausprobiert und damit auch Erfolg gehabt. Allerdings ist dieser Erfolg selten von Dauer. Es ist das vertraute Spiel mit den jährlich verlorenen und wiederangesetzten Pfunden. Frustriert und unglücklich kommen diese Menschen zum Arzt, in der Hoffnung auf die Diagnose einer eindeutigen Krankheit und deren Heilung. In der Tat haben auch manche von ihnen Hormon- bzw. Drüsenstörungen wie Unterfunktion der Schilddrüse oder einen Hypophysentumor. In solchen Fällen ist selbstverständlich ein klarer Behandlungsansatz vorgegeben. Ich empfehle deshalb Patienten, die wiederholt erfolglose Anläufe zu einer Gewichtsabnahme gemacht haben, eine gründliche Untersuchung mit Labortests, die jede Drüsen-, Hormon- oder Stoffwechselanomalie sofort aufspüren würden.

Der Durchschnittspatient, der einfach zuviel ißt, würde sein Normalgewicht durch eine entsprechende Diät wiederherstellen. Es ist aber nicht der Zweck dieses Buches, irgendeine der marktüblichen Diätformen zu propagieren – ganz offenbar gibt es darunter gute und weniger gute. Das Grundprinzip der guten ist, daß man weniger Kalorien zu sich nimmt, als man beabsichtigt umzusetzen. Was ich noch hinzufügen möchte, ist, daß eine Diät nur dann auf Dauer erfolgreich ist, wenn sie Freude macht. Eigentlich sollte man gar nicht spüren, daß man »auf Diät« ist. Es sollte so sein, daß man den Anweisungen des Diätplans deswegen folgt, weil man gar nichts anderes essen möchte, und nicht deshalb, weil man sie auf der intellektuellen Ebene für gut und nützlich hält.

Einmal mehr werden wir also zu positiven Konzepten wie Vorliebe und Freude gezogen, die entsprechende Bewußtseinsinhalte widerspiegeln. Ich möchte betonen, daß für die meisten Menschen die Ursache für ihre Fettleibigkeit geistiger Art ist und daß daher auch die Heilung nur über Verfahren bewirkt werden kann, die sich auf den Geist und seine grundlegende Einstellung beziehen. Lassen Sie mich erläutern, was ich damit im einzelnen meine.

Sehr oft hört man die Klage von fettleibigen Patienten: »Ich brauche das Essen bloß anzusehen, und schon nehme ich zu.« Vielfach trifft das auch buchstäblich zu, wie Fachleute in dieser Problematik zu berichten wissen. Es gibt nachweislich Menschen, deren metabolische Reaktion auf den Anblick oder den Geruch von Essen und sogar Küchengeräusche dieselbe ist wie bei einer tatsächlichen Mahlzeit. Bei diesen Patienten verursacht der bloße Gedanke an Essen in einer hormonalen Kettenreaktion von der Hypophyse über die Nebenniere bis hin zur Bauchspeicheldrüse ein Ansteigen des Insulins im Blut. Das Insulin nun verursacht heftige Hungergefühle und beschleunigt den Prozeß, durch den Nahrung zu Fett umgebildet wird. Experimente an der Yale University haben ein spektakuläres Ansteigen des Insulinspiegels bei Fettleibigen gezeigt, die dem Grillen von dicken, saftigen Steaks zuschauten.

Nicht wenige Spezialisten raten ihren Patienten mittlerweile, jegliche Situation zu vermeiden, die eine solche Reaktion hervorruft. Diese Menschen sollten generell davon Abstand nehmen, sich appetitanregende kulinarische Werbung in Zeitschriften oder Fernsehen »zu Gemüte zu führen«. Auch sollten sie – selbst in Begleitung – einen Bogen um Restaurants und Delikatessenläden machen. Schlimmer noch – sie sollten eigentlich nicht zusammen mit Freunden essen, die keine Gewichtsprobleme haben und sie zum Überschreiten ihrer Diät verleiten könnten. Selbstverständlich sollten sie auch niemals vor Bäckereischaufenstern zu einem »Augenschmaus« Halt machen. Gedanken an Essen sollten, allerdings ohne Anstrengung, durch andere angenehme Bilder ersetzt werden.

Eine weitere, faszinierende Beobachtung, die viele Ärzte bestätigen würden, ist, daß drastische Diätvorschriften den Patienten völlig davon *abhalten* können abzunehmen. Man hat sogar bemerkt, auch wenn der Mechanismus nicht verständlich ist, daß eine Hungerdiät eher zu einer Gewichtszunahme führt. Eine Theorie ist, daß eine starke Einschränkung der Kalorienzufuhr den Körper dazu veranlaßt, die Stoffwechselrate zu senken. Zwar nimmt der Patient also weniger Kalorien zu sich, doch entschließt sich der Körper, noch weniger davon zu verbrennen. Stattdessen lagert er sie in Form von Fett ein, so, als spüre er eine heraufziehende Hungersnot. Offenbar reagiert der Körper in unvorhersehbar intelligenter Weise, indem er eben seinen Verbrauch einschränkt und Notvorräte anlegt.

Jeder Körper scheint einen Sollwert zu haben, der die Stoffwechselrate bestimmt. Er reguliert die Umwandlung von Nahrung in Energie oder in Muskel- und Fettgewebe. Wir können uns das wie einen Thermostaten vorstellen, der dafür sorgt, daß unser Stoffwechsel immer wieder um einen individuell vorgegebenen Sollwert ins Gleichgewicht kommt. Das macht es den Patienten so schwer, das »Soll«gewicht, auf das der Körper »eingestellt« ist, zu verändern. Wie aber kommt es zu diesem Sollwert? Das ist schwierig zu beantworten. Doch ist der derzeitige Stand der Forschung der, daß das Selbstbild, also die Vorstellung, die man sich von sich selbst macht, eine Menge damit zu tun hat. Das tiefsitzende Selbstbild eines fettleibigen Menschen hat die Tendenz, sich als Wirklichkeit festzusetzen. Die einzig effektive Therapie ist damit die Absenkung des Sollwertes durch eine Veränderung des Selbstbildes. Indem wir den Sollwert der Norm annähern, unterstützen wir den Mechanismus der Natur, die ja diese Selbstregulierung hervorgebracht hat. Und viele Menschen, die alles essen, worauf sie Lust haben, gehorchen einem inneren Gleichgewichtssinn. Was sie essen und was ihre Körper brauchen, stimmt offensichtlich überein.

Fettleibige Menschen sind wahrscheinlich Opfer eines falschen Selbstbildes. Jeder hat ein Bild von sich selbst, aber das Gefühl, fettleibig, häßlich oder kränklich zu sein, verhindert die Umsetzung des wirklichen Bildes in den physischen Ausdruck. Gesunde Menschen mit normalem Gewicht setzen die innere Einstellung um: »Dieser Körper ist das, was ich wollte – er ist gesund und schön.« Wie aber kann eine solche gesunde Einstellung denen gegeben werden, die sich nicht in dieser Weise bejahen können? Die Neurophysiologie ist dabei, Techniken zu entwickeln, welche sich jene Körpermechanismen zunutze machen, die das Selbstbild mit dem Stoffwechsel-Sollwert verbinden. Meines Erachtens ist dieser Ansatz sehr bedeutsam für die Behandlung von Fettleibigkeit und überhaupt einer großen Anzahl anderer Krankheiten. Wenn wir denken: »Ich brauche das Essen bloß anzusehen, und schon nehme ich zu«, so wird dies Wirklichkeit, weil wir in einer Weise, die wir nicht wünschen, die Geist-Körper-Verbindung nutzen. Es gibt keinen Grund, warum sie nicht auch zu unseren Gunsten funktionieren sollte.

7 Chronische Müdigkeit

Alle Arten von Müdigkeit – Lustlosigkeit, Fahrigkeit, Energieverlust, Mattigkeit, mangelnder Ehrgeiz, Schwäche – gehören zu den häufigsten Symptomen, mit denen Patienten in die Sprechstunde kommen. Müdigkeit kann in einem weiten Bereich von Krankheiten auftreten, darunter chronische Infektionen, kongestives Herzversagen und schwächende Krankheiten wie Krebs. Auch während Entwöhnungskuren von Tabak, Alkohol und Drogen kommt es zu solchen Erscheinungen. In diesen Fällen ist die Müdigkeit nicht das grundlegende medizinische Problem. Sie ist vielmehr die Begleiterscheinung eines tiefer liegenden Syndroms, wie zum Beispiel Atembeschwerden.

Müdigkeit kann in jedem Menschen durch Überarbeitung und mangelnde Ruhe entstehen. Diese Überarbeitung muß nicht physischer Art sein; egal, ob es sich um körperliche oder um geistige Arbeit handelt, führt ein Übermaß davon zu chronischer Müdigkeit. Wer durch Überarbeitung ermüdet ist, beklagt sich vielleicht nicht über Müdigkeit. Vielmehr macht sich das Problem durch Anzeichen von Ruhelosigkeit, Schlafstörungen und Reizbarkeit bemerkbar. Chronische Müdigkeit kann schädliche Auswirkungen auf einen ansonsten gesunden Körper haben. Sie kann den Verlust von Glykogen aus dem Muskelgewebe oder auch die Ansammlung von Toxinen wie Milchsäure im Blut verursachen. Interessanterweise haben Forscher gefunden, daß bei der Transfusion von Blut aus einem erschöpften Tier in ein ausgeruhtes dieses alle Merkmale der Erschöpfung aufwies. Das ist ein Hinweis darauf, daß die Symptome von Müdigkeit durch Toxine verursacht werden, die aus Muskeln und anderen Organen ins Blut gelangen.

Es gibt genügend klinische Belege, daß Ermüdung den Stoffwechsel beeinflußt. Unter Müdigkeit leidende Patienten atmen oft schneller, haben einen beschleunigten Puls, erweiterte Pupillen und höheren Blutdruck. Ihre Blutwerte können eine erhöhte Anzahl weißer Blutkörperchen zeigen. Alle diese physiologischen Anzeichen sind exakt das Gegenteil von dem, was wir bei einem Menschen beobachten können, der sich im Zustand tiefer Ruhe befindet, sei es im Tiefschlaf oder in ruhevoller Wachheit während der Meditation. Auch wenn die Physiologie offensichtlich nach Überarbeitung angeregt ist, kann man nicht behaupten, daß Ermüdung die Aktivität steigert. Menschen, die chronisch müde sind, können nicht gleich viel oder gleich gut arbeiten. Sie fühlen sich unfähig, mit den Problemen des Alltags fertigzuwerden und richtige Entscheidungen zu treffen. Diese Unfähigkeit, Situationen realistisch einzuschätzen, führt allgemein zu irrationalem Verhalten und Reizbarkeit.

Wenn Müdigkeit die Auswirkung einer tieferliegenden Krankheit ist, so ist die Behandlung nach deren Diagnose nicht weiter problematisch. Was Schwierigkeiten bereitet, ist eine Müdigkeit, die keine erklärbare physiologische Grundlage hat. In solchen Fällen wird der Arzt üblicherweise andere Anzeichen finden: Nervosität, Depression, Appetitverlust, Potenzverlust oder Frigidität, Kopfschmerzen, Schlaflosigkeit, Reizbarkeit und Konzentrationsmangel. Patienten, die mit solchen Symptomen ins Krankenhaus eingewiesen werden, leiden in der Mehrzahl an Angstneurosen oder Depressionen. In einer Untersuchung wurde bei 75 Prozent solcher Patienten eine Angstneurose, bei zehn Prozent eine Depression und bei dem Rest eine Vielzahl von psychologischen und physischen Störungen diagnostiziert.

Es sind verschiedene Theorien aufgestellt worden, um das Entstehen von Müdigkeit in sonst gesunden Menschen zu erklären. Starke Emotionen wie Angst können die Ausschüttung von chemischen Stoffen – zum Beispiel Cortison und Adrenalin – in den Blutkreislauf auslösen, die wiederum eine Ansammlung von Toxinen bewirken. Diese Bluttoxine verursachen dann die äußeren Zeichen von Müdigkeit. Sogenanntes Lampenfieber, eine Folge intensiver Unruhe und Angst, ist ein Beispiel dafür. Die starke Emotion führt zu einem Gefühl von physischer Schwäche, Handlungsunfähigkeit, Verwirrung und Erschöpfung.

Die soeben beschriebene Theorie erklärt zwar die Abgespanntheit durch heftige Emotionen, nicht aber die Müdigkeit, die ohne irgendwelche derartigen Umstände auftritt. Nach Ansicht mancher Psychologen tritt Müdigkeit als ein Warnsignal auf. Ihre Symptome sind einfach Selbstschutz. Wenn eine bestimmte Einstellung oder Aktivität zu intensiv wird oder zu lange andauert, und also ein Wechsel notwendig wird, treten Ermüdungserscheinungen als Selbsthilfemaßnahme auf. Sie tragen die Information nach außen, daß auf einer tieferen Ebene etwas in Unordnung ist.

In psychologischen Fachkreisen ist man der Meinung, daß wir in uns eine Unzahl von verdrängten Einstellungen und Ideen tragen. Diese Verdrängung nötigt uns einen hohen Aufwand an geistiger Energie ab. Wenn nun die damit verbundene Anstrengung unseren Vorrat an geistiger Energie übersteigt, treten die physischen Ermüdungserscheinungen zutage. Andere Psychologen vertreten dagegen die Ansicht, daß Müdigkeit kein Selbstschutzmechanismus sei, daß sie aber dennoch aus dem Unbewußten aufsteige, in diesem Fall aus dem unbewußten Verlangen, inaktiv zu sein, was auch immer der Grund dafür sein mag.

Läßt man alle diese griffigen und bisweilen recht widersprüchlichen Theorien beiseite, so gibt es einige sehr alltägliche Beobachtungen bezüglich Müdigkeit. Ganz offensichtlich tritt sie häufiger bei Menschen auf, die keinen eindeutigen Lebenszweck sehen, bei solchen, die viel »Zeit totschlagen« oder unter der Eintönigkeit des Alltagstrotts leiden. Gelingt es diesen Menschen, ihre eingefahrenen Gleise zu verlassen und eine erfüllende Aufgabe zu finden, ist es mit ihrer Müdigkeit meistens im Handumdrehen vorbei. Optimismus und Begeisterung stellen sich ein, und jede Erinnerung an eine Zeit der Müdigkeit verschwindet.

Müdigkeit ist also sehr wohl in die Kategorie der Einstellungsprobleme einzuordnen. Nach meiner Erfahrung mit Patienten sind die üblichsten Ursachen für dieses Syndrom Langeweile, mangelnde Neugier und das Fehlen von Begeisterungsfähigkeit. Diese Ursachen erzeugen eindeutige Geisteshaltungen – ebenso wie die Werte auf der anderen Seite der Skala: Wissensdurst, Begeisterung und Lebensfreude, die normale Aspekte vollkommener Gesundheit sind. Wir werden darauf zurückkommen, wenn wir mehr darüber sprechen, daß Gesundheit ein Zustand ist, den wir erzeugen können.

8 Magen-Darm-Störungen

Beschwerden im Bereich von Magen und Darm sind sehr verbreitet und in unmittelbarer Weise mit Alltagssituationen verbunden. Jeder, der schon einmal in Streßsituationen »Schmetterlinge« oder »Knoten im Bauch« gehabt hat, weiß aus eigener Erfahrung, daß Nerven- und Verdauungssystem in enger Verbindung stehen. Aus biologischer Sicht entsteht das Magen-Darm-System im Embryo als Auswuchs des Nervensystems. Beim Erwachsenen ist das gesamte Eingeweide durch das autonome Nervensystem, also durch den automatisch selbstregulierenden Teil des Nervensystems reichlich mit Nerven versorgt. Dazu sind im Magen-Darm-System einige Hormone entdeckt worden, die ebenfalls im Nervensystem anzutreffen sind, wie unter anderem Gastrin, Sekretin, Glukagon, Somatostain und ein halbes Dutzend anderer. Was die genaue Rolle dieser Hormone im Nervensystem ist, muß noch genauer bestimmt werden.

Vorerst mag genügen zu wissen, daß die Verbindung zwischen dem innersekretorischen Drüsensystem und dem Verdauungssystem besteht und für die Forschung wichtige Aufschlüsse bereit hält. Diese Verbindung sollte neues Licht auf eine allgemeine Beobachtung werfen, die jedem Arzt vertraut ist, daß nämlich viele Verdauungsstörungen psychsomatischen Ursprungs sind. Mit anderen Worten sind bestimmte Geisteshaltungen Auslöser von Geschwüren, Darmreizungen und verschiedenen Graden von Kolitis, d.h. von Dickdarmentzündung. Da emotionale Probleme diese verbreiteten Beschwerden zumindest fördern, haben Menschen mit Geschwüren und sonstigen Verdauungsproblemen so gut wie keine Aussicht auf Heilung, solange ihre Gefühlswelt nicht wieder im Lot ist. Die Symptome mögen zwar durch leichte Diät und Beruhigungsmittel, Mittel zur Neutralisierung der überschüssigen Magensäure und andere Medikamente etwas gemildert werden, aber selbst wenn durch einen operativen Eingriff die befallenen Teile des Verdauungstrakts entfernt werden, ist die Wahrscheinlichkeit, daß sich die Symptome erneut einstellen, sehr groß.

Geschwüre

Die Erzeugung von Magensäure ist stark emotional beeinflußt. Normalerweise ist die Magenwand gegen die im Magen befindlichen natürlichen Chemikalien (zum Beispiel Salzsäure) geschützt. Wenn aber die Schutzhülle zerstört wird, beginnt der Magen, an dieser Stelle buchstäblich sich selbst zu verdauen. Es entwickelt sich dann ein offenes Geschwür, das nur schwer heilt, ein sogenanntes Magengeschwür. Diese Geschwüre bilden sich häufig in streßreichen Lebenssituationen heran. Die Typologie des Geschwüranfälligen (meistens sind es Männer) ist die eines arbeitswütigen, gehetzten, hartnäckigen bzw. sturen, kritikwütigen, ständig besorgten und emotionalen Zeitgenossen. Zu dieser Typologie gehören das Rauchen und der Alkohol genauso wie schlechte Ernährungsgewohnheiten. Die Art und Weise, wie sie das Übermaß ihrer Verpflichtungen »in sich hineinfressen«, spiegelt sich im Verhalten ihres Verdauungssystems wider.

Zu den anderen Faktoren, die das Entstehen von Geschwüren fördern, gehören Erbanlagen oder Blut der Gruppe 0, wobei auch hier die Kausalzusammenhänge noch nicht genau bestimmt sind. Milde Fälle von Geschwüren sind behandelbar mit einer reizarmen Diät, die Milch, Medikamente zur Bindung der Magensäure und den völligen Verzicht auf Alkohol, Tabak und Koffein beinhaltet. Und auch trotz aller dieser Maßnahmen haben Geschwüre die Tendenz, erneut aufzutreten. Bleibt das Geschwür unbehandelt, so kann es zu einem Magendurchbruch kommen, was für den Kranken den Tod bedeutet. Ein wirksames Gegenmittel ist nicht verfügbar, was Geschwürkranke dazu verdammt, ein Leben lang Diätvorschriften zu beachten und allem Kaffee-, Alkohol- und Tabakgenuß zu entsagen.

Es fällt jedoch gerade diesem Personenkreis oft sehr schwer, sich daran zu halten. Da sie sich sowieso ständig kritisch beobachten, verschlimmert die Aufforderung, dies noch mehr zu tun, ihren Zustand nur noch weiter. Manchmal verursacht die Entwöhnung von Alkohol und Zigaretten, die für sie die einzigen »Ventile« sind, so viel Spannung, daß die Behandlung nur magere Ergebnisse hat. Im übrigen machen sich Magengeschwüre bei dafür anfälligen Patienten stets in Zeiten emotionaler Instabilität bemerkbar, unabhängig davon, wie sorgfältig sie alle Anweisungen befolgt haben.

Reizdarm

Ein überempfindlicher Dickdarm ist die in der klinischen Praxis am häufigsten angetroffene Störung des Magen-Darm-Trakts. Er verursacht dem Patienten erhebliche Schmerzen und ist äußerst schwer zu heilen. Die Symptome sind Schmerzen im tieferliegenden Teil des Unterleibs zusammen mit wechselnder Verstopfung und Durchfall. Patienten mit diesen Beschwerden sind nach ärztlicher Erfahrung Menschen, die unter schwerem Dauerstreß stehen und leicht neurotische Persönlichkeitsmerkmale aufweisen. Die Fachwelt ist sich noch nicht einig darüber, ob diese Patienten infolge ihrer Symptome emotional gestört sind oder ob die Symptome Ergebnis einer emotionalen Störung sind – beide Sichtweisen scheinen einen Teufelskreis zu bilden. Die körperlichen Symptome sind nur schwer direkt zu behandeln, doch bewirkt bedeutsamerweise eine erfolgreiche Behandlung des neurotischen Syndroms auch ein Verschwinden der körperlichen Beschwerden. Und die erfolgreiche Behand-

lung der Überempfindlichkeit des Dickdarms bedeutet insbesondere bei milderen Fällen die Befreiung von Angst und Sorgen.
Dies alles sind Beispiele dafür, was die Medizin entdeckt, wenn Krankheitsverläufe in einem beliebigen System untersucht werden: das Phänomen der Einwirkung von Psyche auf Soma, d. h. des Geistes auf den Körper. Wenn ein Geisteszustand sich in schädlichen Veränderungen der Physiologie ausdrückt, so ist das Ergebnis das, was ein Krankheitsprozeß genannt wird.

9 Sexualstörungen

Eine zunehmende Anzahl von Patienten sind bereit, mit ihrem Arzt über sexuelle Probleme zu sprechen. Dies widerspiegelt teilweise eine größere Offenheit bei einem Thema, das noch vor nicht allzu langer Zeit als tabu galt. Aus meiner Sicht liegt dies jedoch auch daran, daß immer mehr Menschen Probleme in diesem Bereich haben. Gewiß ist es so, daß unsere Gesellschaft dem Sex in einer mehr oberflächlichen Weise in den Medien und überhaupt im Unterhaltungsangebot Aufmerksamkeit widmet. Doch ist der tiefere Grund dafür wohl, daß sich die Menschen heute mehr Sorgen über dieses Thema machen und unsicher sind, was als normal und gesund anzusehen ist. Sexuelle Störungen fallen im allgemeinen in zwei Hauptkategorien: Veränderung der Libido (Sexualtrieb) oder Veränderung der Fähigkeit, Befriedigung zu geben oder zu gewinnen. Was die tägliche ärztliche Erfahrung betrifft, so kommen die meisten Klagen von Frauen, die während des Geschlechtsaktes nichts empfinden und bei denen es nicht zum Orgasmus kommt. Bei Männern sind es in der Mehrheit der Fälle vorzeitiger Samenerguß und Impotenz.

Sexualstörungen bei Frauen

Es gibt meiner Meinung nach keine überzeugende Erklärung für sexuelle Funktionsstörungen bei Frauen. Einige Faktoren spielen jedoch offensichtlich eine wichtige Rolle. Wenn ein Kind spürt, daß seine Eltern, besonders die Mutter, geschlechtlichen Dingen gegenüber eine negative Einstellung haben, oder wenn ein geschlechtlich unerfahrenes Kind einem sexuellen Trauma ausgesetzt war, so kann die erwachsene Frau in diesem Bereich erhebliche Probleme haben. Ein anderer häufiger Grund ist, daß eine Frau ihrem Ehemann oder Lebenspartner gegenüber negativ eingestellt ist (nicht unbedingt in sexueller Hinsicht). Dies mag sich auch auf die Ehe an sich beziehen. Gewöhnlich findet sie etwas im Verhalten ihres Ehemanns, das sie beständig ärgert, das sie aber nicht offen zu zeigen wagt. Oder sie ist möglicherweise durch Eltern oder religiöse Erziehung im tiefsten Innern von der Schlechtigkeit von Sex überzeugt. Alle diese Faktoren können die sexuelle Empfindungsfähigkeit beeinträchtigen.

Was auch immer die Ursache sein mag und welche tatsächlichen, diagnostizier- und behandelbaren körperlichen Mängel vorhanden sein mögen, das Endergebnis ist fast immer dasselbe: Die Patientin beginnt, ihr Verhalten während des Geschlechtsakts zu bewerten, und verliert darüber die spontane Lustempfindung. Eine bewertende Einstellung beeinträchtigt die ersten entspannten Stadien der menschlichen Sexualreaktion, so daß es schließlich auch nicht zum Orgasmus kommen kann. Der Orgasmus ist letztendlich eine Gipfelerfahrung und ist nur dann möglich, wenn alle bewertenden Gedanken verschwunden sind. Fast ausnahmslos ergeben Untersuchungen dieser Problematik, daß eine überzogene Erwartungshaltung zu Sexualstörungen bei Frauen führt.

Sexualstörungen bei Männern

Vorzeitiger Samenerguß, d.h. ein Samenerguß vor dem von beiden Partnern gewünschten Zeitpunkt, ist ein ausschließlich psychologisches Problem. Ob es als Reflex betrachtet wird oder als eine erlernte Reaktion aufgrund versteckter Ursachen – in allen Fällen ist diese Störung beim Mann psychischer Art. Untersuchungen kamen zu dem Schluß, daß vorzeitiger Samenerguß auf erste Geschlechtsakte zurückzuführen sei, die von Schuldgefühl, Zeitdruck und der Angst, entdeckt zu werden, überschattet waren.
Impotenz ist die Unfähigkeit, eine Erektion zu haben oder aufrechtzuerhalten, wenn es sexuelle Bedürfnisse gibt. Dieses Problem hat bisweilen tatsächlich physische Gründe, wie zum Beispiel Hormonstörungen durch Fehlfunktion der Hypophyse, Schilddrüse oder der Hoden. Impotenz kann auch bei Zuckerkrankheit auftreten sowie bei jedem durch Krankheit Geschwächten oder bei Patienten, die unter den Nebenwirkungen medikamentöser Behandlung stehen. Alkohol und Marihuana können wie auch andere Drogen vorübergehend Impotenz auslösen, besonders dann, wenn starker Mißbrauch vorliegt. Bei der Mehrzahl der Patienten liegt jedoch ein psychologisches Problem zugrunde. An erster Stelle steht hier die Vorstellung eines »Leistungszwangs«. Die damit verbundene Angst vor einem Versagen verhindert die natürliche Funktion.

Verlust des Geschlechtstriebs

Bei beiden Geschlechtern hat das Nachlassen des Geschlechtstriebs, auch Libido genannt, eine emotionale oder andere psychologische Ursache. Nachlassender Geschlechtstrieb ist jedoch auch oft die Folge von Drogenmißbrauch. Gelegentlich hört man die Meinung, Drogen erhöhten die Libido und verstärkten sogar die Potenz, doch ist diese Meinung irrig. Erhöht werden kann allenfalls die sexuelle Aktivität, und zwar durch den Abbau von Hemmungen, doch ist die so ausgelöste Aktivität meist unbefriedigend, da die Drogen depressiv auf das Zentralnervensystem wirken. Sie rufen einerseits Verlangen hervor, stellen sich andererseits aber seiner Erfüllung in den Weg und sind so – zusammen mit dem Alkohol – Hindernisse für ein natürliches Geschlechtsleben. Was die psychologischen Ursachen von Libidoverlust betrifft, so scheinen Depressionen die häufigsten zu sein, gefolgt von Angst, Unsicherheit und Schuldgefühlen.

Ansätze zur Behandlung von Sexualstörungen

Ich bin der Überzeugung, daß erfolgreiche Ansätze zur Behandlung von Sexualstörungen die Vorstellungswelt des Patienten einbeziehen müssen. Sex ist ein wundervoller und beglückender Teil unseres Lebens. Wie alle übrigen Grundinstinkte hat auch er seinen Ursprung im Geist des Menschen. Die Geisteshaltung, die ihm erlaubt, sich zu entfalten, ist Offenheit, Unvoreingenommenheit und Unschuld. Die gedanklichen Muster, die spontan erfüllende geschlechtliche Beziehungen begünstigen, finden sich bei Menschen, die auch sonst liebevoll und herzlich sind. Es ist verkehrt zu denken, daß die »Menge« an Sex entscheidend ist, nach dem Motto »Je mehr, desto besser.« Nur dann ist eine sexuelle Begegnung gut, wenn ihre Feinde abwesend sind, und das sind Angst, Frustration und Verdrängung.

Der moderne ärztliche Behandlungsansatz bei sexuellen Störungen konzentriert sich auf die Beseitigung von Fehlverhalten. Eine verbreitete Technik ist die der systematischen Desensibilisierung. Im wesentlichen besteht diese Technik darin, dem Patienten sein Problem als Ergebnis falschen Lernens, durch das Sex mit Angst und Gespanntheit verbunden wird, bewußt zu machen. Danach ist das Ziel, den Lernvorgang schrittweise zu wiederholen und dabei sexuelle Furcht abzubauen. Der Patient wird durch verschiedenen Stadien willentlicher Muskelentspannung geführt und listet dann in der Reihenfolge zunehmender Angstintensität die ihn belastenden sexuellen Situationen auf. Schließlich wird er den Situationen in entspanntem Zustand wieder ausgesetzt. Andere Arten der Verhaltensmodifikation haben einen mehr physischen Ansatz, doch ist allen gemeinsam, daß sie Ängste zu beseitigen versuchen, die durch früheres Fehlverhalten eingeschliffen wurden.

Diese Ansätze sind ganz eindeutig erfolgreich gewesen, besonders bei Impotenz und fehlendem Orgasmus. Dennoch bleiben sexuelle Störungen ein weitverbreitetes Problem. Dies rührt meiner Ansicht nach wohl daher, daß man in einen Bereich, der im Grunde natürlich, instinktiv und spontan ist, mit allzu viel Geschäftigkeit und Intellektualismus eingedrungen ist. Wenn Menschen sich vollkommener Gesundheit erfreuen, gibt es keine sexuellen Probleme. Anstatt sich Gedanken über das »Wie oft?« und »Wie gut?« zu machen, räumen gesunde Menschen ohne große Diskussionen dem Sex seinen Platz als eine Ausdrucksform menschlicher Liebe in ihrem Leben ein.

Wenn Patienten zur Sexualberatung kommen, stütze ich mich auf die Tatsache, daß Sex eines der stärksten und spontansten Bedürfnisse ist, und empfehle, die ganze Angelegenheit einmal sich selbst zu überlassen. Meistens renkt sie sich, allein gelassen, von selbst wieder ein. Eine Erektion läßt sich eben nicht herbeizwingen, schon gar nicht im Zustand der Verunsicherung und Beunruhigung. Es ist für den Patienten erleichternd, wenn ihm sein Arzt dazu rät, den Gedanken an Sex den Laufpaß zu geben und sich auch von jedem sexuellen

Leistungszwang zu befreien. Meist ist es dann so, daß die durch intellektuelle Beschäftigung mit Sex in ihrem Lustempfinden völlig gestörten Patienten ihre Spontaneität wiederfinden, sobald sie die Vorstellung davon aufgeben können. Indem ich ihnen ermögliche, die Aufmerksamkeit davon zu lösen, erlaube ich ihnen, die Hindernisse aus dem Weg zu räumen, die der spontanen Erfahrung abträglich sind. Die Veränderung, die sich vollzieht, erfolgt auf der Ebene des Geistes, wo sich Gesundheit mit unwiderstehlicher Kraft behaupten möchte.

10 Schlaf und Schlaflosigkeit

Schlaf ist etwas völlig Natürliches, absolut Notwendiges und ist dennoch immer noch ein Geheimnis. Erst in jüngster Zeit sind die einfachsten Tatsachen über den Schlaf erforscht worden, und die Frage, warum er nötig ist und wie er die Erholung von Körper und Geist bewirkt, bleibt vorerst unbeantwortet. Bekannt ist, daß Männer wie Frauen dieselbe Schlafdauer haben. Die meisten Menschen, etwa 60 Prozent, schlafen nachts zwischen sechs und acht Stunden, etwa ein Drittel schlafen mehr als acht Stunden, und kaum vier Prozent schlafen weniger als sechs Stunden. Fälle, in denen jemand überhaupt nicht schlief, sind unbekannt, und nur wenigen Menschen gelingt es ohne Probleme, ihre natürliche Schlafdauer willentlich zu ändern. In einer mehrere Tausende umfassenden Untersuchung berichteten 57 Prozent sowohl der Frauen wie der Männer, daß sie nach dem Nachtschlaf erfrischt aufwachen. Bei einer großen Anzahl ist das also nicht der Fall. Unter denjenigen, die unter Schlaflosigkeit leiden, geht das Verhältnis von Männern und Frauen erstmals signifikant auseinander: Zweimal mehr Frauen als Männer berichteten, daß sie zumindest eine schlaflose Nacht verbracht hatten. Auch greifen Frauen in etwa demselben Verhältnis häufiger zu Schlafmitteln als Männer.

Physiologen haben bei Säugetieren (einschließlich des Menschen) zwei Hauptkategorien von Schlaf entdeckt. Es sind dies der REM-Schlaf mit schnellem Gehirnwellenmuster und schnellen Lidbewegungen und der Nicht-REM-Schlaf mit langsamem Gehirnwellenmuster. Innerhalb dieser Kategorien gibt es zahlreiche Ebenen von leichtem und tiefem, unbewußtem und halbbewußtem Schlaf. Der REM-Schlaf ist Gegenstand umfangreicher Forschung und öffentlichen Interesses geworden, da es diese Art des Schlafes ist, in der Träume auftreten. Es wird angenommen, daß diese Phase für die Ruhe und Verjüngung, die uns durch den Schlaf zuteil wird, verantwortlich ist.

Es ist allgemein bekannt, daß wir sowohl schlafen wie auch träumen müssen, um uns am Morgen erfrischt zu fühlen. Obwohl viele Menschen, besonders solche, die an chronischer Schlaflosigkeit leiden, behaupten, sie schliefen überhaupt nicht oder völlig ohne Träume, besteht diese Annahme nur in ihrer Vorstellung. Das Fehlen von Schlaf und Traum verursacht in kurzer Zeit schwere Störungen der Gehirnfunktion.

Unser Rhythmus von Schlaf und Aktivität im Wechsel verbindet uns mit allen lebenden Geschöpfen. So ist der REM-Schlaf bei Vögeln, Reptilien und Fischen beobachtet worden. Er ist ein eindeutiges Merkmal für die Stellung einer Spezies auf der Stufenleiter der Evolution. Wie ich noch später im Text im einzelnen erklären werde, zeigen Funktionen wie Schlaf, daß unser Nervensystem mit allen elementaren Eigenschaften der Natur in Wechselbeziehung steht. Unser gewöhnlicher Zyklus von Schlaf, Traum und Wachbewußtsein verbindet uns mit allen Dingen im Universum.

Das menschliche Schlafmuster variiert mit den verschiedenen Lebensaltern. Die Tatsache, daß man meistens nachts schläft, bildet sich schon in den ersten Lebenswochen heraus und dauert bis ins hohe Alter an. Dann jedoch zerfällt dieses Muster. Alte Menschen berichten nicht nur, daß sie weniger schlafen – bisweilen sind fünf bis sechs Stunden pro Nacht die Norm –, sondern sie weisen ein neues Muster von nächtlichem Wachsein und Tagschlaf auf.

Bei ihrer Beschäftigung mit der unbeantworteten Frage, wie Schlaf wirkt, haben Forscher die Theorie aufgestellt, daß die Ermüdung während des Tages in uns Hypnotoxin erzeugt, eine Substanz, die einen speziellen Teil des Gehirns, das Retikulum, aktiviert und dadurch Schlaf hervorruft. Schlaf ist nicht nur ein Bewußtseinszustand, sondern auch ein veränderter biochemischer Zustand. Wenn zum Beispiel bei einer schlafenden Katze Rückenmarksflüssigkeit entnommen und bei einer wachen Katze an derselben Stelle injiziert wird, so wird diese Katze sofort einschlafen. Auf ähnliche Art und Weise wachen wir auf, sobald das Gehirn die nötigen Substanzen ausschüttet, die den schlaferzeugenden Substanzen entgegenwirken. Es ist ein wichtiger Bestandteil eines gesunden Lebens, diesen biologischen Vorgängen zu erlauben, in normaler Weise und im Einklang mit unserem persönlichen Schlafrhythmus abzulaufen. Schlafentzug führt rasch zu einem Verlust des Wohlbefindens. Wenn Versuchstieren auch nur für wenige Tage der Schlaf entzogen wird, so sterben sie. Beim Menschen stellen sich bei Schlafentzug zunächst Müdigkeit, Reizbarkeit und Konzentrationsmangel ein. Danach kommt es jedoch sehr bald zu physischem und geistigem Orientierungsverlust, Wahnvorstellungen und Halluzinationen und schließlich zu einem progressiven Verlust der motorischen Koordination. Die Endstadien sind in hohem Maße beschwerlich, da hier Symptome tatsächlicher Nervenkrankheit auftreten, einschließlich Muskelschwäche, Seh- und Sprachstörungen.

Zieht man die Verkaufszahlen von Schlafmitteln in Betracht, so nehmen offenbar ein Viertel aller Amerikaner Medikamente, um zu schlafen. Zur Behandlung von Schlaflosigkeit verschreiben Ärzte Hypnotika und Sedativa, eine Medikamentengruppe, die mehr Verschreibungen verzeichnet als jede andere. Die am meisten verbreitete Form von Schlaflosigkeit ist nicht mit einer physischen Störung verbunden. Sie kann zusammen mit Schmerzen, bestimmten Organstörungen und Medikamenteneinnahme auftreten, doch sind die häufigsten Gründe Nervosität, Sorgen und Angst. Oft ist Schlaflosigkeit eine Begleiterscheinung von ernsteren psychologischen Problemen wie zum Beispiel manisch-depressive Zustände oder Depression allein. In allen diesen Fällen ist sowohl die Schlafmenge wie die Schlafqualität beeinträchtigt. Unter schlechter Qualität verstehen wir, daß nicht alle Stadien des Schlafzyklus – insbesondere der REM-Schlaf – genügend erfahren werden. Eine Charakteristik von Depression ist verfrühtes Erwachen am Morgen: Zwar hat der Patient mit dem Einschlafen keine Schwierigkeiten, doch wacht er gegen zwei Uhr oder drei Uhr morgens auf und kann nicht wieder einschlafen. Viele ängstliche Menschen stellen auch fest, daß sie sehr abrupt aufwachen, fast mit einem »Klick«, und sofort ihrer rasenden, nervösen Gedanken gewahr sind.

Die Erforschung der Biochemie und der Gehirnfunktion des Schlafes hat sich unter anderem das Ziel gesetzt, schlaferzeugende Substanzen ausfindig zu machen. Sie reichen von einfachen, nicht verschreibungspflichtigen und relativ gering wirksamen Compound-Mitteln bis hin zu hochwirksamen (und gewohnheitsbildenden) Medikamenten wie Barbituraten und den neuartigen Erzeugnissen auf Benzodiazepinbasis. Alle bei Schlaflosigkeit verschriebenen Medikamente haben einen gemeinsamen Nachteil: Sie erzeugen Medikamententoleranz, d.h., nach einer kurzen Einnahmedauer verlieren sie ihre Wirksamkeit. Patienten, die regelmäßig Schlafmittel einnehmen, benötigen stets größere Dosen, um denselben Effekt zu erreichen. Diese Medikamente bewirken nicht die richtige Schlafqualität, da sie die Phasen des REM-Schlafes beeinträchtigen. Die von übermäßigem Alkohol verursachte Benommenheit mag dem Schlaf ähneln, doch verhindert auch sie den REM-Schlaf. Die schlechte Qualität von medikamentös erzeugtem Schlaf wird von den Patienten bestätigt, die sich über »Kater«, Müdigkeit, Verstopfung, Energieschwund und abgeschwächten Sexualtrieb sowie über schleppende Wiederherstellung nach Krankheiten beklagen. Sobald diese Medikamente abgesetzt werden, kommt es bei manchen Patienten zu Wahnvorstellungen und Sinnestäuschungen. Es scheint daher einsichtig zu sein, daß Forschung, die eine pharmazeutische Lösung von Schlaflosigkeit anstrebt, in die Irre geht.

Es braucht nur ein bißchen gesunden Menschenverstand, um sich bewußt zu werden, daß immer, wenn wir nicht einschlafen können, es unsere Gedanken sind, die uns wachhalten. Sorgen und Ängste sind nichts anderes als negative Gedanken über etwas, das schon geschehen ist oder in der Zukunft geschehen könnte (aber meistens nicht eintritt). Natürlich ist es bisweilen auch ein positiver Gedanke, die Vorfreude auf ein frohes Ereignis, die uns wachhalten. Diese Art von Schlaflosigkeit macht uns jedoch im allgemeinen nichts aus, da der sich in diesem Falle schließlich einstellende Schlaf erfrischend ist.

Gute Gesundheit ist allgemein von erholsamem Schlaf begleitet, und die einem Menschen eigene Schlafqualität zeigt den Zustand geistigen und körperlichen Wohlbefindens an, der diesem Menschen ebenfalls eigen ist. Glückliche, erfüllte, liebevolle Menschen leiden selten unter Schlaflosigkeit. Regelmäßig darunter leiden solche Menschen, die von Schuldgefühlen, Angst und Glücklosigkeit überschattet sind. Wir brauchen nicht die Bestätigung durch die Wissenschaft, um diese Tatsache zu belegen, die seit Menschengedenken bekannt ist. Schlafstörungen sind bei Kindern praktisch unbekannt, es sei denn, daß eine sehr schmerzhafte Krankheit oder eine akute Geistesstörung vorliegt. Kinder können deswegen gut schlafen, weil sie unschuldig sind. Wenn wir Schlafstörungen im Erwachsenenalter erfolgreich angehen wollen, werden wir notwendigerweise bei den Gedankenmustern ansetzen müssen, die nicht unschuldig sind, sondern in einen Prozeß eingreifen, der völlig unwillkürlich und von allen Absichten und Sorgen frei sein sollte. Tief im Geist, an der Quelle der Gedanken, werden wir die Antwort finden.

11 Streß und Erschöpfungssyndrom – wenn man sich ausgebrannt fühlt

Medizinische Forscher standen lange Zeit dem Streß recht mißtrauisch gegenüber. Während der letzten zehn Jahre wurde jedoch deutlich, daß Streß eine Hauptursache für Krankheiten und sogar Tod ist. Er wird heutzutage mit fast allen Krankheiten in Verbindung gebracht, von Herzbeschwerden und zu hohem Blutdruck über Krebs, Zuckerkrankheit, verschiedenen Stoffwechselstörungen bis hin zu hormonalen Anomalien, zum Beispiel durch eine erkrankte Schilddrüse.

Was genau ist Streß? Dr. Hans Selye hat als erster diesen Begriff in seiner physiologischen Bedeutung geprägt. Er definierte ihn als die unspezifische Reaktion des Körpers auf eine beliebige Anforderung. Er beschrieb ein »allgemeines Adaptations-Syndrom«, in welchem der Körper mittels einer voraussagbaren Abfolge innerer Veränderungen – unter anderem der Ausschüttung bestimmter Hormone – auf einen beliebigen bedrohlichen Reiz reagiert. Dies alles ist uns vertraut durch die Kampf- oder Fluchtreaktion, die immer dann auftritt, sobald wir uns körperlich bedroht fühlen. Wie der Begriff ausdrückt, hat sich diese Reaktion in uns und allen anderen Lebewesen als ein Selbstschutzmechanismus ausgebildet. Er erlaubt allen Organismen, auf Veränderungen in ihrer Umgebung zu reagieren. Obgleich Selye der Meinung war, daß sämtliche Stressoren (Streßauslöser) – ganz gleich, ob physischer oder psychischer Art – eine einzige voraussagbare Reaktionsabfolge hervorrufen, scheint dies doch mittlerweile überholt zu sein.

Heute vertreten Wissenschaftler die Ansicht, daß alle Lebewesen in recht individueller, spezifischer Weise auf Bedrohungen von außen reagieren. Die Standarddefinition von Streß entspricht heute mehr dem, was sich der Mensch gemeinhin vorstellt, wenn er den Begriff auf sich selbst anwendet: »Streß ist die Ansammlung von gewöhnlichen und außergewöhnlichen Belastungen des täglichen Lebens, welche die Fähigkeit des einzelnen, diese zu bewältigen, auf die Probe stellen.« Jeder, der seine Energien einsetzt, um mit Hektik, Lärm und dem heute herrschenden Durcheinander fertig zu werden, wird sich mit dieser Definition identifizieren.

Es wird jedoch allgemein angenommen, daß Streß etwas ist, das außerhalb von uns liegt; er wird mit Hektik, Lärm und Durcheinander gleich gesetzt. Diese Sichtweise ist falsch: Der Streß ist in uns. Nach Meinung des bekannten Streßforschers Dr. Daniel X. Friedmann ist Streß »eine gekoppelte Handlung von *Körper und Geist,* die eine Einschätzung der *Bedrohung* und eine sofortige Reaktionsmodulation beinhaltet. Der auslösende Mechanismus ist die Wahrnehmung einer Bedrohung, nicht ein Ereignis. *Wahrnehmung* wird durch Temperament und Erfahrung modifiziert.« Die Hervorhebungen stammen von mir, um die subjektive Natur von Streß zu verdeutlichen. Weiter sagt Dr.

Friedmann, daß jeder auf seine Weise auf eine äußere Gefahr reagiert, entsprechend seines »vorhandenen Niveaus von Erregtheit und seiner Anpassungsfähigkeit. Angemessener Streß hilft dem einzelnen, sich anzupassen. Übermäßiger Streß dagegen hat keinen sinnvollen Zweck und kann zur Erkrankung führen.«

Nicht also das Ereignis selbst, sondern die Einschätzung durch den einzelnen ist es, die Streß auslöst. Das ist für uns sehr bedeutsam. Nehmen wir ein paar Beispiele. Die am häufigsten zitierten Stressoren bzw. Streßursachen in unserem Leben sind Scheidung, Tod eines uns nahestehenden Menschen, Verlust von Geld, Besitz oder Arbeitsplatz, Krankheit eines nahen Verwandten und Kritik. Doch sind diese eben nicht die wirklichen Stressoren. Vielmehr ist es die Angst vor Scheidung, vor dem Verlust eines geliebten Menschen, vor dem Verlust des Arbeitsplatzes, vor Kritik. Selbst der unmittelbar bevorstehende Tod ist nicht so sehr eine Bedrohung wie die Angst davor. Wir kommen also erneut zu den Ideen zurück, zu den Gehirnmustern, die biochemische und nervliche Veränderungen verursachen. Entlang dieser Bahnen wirkt der Streß vom Geist auf den Körper.

Es liegt umfangreiches Datenmaterial vor, um uns Einblick in die hormonalen und damit verbundenen biochemischen Veränderungen in streßvollen Situationen zu geben. Cortison, ein Hormon der Nebennieren, nimmt in einer großen Anzahl von Streßereignissen zu. Zahlreiche Berichte belegen zum Beispiel ein Ansteigen von Cortison bei Patienten, die sich einer Operation unterziehen mußten. Eine detailliertere Untersuchung ergab jedoch, daß es nicht die Operation selbst war, die dieses Ansteigen verursacht hatte, sondern die Angst davor. Ein anderes Hormon, das in Streßsituationen beobachtet wurde, war das Wachstumshormon. Es zeigte sich, daß es ein besonders hohes Niveau bei Studenten erreichte, die im Examen standen oder die aufgefordert wurden, sich Gewaltszenen oder Szenen mit sexuell explizitem Gehalt anzusehen. Interessanterweise nahm es auch dann zu, wenn die Studenten einer erschöpfenden Übung entgegensahen bzw. Tests, die Angst verursachen.

Unter den anderen Hormonen, deren Niveaus unter ähnlichen Umständen ansteigen, befinden sich Adrenalin, Noradrenalin und Prolaktin, ein Hormon der Hypophyse. Alle diese Beispiele belegen, daß Streß durch die psychophysiologische Verbindung wirkt: Ein Gedanke bewirkt die Ausschüttung eines Hormons bzw. einer Gruppe von Hormonen, die dann wiederum zahlreiche Veränderungen im Stoffwechsel und in der Physiologie auslösen. Um es in einfachen und allgemeinen Begriffen zu formulieren: Ein Mensch nimmt eine Bedrohung wahr, sein Gehirn registriert die Bedrohung, indem es ein Signal aussendet, das die Ausschüttung von Hormonen bewirkt, und die Hormone dienen als Boten zu den Teilen des Körpers, die zu reagieren haben. Diese Streßreaktion, die den ganzen Körper in enorme Aktivität versetzen kann, vollzieht sich in wenigen Tausendstelsekunden.

Wie kommt es nun zu einer abnormalen Streßreaktion? Oft tritt die Reaktion als eine Krankheit auf. Da eine Krankheit eine große Anzahl verschiedener Stadien durchläuft, könnten wir sagen, daß Streß als ein Krankheitsprozeß erscheint, dessen Auswirkungen sich im Körper ansammeln. Der Prozeß kann bei einem Menschen zu hohen Blutdruck und bei einem anderen ein Geschwür verursachen (unter Ärzten sagt man auch: »Geschwüre sind nicht das, was man ißt, sondern das, wovon man gegessen wird.«). Oder Streß manifestiert sich auch in unspezifischen Symptomen der Art, die allgemein als Erschöpfungssyndrom bezeichnet wird.

Was Menschen erfahren, wenn sie »ausbrennen«, und was Ärzte zunehmend feststellen, ist ein Erschöpfungszustand auf allen Ebenen der Physiologie, der Gefühle und der Lebenseinstellung. Die physischen Beschwerden reichen von Müdigkeit, Schlaflosigkeit, Kopf- und Rückenschmerzen, Verdauungsbeschwerden, Atemnot und Erkältungsneigung bis hin zu unerwünschtem Gewichtsverlust bzw. Gewichtszunahme. Die Gefühle und die Lebenseinstellung werden zunehmend geprägt von Langeweile, Rastlosigkeit, einem Gefühl des Stagnierens und Depression. Ausgebrannte Menschen verbringen den Tag mit der Analyse ihrer Handlungen, hektischer Aktivität und rasenden Gedankengängen. Verglichen mit Menschen im gesunden, lebensbejahenden Zustand sind diese Menschen extrem reizbar, unfähig, andere zu loben oder ihre eigenen Erfolge zu genießen. Sie reagieren auf die Ereignisse des Tages mit Zynismus, Abwehr und der steten Bereitschaft, Mängel zu finden. Um von sich selbst loszukommen, werden sie häufig drogen- oder alkoholsüchtig.

Die Streßreaktion kann ebenfalls tödlich sein. Eine aufsehenerregende Entdeckung bezüglich Streß brachte vor kurzem zutage, daß Streß das Immunsystem des Körpers schwächt. Wenn jemand unter Dauerstreß steht, so scheint die Erzeugung der körpereigenen Killerzellen, der sogenannten T-Lymphozyten und Makrophagen, beeinträchtigt zu sein. Möglicherweise tritt diese Beeinträchtigung infolge der extrem hohen Cortison- und anderen Hormonniveaus auf, die bei streßbelasteten Patienten zu beobachten sind. Da diese Killerzellen für die Abwehr von Infektionen und anderen Krankheiten verantwortlich sind, haben wir damit vielleicht den Zusammenhang gefunden, der Streß mit dem Entstehen von Störungen wie Lungenentzündung und Krebs verbindet.

Ist Streß in irgendeiner Weise notwendig? Bisweilen argumentieren streßbelastete Menschen, daß ihr ungesunder Zustand die Voraussetzung für gute Leistungen sei, womit sie üblicherweise meinen, daß sie Streß brauchen, um dem Wettbewerb standzuhalten und in ihrer hektischen Existenz Erfolg zu haben. Zahlreiche Veröffentlichungen haben mehr oder minder dasselbe ausgesagt, daß nämlich Streß gut für uns sei, zu viel davon, und zwar von der falschen Art, dagegen schlecht. Ich halte diese Einstellung für völlig abwegig. Alle lebenden Organismen haben angeborene Mechanismen, die sie dazu befähigen, zu wachsen und sich anzupassen. Die Sonnenblume folgt dem Gang der Sonne am Himmel aufgrund eines inneren Mechanismus, der dieses Verhalten steuert; und an Tagen mit bedecktem Himmel weist der Mechanismus ganz spontan die unbewußte Intelligenz auf, nicht zu funktionieren. Wir sehen hier, daß Anpassung sinnvoll und natürlich ist. Der Mensch ist mit dem breitesten und kreativsten Spektrum solcher Mechanismen ausgestattet. Unserer Anpassungsfähigkeit sind keine Grenzen gesetzt. Bei einem vollkommen gesunden Menschen ist in jedem Moment eine natürliche, situationsgerechte Reaktion zur Hand. Das schließt die Reaktionsmöglichkeit ein, nichts zu tun, Geduld und Stille zu bewahren und zu wissen, wann Ruhe angebracht ist.

Sobald wir uns jedoch anstrengen, unnatürlich zu reagieren, die Reaktionen zu behindern, die schon in unserer Intelligenz vorhanden sind, beginnen die Probleme. Streß ballt sich zusammen, wenn wir nicht im Einklang mit unserer inneren Intelligenz leben. Die Behauptung, daß wir mehr Streß in Form von noch erregterem Verhalten brauchen, kommt der Forderung gleich, wir müßten lernen, uns an die Abnormalität von Gespanntheit, aggressivem Wettbewerb und ständiger Hast anzupassen. Dieses Argument zeigt einen großen Mangel an Vertrauen zu der dem Körper innewohnenden Intelligenz. »Streßmanagement« kann nur dann erfolgreich sein, wenn es eben kein Management gibt. Eine unübersehbare Vielfalt von Reaktionen so, führt uns ohnehin schon durch das Leben und wird – stellt man sich nicht in den Weg – mit allen Lebenssituationen fertig werden. Wenn diese Reaktionen so, wie die Natur es beabsichtigt, ablaufen sollen, müssen sie jedoch zu jedem Zeitpunkt koordiniert sein. Der Geist kann Entscheidungen treffen, doch können dies auch das Herz tun, das Hormonsystem, jede einzelne Zelle und schließlich die DNA im Kern jeder Zelle. Wenn sie alle in Einklang miteinander funktionieren, so ist das Ergebnis vollkommene Gesundheit und natürliche, lebensfördernde Intelligenz. Alles, was wir brauchen, um daraus den vollen Nutzen zu ziehen, ist ein ausgeglichenes Leben, und dazu ist eine vertrauensvolle, gelöste Einstellung von größter Bedeutung.

Es gibt eine Unzahl von Ausdrucksformen der Streßreaktionen. Der Schlüssel zu allen liegt an einem Ort, den dieses Buch gewissermaßen umkreist – der menschliche Geist, der Ursprung aller Gedanken und aller physiologischen Prozesse, die als Gedanken beginnen. Wir werden entdecken, daß viel von der gegenwärtigen Kontroverse über Streß und wie man damit umgeht gegenstandslos wird, sobald wir mit unseren Therapien auf die tiefste Ebene der Gesundheit abzielen. Anstelle der medizinischen Definitionen von Streß ziehe ich jene von Maharishi Mahesh Yogi vor, der aus östlicher Perspektive als Autorität in Sachen Bewußtsein angesehen wird: »Streß ist das, was den vollen Ausdruck schöpferischer Intelligenz hemmt.« Gemäß dieser Definition wird ein Mensch ohne Streß eine Leitfigur für das Leben, ein Mensch, der sein volles Intelligenzpotential in seinem Leben umsetzt.

12 Gemütskrankheiten und Depressionen

Eine heftige Kontroverse hat sich in der Medizin über den Ursprung von emotionalen Störungen und besonders von Depressionen erhoben, unter denen Millionen Menschen leiden. Während eines depressiven Anfalls fühlt sich der Betreffende traurig und ausgeleert, ohne die Fähigkeit, das Leben zu genießen oder das allgemeine Gefühl von Müdigkeit und Schwäche überwinden zu können, das in schweren Fällen effektiv lähmend ist. Begleitet sind diese Anfälle gewöhnlich von Angstgefühlen, Appetitlosigkeit und Schlaflosgkeit. Niemand versteht genau, warum diese Anfälle auftreten und bei denjenigen, die besonders anfällig für Depressionen sind, mit der Zeit immer länger und häufiger werden, bis schließlich der Patient keine Lebensmotivation mehr hat. Die gegenwärtige Debatte bezieht sich darauf, ob solche Patienten psychiatrisch behandelt werden sollten, was Beratung bedeutet, oder medizinisch, was dann Medikamente bedeutet. Die Publicity, die jüngst erfolgreichen Behandlungen mit chemischen Antidepressiva zuteil geworden ist, hat die Öffentlichkeit darauf aufmerksam gemacht,daß nicht nur Depressionen, sondern alle Arten von Störungen »im Kopf« auch Konsequenzen für den Körper haben.

Wir können heute mit Bestimmtheit sagen, daß eine große Anzahl psychischer Störungen nicht nur mit Symptomen geistiger Art verknüpft sind, sondern mit eindeutigen biochemischen Profilen:

Akute Depression: Eine Reihe biochemischer Störungen kann bei Patienten beobachtet werden, die unter Depressionen leiden. Es wird sogar bald allgemein üblich sein, daß Ärzte bei einer Diagnose dieser Störung eine Blutuntersuchung machen. Zu den eindeutigsten Veränderungen gehören die erhöhte Cortisonausschüttung aus den Nebennieren, die mangelnde Ausschüttung des Wachstumshormons, die ebenfalls mangelnde Ausschüttung von TSH (thyroid-stimulating hormone) und erhöhte Niveaus von Prolaktin, das von der Hypophyse ausgeschüttet wird.

Schizophrenie: Hierbei handelt es sich um eine psychische Störung bei jungen Erwachsenen. Etwa 300000 Bundesbürger sind davon betroffen, obwohl keine Einigkeit darüber besteht, worum es sich genau handelt. Schizophrene verlieren den Bezug zur Umwelt und leiden an zahlreichen schweren Symptomen wie Realitätsverlust, Halluzinationen und ungeordnetem Denken. Ein akuter Schizophrenieanfall macht es dem Betreffenden unmöglich, sich in seinem sozialen Umfeld normal zu verhalten; seine Erregtheit, Aufgewühltheit, Ruhelosigkeit und sein irrationales Verhalten machten in der Vergangenheit die Einweisung in eine Anstalt erforderlich. Schizophrenie ist heutzutage neben Depression und sogenannter manischer Depression die zweite Geisteskrankheit, die routinemäßig medikamentös behandelt wird. Patienten mit dieser Krankheit weisen krankhafte Veränderungen des Hypophysenhormonniveaus aus, einschließlich des Wachstumshormons, der Gonadotropine

(Geschlechtshormone) und des Prolaktins. Andere Hormone des Gehirns und des innersekretorischen Systems können jedoch auch im Spiel sein.
Anorexia nervosa (Magersucht): Hierbei handelt es sich um eine Eßstörung, die heute weithin Aufmerksamkeit erregt und die vor allem bei jüngeren Frauen und Mädchen im Teenageralter auftritt. Die Patienten haben eine krankhafte Angst davor zuzunehmen und stellen sich ihren Körper dicker vor, als er tatsächlich ist. Diese Vorstellung ist selbst dann noch vorhanden, wenn der Körper sich schon am Rande des Hungertodes befindet. Magersüchtige verweigern die Nahrung, um ständig weiter Gewicht zu verlieren. Manchmal tritt diese Störung abwechselnd mit Bulimia (= Stierhunger) auf, zügellosen »Freßattacken«, gefolgt von Reue- und Schamgefühlen (da die überflüssige Nahrung durch selbstherbeigeführtes Erbrechen wieder ausgeschieden wird). Zu den biochemischen Merkmalen von Magersucht gehören auch abnormale Hormonausschüttungen der Hypophyse, einschließlich des Wachstumshormons und der Geschlechtshormone FSH (follikel-stimulierendes Hormon) und LH (luteinierendes Hormon).
Allen diesen Störungen (und man könnte die Liste beliebig fortsetzen) ist mit psychiatrischer Behandlung nur sehr schwer beizukommen, was jedoch nicht bedeutet, daß medikamentöse Behandlungsformen erfolgreicher waren. Psychopharmaka haben bei aller relativen Wirksamkeit stets Nebenwirkungen. Einige der Medikamente zur Beruhigung verworrener Denkvorgänge bei Schizophrenen schränken in drastischer Weise auch das normale Denken dieser Patienten ein; sie werden deshalb manchmal »chemische Zwangsjakken« genannt. Die Revolution der medikamentösen Behandlung von Geistesstörungen hat manchen Patienten Erleichterung gebracht und in den psychiatrischen Anstalten für leere Betten gesorgt; daß aber eine Mehrheit dieser Patienten geheilt worden ist, kann niemand behaupten.
Man kann die einfache Beobachtung machen, daß bei Geisteskrankheiten störende Gedankenmuster biochemische Veränderungen im Körper verursachen. Die Kontroverse darüber, was zuerst kam, ob emotionale Störung oder biochemische Veränderung, scheint mir unwesentlich zu sein. Es ist unerheblich, was zuerst kam, solange wir nur beobachten, daß (gemäß dem alten Rätsel) die Henne aus dem Ei stammt und das Ei aus der Henne.
So gibt es beispielsweise eine recht seltene Störung namens psychosozialer Zwergwuchs. Bei den betroffenen Kindern kommt es zu einer verspäteten Pubertät und deutlich geringerer Körpergröße (etwa die Hälfte der für ihre Altersgruppe normalen Größe) sowie zu verzögertem Knochenwachstum. Diese Kinder kommen oft aus emotional gestörten Familien. Blutuntersuchungen bei diesen Kindern weisen ein wesentlich niedrigeres Wachstumshormonniveau auf als normal. Kommen diese Kinder jedoch in eine Umgebung, in der sie Zuwendung bekommen, beginnen sie rasch zu wachsen und erreichen bisweilen sogar die für ihr Alter normalen Werte. Wichtig daran ist, daß

gleichzeitig mit der klinischen Besserung auch das Wachstumshormon in ihrem Blut zunimmt. Andere Kinder mit einem Entzugssyndrom mütterlicher Zuwendung zeigen das apathische und zurückgezogene Verhalten, das sich in ihnen durch den Mangel an warmer Mutterliebe in früher Kindheit festgesetzt hat. Diese Kinder scheuen vor zwischenmenschlichen Kontakten zurück und scheinen sogar gegenüber körperlichen Schmerzen unempfindlich zu sein; oft fügen sie sich selbst Verletzungen zu. Bisweilen kommt es zu Wutanfällen mit Zerstörungswut. Doch sei nochmals betont, daß, wenn sie in einer Umgebung behandelt werden, in der menschliche Wärme, Liebe, Fürsorge und Mitgefühl vorherrschen, ihre biochemischen Abnormitäten, die ihr Außenseitertum »verursachen«, sich wieder einpendeln.

Mit anderen Worten: Die Biochemie des Körpers dieser Kinder hat in einer Weise auf die Gefühle von Furcht, Angst und Depression reagiert, in einer ganz anderen jedoch auf Liebe und Mitgefühl. Wir sehen hier, daß es in Wirklichkeit keine Dualität gibt, keine *wirkliche* psychophysiologische Verbindung. Wir schaffen die Verbindung – was bedeutet, daß wir zunächst überhaupt einmal Geist und Körper getrennt haben –, sodaß wir die Physiologie verstehen können. Im Bereich der Psyche schaffte Siegmund Freud den Durchbruch in der Psychologie, als er erkannte, daß es keinen *wirklichen* Unterschied zwischen den Gedanken geistesgestörter Menschen und sogenannten normalen Gedanken gibt. Es ist eher so, daß alles Denken auf einer Linie stattfindet, die ununterbrochen durch die menschliche Existenz verläuft. Wir können nun die Linie weiterziehen, sodaß sie die Physiologie einschließt, die letztendlich ein Ausdruck desselben vereinten Organismus ist, den wir als Mensch bezeichnen. Auf einer feinen Ebene ist dieser Organismus lediglich ein Ausdruck von Gedankenprozessen und angeregten Zuständen der Intelligenz im »Bewußtseinsfeld«. Das ist die Sichtweise, auf die wir hinauswollen, wenn wir die Geist-Körper-Verbindung untersuchen.

Die Auswirkungen dieser Sichtweise in der Behandlung geistiger Störungen sind von großer Tragweite. Menschen, die Opfer von Depressionen oder anderen psychischen Problemen sind, leiden unter einer Zersplitterung der Ganzheit. Sobald sie den Zustand verlassen, in dem Geist und Körper in Gesundheit zusammenleben, können unzählige Symptome, sowohl psychische wie physische, sie überschatten. Wir sagen, daß einige psychisch und andere physisch seien. Je nach der Sichtweise des Arztes kann die Behandlung eine psychiatrische oder eine medikamentöse sein. Aber im Grunde ist nur eines verloren gegangen – die Ganzheit von Geist und Körper. Es steht außerhalb unserer Macht, diese Ganzheit wiederherzustellen, indem wir bei jedem Symptom Linderung bringen. Ganzheit muß von innen heraus wiederhergestellt werden – das muß mittlerweile deutlich geworden sein –, und dieser Prozeß beginnt erst dann, wenn wir die feinste Ebene des menschlichen Organismus begreifen – das »Selbst«.

13 Die psychophysiologische Verbindung – einige spektakuläre Fallbeispiele

Wir haben mittlerweile festgestellt, daß die psychophysiologische Verbindung bei der Entstehung von Krankheiten eine Schlüsselrolle spielt. Sie ist fast genauso wichtig für deren Verlauf. Patienten unterscheiden sich deutlich in der Art und Weise, in der ihr Geist und Körper auf Krankheit reagieren. In den folgenden Fallbeispielen sind einige in dieser Hinsicht spektakuläre Begebenheiten aufgezeichnet.

1. Fallbeispiel

Ein 42jähriger Geschäftsführer namens Avery* rief mich an und berichtete mir, er habe seit einigen Monaten wiederholt leichte Schmerzen im Brustbereich. Seine Beschreibung der Schmerzen deutete auf Angina pectoris hin, die auftritt, wenn das Herz nicht genügend mit Blut versorgt wird. Er sagte, die Schmerzen träten auf, sobald er niedergeschlagen oder besorgt sei oder unter Termindruck stehe. Bei körperlicher Anstrengung traten die Schmerzen nicht auf. Diese Beschreibung ließ darauf schließen, daß seine Schmerzen auf einen Spasmus (Muskelkrampf) der Koronararterien, also der Arterien, die das Herz mit Blut versorgen, zurückzuführen waren, nicht jedoch auf eine Verengung dieser Gefäße durch Verhärtungen. Ich riet ihm, zu einer Untersuchung in meine Praxis zu kommen. Darüber war er äußerst aufgebracht und meinte, er habe keine Zeit und es gebe absolut »keine Möglichkeit«, daß er seine Geschäfte auch nur für eine Minute liegen lasse.
Die Schmerzen traten jedoch zunehmend häufig auf, so daß er schließlich einwilligte, in die Praxis zu kommen. Er regte sich im Wartezimmer heftig auf, da er etwa eine Viertelstunde warten mußte, und begann, meine Sekretärin anzuschreien mit dem Hinweis, er sei ein äußerst beschäftigter Mann, der keine Zeit zu verlieren habe, und ich hätte keinen Termin mit ihm vereinbaren sollen, wenn ich ihn nicht sofort sehen könnte. Als ich ihn kurz danach im Untersuchungszimmer sah, war er außer sich – er begann damit, mir zu sagen, daß Ärzte wohl glaubten, nur ihre Zeit sei wertvoll, und daß sie recht leichtfertig mit der Zeit des Patienten umgingen. Nach der Untersuchung teilte ich ihm mit, daß er wahrscheinlich Anfälle instabiler Angina pectoris habe und sich meiner Ansicht nach zu weiterer Abklärung in einem Krankenhaus untersuchen lassen solle.

---

* Namen und Identität der in diesen Fallbeispielen beschriebenen Personen wurden abgeändert.

Als Herr Avery dies hörte, verlor er jegliche Selbstbeherrschung. Er wütete und tobte über die Unmöglichkeit, meinen Rat zu befolgen. Ich bemerkte, daß ihm Schaum vor den Mund trat und er alle Farbe aus dem Gesicht verlor. In diesem Augenblick faßte er sich an die Brust und fiel zu Boden. Er hatte offensichtlich einen Herzstillstand erlitten. Ich versuchte, ihn wiederzubeleben, aber ohne Erfolg. Zwanzig Minuten, nachdem dieser Patient meine Praxis betreten hatte, war er tot. Die später durchgeführte Autopsie bestätigte, was wir vermutet hatten: Der Patient hatte einen Myokardinfarkt, also einen Herzanfall erlitten. Aber die Autopsie ergab auch, daß seine Arterien frei waren; es gab keine Anzeichen einer Verengung, wie das bei einer verstopften Arterie der Fall ist. Der Herzanfall war vielmehr von einem Spasmus der Herzkranzgefäße verursacht worden, direkt ausgelöst durch Feindseligkeit, Groll, Ungeduld, Angst und das übertriebene Gefühl der eigenen Unabkömmlichkeit.
Herr Avery wurde von seinen eigenen Gedanken innerhalb von zwei Minuten umgebracht. Ich habe den Mechanismus, der diesem Phänomen zugrundeliegt, im einzelnen beschrieben. Um es aber nochmals klarzulegen: Es sind stets starke negative Gefühle, feindselige und angsterfüllte Gedanken, die durch Hormonausschüttungen über die Hypophysen-Nebennieren-Achse komplexe physiologische Veränderungen hervorrufen. Die Welle der Veränderung im Körper ist dramatisch, unvermittelt und ist zu kompliziert, als daß wir sie begrifflich nachvollziehen könnten. Doch sind wir es, die bestimmen, daß der Blutdruck steigt oder daß der Herzschlag schneller wird und sogar, daß ein Krampf der Herzkranzgefäße auftritt, wie dies hier der Fall war.

2. Fallbeispiel

Ich war gebeten worden, einen 46jährigen ausländischen Patienten namens Patel aufzusuchen, der in die Intensivstation einer Lehrklinik (teaching hospital) in der Nähe von Boston eingeliefert worden war. Er war aus Indien zu einem Geschäftsbesuch nach Boston gekommen und hatte an verschiedenen Geschäftssitzungen teilgenommen, als er seinen Herzanfall erlitt. Auf der Intensivstation des Krankenhauses entwickelte er lebensbedrohliche Arhythmien, abnormale Herzrhythmen, welche die Kontraktion des Herzens beeinträchtigen und es dem Herzen schwer machen, das Blut effektiv in den Kreislauf zu pumpen.
Dieser Patient hatte eine der schwersten Herzrhythmusstörungen erlitten, eine sogenannte ventrikuläre Fibrillation. Bei dieser Art der Störung ist der Herzschlag praktisch wirkungslos; ventrikuläre Fibrillation ist eine Art Herzflattern. Dies kann oft nach einem Herzanfall auftreten und ist durch elektrische Instabilität des Herzens bedingt. Wird der Patient nicht sofort wiederbelebt,

meist mittels Elektroschock durch die Brust, tritt rasch der Tod ein. Herr Patel hatte schon einige Anfälle mit Herzflattern hinter sich und war glücklicherweise jedesmal durch Elektroschock wieder zum Leben zurückgebracht worden. Es war unklar, warum er immer wieder Arhythmieanfälle erlitt. Fest stand jedoch, daß er das Krankenhaus nicht lebend verlassen würde, wenn sich die Anfälle fortsetzen sollten.
Als ich ihn zum erstenmal sah, erfuhr ich, daß er sich größte Sorgen darüber machte, wie er wohl den Krankenhausaufenthalt bezahlen werde. Da er sich im Ausland befand, besaß er keinen Versicherungsschutz, und er hatte von anderen Leuten gehört, »wenn man in Amerika, ohne versichert zu sein, ins Krankenhaus kommt, ist man bis zum Rest seines Lebens verschuldet.« Er vertraute mir an, daß er lieber sterben wolle, als den Rest seines Lebens mit Schulden belastet zu sein. Ich beruhigte ihn, indem ich ihm sagte, daß seine Rechnung im Gegensatz zu dem, was er gehört hatte, bezahlt werde, da seine Firma ohne sein Wissen eine spezielle Reiseversicherung für ihn und die Mitglieder seiner ganzen Delegation abgeschlossen habe. Nachdem er das erfahren hatte, stabilisierte sich seine Vitalfunktion, und er erlitt keine weiteren Anfälle ventrikulärer Fibrillation. Er wurde nach drei Wochen entlassen und flog eine Woche darauf völlig beschwerdefrei in sein Heimatland zurück. Wären seine Ängste nicht beizeiten beruhigt worden, so hätten sie ihn mit größter Wahrscheinlichkeit um sein Leben gebracht. Ich habe nie herausgefunden, wer seinen Krankenhausaufenthalt bezahlte.

3. Fallbeispiel

Herr Badgett, ein 35jähriger Rechtsanwalt, kam mit unspezifischen Beschwerden im Brustbereich in die Notaufnahme des Krankenhauses. Nach einer sorgfältigen Untersuchung versicherte ihm der Ambulanzarzt, daß alles in Ordnung sei. Die Schmerzen hatten eine muskuläre Ursache. Kaum war der Patient jedoch zu Hause angekommen, so kehrten die Schmerzen zurück, und er kam erneut in die Notaufnahme. Diesmal wurde ich gebeten, ihn zu untersuchen. Nach einer vollständigen Untersuchung mit EKG, das einen normalen Befund ergab, entschloß ich mich jedoch, ihn wegen seiner starken Angst zur Beobachtung aufzunehmen. Nach Verlauf von 24 Stunden sah ich, daß sich tatsächlich aus seinem EKG Veränderungen ablesen ließen, die auf eine Schädigung des Herzens hinwiesen. Diese Veränderungen waren anfänglich, als Herr Badgett in die Notaufnahme kam, nicht sichtbar gewesen.
Als ich ihm davon berichtete, wurde er ziemlich aufgeregt und wütend. Er wies mich sofort darauf hin, daß er das Krankenhaus und den Arzt, der ihn zuerst untersucht hatte, wegen »Inkompetenz« verklagen werde. Trotz meines wiederholten Rates, sich zu beruhigen, brachte er die folgenden zwei Stunden

damit zu, befreundete Rechtsanwälte anzurufen und einen Prozeß in die Wege zu leiten, »um diesen verdammten Pfuschern eine Lehre zu erteilen.« Sein Blutdruck stieg trotz medikamentöser Gegenmaßnahmen drastisch an. Eine Stunde darauf, während er noch immer telephonierte, erlitt der Patient seinen dritten Anfall von Brustschmerzen. Diesesmal starb er sofort. Die Autopsie ergab einen Myokardriß, einen tatsächlichen Riß an einer geschwächten oder auch beschädigten Stelle seines Herzens. Dieser rasche Verfall und schließliche Tod des Patienten waren direkt durch seine Gedanken hervorgerufen worden.

4. Fallbeispiel

Herr Casey, ein 64jähriger Versicherungsvertreter, der ein starker Raucher war, kam zu mir zu einer Routineuntersuchung. Er zeigte keinerlei Krankheitssymptome und fühlte sich ausgezeichnet. Wegen seines Rauchens ordnete ich jedoch eine Röntgenaufnahme der Brust an. Sie brachte eine umfangreiche krankhafte Veränderung im linken unteren Lungenlappen zutage. Weitere Untersuchungen ergaben, daß es sich bei dieser Veränderung um einen Lungenkrebs handelte. Eine spätere Auswertung einer fünf Jahre zuvor gemachten Röntgenaufnahme zeigte eine kleine, münzengroße Veränderung in demselben Bereich, die darauf hinwies, daß der Krebs zumindest über diese fünf Jahre hinweg langsam gewachsen war. Der Patient war bis zu diesem Zeitpunkt allerdings beschwerdefrei gewesen. Unmittelbar nachdem Herr Casey jedoch die Diagnose vernommen hatte, verschlimmerte sich sein Zustand rapide. Innerhalb von drei Tagen hustete er Blut und innerhalb von drei Wochen entwickelte er einen heftigen, unkontrollierbaren Husten, verbunden mit Atemnot. Nach Monatsverlauf starb er an Lungenkrebs.

Dieser Fall bestätigt, was ich häufig bemerkt habe, daß nämlich eine rasche Verstärkung der Symptome und schließlich der Tod eintraten, *nachdem die Diagnose auf Krebs gestellt worden war.* Es ist fast so, als wären die Patienten an der *Diagnose* gestorben und nicht an der Krankheit. Das ist – so könnten wir sagen – der umgekehrte Plazebo-Effekt, denn die Kausalkette beginnt mit dem Gedanken »Ich habe Krebs und deshalb werde ich sterben.« Der Gedanke wird über die psychophysiologische Verbindung in eine Reihe von krankheitsverursachenden Veränderungen im Körper der Patienten umgesetzt, worauf dann ein rascher Verfall eintritt.

5. Fallbeispiel

Frau Di Angelo, dreiundsechzig Jahre alt, kam mit Gelbsucht in die stationäre Aufnahme. Gelbsucht ist leicht erkennbar an einer gelben Verfärbung der Haut und der Augäpfel. In diesem Fall führte man diese Verfärbung auf Gallensteine zurück und nahm dementsprechend einen operativen Eingriff zu ihrer Entfernung vor. Als ihre Bauchdecke geöffnet war, stellten wir fest, daß sie keine Gallensteine hatte, sondern einen Krebs der Gallenblase. Die Krebsgeschwulst hatte sich im ganzen Bauchraum ausgedehnt und auch die Leber befallen. Die Patientin wurde als nicht operierbar erachtet und die Bauchdecke ohne weitere Maßnahmen wieder geschlossen. Während Frau Di Angelo nach der Operation noch auf der Intensivstation lag, teilte ich ihrer Tochter die Diagnose mit. Sie bestand darauf, daß ich ihrer Mutter nichts davon erzählte: »Ich kenne meine Mutter. Sie wird sofort sterben, wenn Sie ihr sagen, daß sie Krebs hat.«
Widerstrebend erzählte ich der Patientin, sie habe tatsächlich Gallensteine gehabt, die wir nunmehr entfernt hatten. Ich beruhigte mein Gewissen mit der Überzeugung, daß ihre Tochter ihr über kurz oder lang die Wahrheit sagen würde. Auch glaubte ich, daß die Patientin nur noch wenige Monate leben werde.
Ich sah sie nach acht Monaten wieder in meiner Sprechstunde. Sie hatte keinerlei Anzeichen von Gelbsucht und sah gesund und strahlend aus. Es gab keinerlei klinische Hinweise auf Krebs. Frau Di Angelo kommt noch regelmäßig zu Routineuntersuchungen und ist weiterhin beschwerdefrei. Als sie das letztemal bei mir war, sagte sie: »Wissen Sie, Doktor, als Sie mich vor drei Jahren mit meiner Gelbsucht ins Krankenhaus aufnahmen, da war ich sicher, daß ich Krebs hatte. Ich war so erleichtert, als Sie mich operierten und die Gallensteine fanden, *daß ich mir schwor, nie wieder krank zu sein.*
Dies ist einer der bemerkenswertesten Fälle, denen ich je begegnete. In diesem Falle war das Plazebo kein Medikament, sondern die Operation. Obwohl die Operation vom klinischen Standpunkt aus nutzlos gewesen war, hatte sie eine völlige Heilung herbeigeführt. Im Grunde war es auch nicht einmal die Operation, sondern die nachträglichen Gedanken der Patientin, die ihr Leben erhielten.

6. Fallbeispiel

Herr Keller, ein 54jähriger Geschäftsmann, kam zum drittenmal innerhalb von drei Jahren mit Blutungen aus einem Zwölffingerdarmgeschwür in stationäre Behandlung. Die sorgfältige Durchsicht seiner Krankengeschichte zeigte, daß alle drei Blutungen jedesmal im April aufgetreten waren. Es stellte sich heraus, daß Herr Keller, wie jeder andere auch, nicht gerne seine Steuern bezahlte. Als ich ihn darauf ansprach, gab er zu, daß die Zeit der Steuererklärung für ihn jedesmal ein großer Streß sei. Auch stellte sich heraus, daß Herr Keller bei jeder Steuererklärung hier und da ein paar »berechtigte Berichtigungen« in der Größenordnung von einigen tausend Dollar anbrachte, die ausreichten, um ihm geringfügige Steuervorteile zu bringen. Es waren diese Berichtigungen jedoch ausreichend, um Schuld- und Angstgefühle auszulösen. Und wie bei vielen zu Geschwürbildung neigenden Patienten wurde dieses Unbehagen Herrn Kellers von seinem Körper in ein physisches Symptom umgesetzt – sein Magen begann buchstäblich, sich selbst zu verdauen.

Als dem Patienten der offensichtliche Grund seiner Blutungen erklärt wurde, entschied er von sich aus, daß es sich nicht lohne, so wie bisher weiterzumachen. Er übergab seine Steuerangelegenheiten einem Steuerberater und wies ihn zugleich an, anonym gewisse Beträge auf ein Sonderkonto zu überweisen, das die Steuerbehörde für reumütige Steuersünder eingerichtet hat. Seit dieser Zeit hat Herr Keller ein paar tausend Dollar mehr Steuern bezahlt, hat aber gleichzeitig einiges darüber an Krankenhauskosten gespart und fühlt sich wesentlich gesünder.

Das war kein außergewöhnliches Beispiel, da die Verbindung zwischen einem streßbelasteten Leben und dem Entstehen von Geschwüren seit langem bekannt ist. Erst kürzlich jedoch haben Forscher bestätigt, daß angstvolle *Gedanken* genügen, um eine übermäßige Produktion von Verdauungssäften auszulösen, die dann zur Geschwürbildung führt. Der Spezialist Dr. Herbert Weiner gab zu dem Ergebnis, daß »bedeutsame Ereignisse« eine Geschwürbildung auslösen können, sein Erstaunen kund, warum man nicht schon früher darauf gekommen sei. Seine eigene Antwort ist die, daß Ärzte im allgemeinen die genauen Vorgänge nicht kennen, die im Körper bedeutsame Ereignisse in Krankheitssymptome umsetzen, und deshalb auch nicht bereit sind, sie wahrzunehmen. Ein weiterer Grund sei, daß Forscher »nach einer allgemein gültigen Ereigniskette bzw. nach einer einzelnen Gefühlsreaktion suchen, die bei allen Patienten Störungen hervorruft.« Natürlich haben aber zu Geschwüren neigende Patienten sehr unterschiedliche Lebensgewohnheiten und ganz persönliche Lebensereignisse. Dr. Weiner kommt zu dem Schluß - und ich stimme ihm da völlig zu –, daß nicht das äußere Geschehen die auslösende Ursache ist, »sondern die Bedeutung, die der Patient diesem Geschehen beimißt.« So, wie die medizinische Wissenschaft heute vorgeht, übersieht sie viel von dem, was in bezug auf die psychophysiologische Verbindung völlig klar ist, und zwar deswegen, weil – so Dr. Weiner – »bislang keine Testapparatur erfunden wurde, die verläßliche Aussagen über die Bedeutung eines Ereignisses für einen Menschen macht.«

Doch genau das ist es, was alle diese Fallbeispiele miteinander verbindet.

7. Fallbeispiel

Ich hatte gerade meine Praxis etwa 30 km nördlich von Boston eröffnet und mich dort einer Gruppe von Internisten angeschlossen, von denen zwei Herzspezialisten waren. An einem Sonntagabend hatte ich Vertretung für meine Kollegen. Ich hatte gerade die Visite in einem Krankenhaus beendet und war auf der Fahrt zu einem anderen, etwa 8 km entfernten, als mich über mein Funktelefon die Nachricht erreichte, ich solle unverzüglich eine Frau Johnson anrufen. Sie war unter einem Zimmeranschluß in einer der größeren Lehrkliniken von Boston zu erreichen. Da die Stimme der Telefonistin eine gewisse Dringlichkeit ausdrückte, hielt ich bei der nächsten Telephonzelle und rief an. Die Stimme am anderen Ende der Leitung war hysterisch.

»Dr. Chopra«, sagte sie, »mein Mann sollte sich morgen hier einer koronaren Bypass-Operation unterziehen, und jetzt will er in letzter Minute absagen.«

Frau Johnson sprach deshalb mit mir, weil ihr Ehemann Patient des älteren der beiden Herzspezialisten war, mit denen ich zusammenarbeitete. Herr Johnson litt an einer instabilen Angina pectoris. Da mein Kollege einen massiven Herzanfall befürchtete, falls die Operation aufgeschoben würde, hatte mein Partner ihn in die Lehrklinik zu einer Bypass-Einpflanzung überwiesen. Dieses Krankenhaus war weltberühmt, und der Eingriff sollte von Dr. W. vorgenommen werden, einem international anerkannten Herzchirurgen.

»Und warum möchte Ihr Mann absagen?« fragte ich Frau Johnson.

»Weil er Dr. W. nicht leiden kann.«

»Und was mag er an ihm nicht?«

Worauf die Antwort kam, »Eigentlich nichts Besonderes, er kann ihn nur einfach nicht leiden.«

»Frau Johnson«, sagte ich etwas ungeduldig, »es kommen Leute aus aller Welt, um sich von Dr. W. operieren zu lassen. Er ist berühmt für seine Geschicklichkeit, und das Krankenhaus, in dem sich ihr Mann befindet, ist eines der berühmtesten in der Welt. Scheichs aus Nahost, Hollywoodstars und Staatsoberhäupter kommen hierher zur Behandlung. Weniger als ein Prozent der Patienten, die sich der für Ihren Mann vorgesehenen Operation unterziehen, sterben daran. Ohne den Eingriff ist die Prognose jedoch düster. Ihr Mann leidet an einer instabilen Angina pectoris, und es besteht die akute Gefahr eines schweren Herzanfalls, bei dem die Sterberate wesentlich über einem Prozent liegt. Wenn Ihr Mann einen Rückzieher machen will, so ist das seine Sache. Aber er sollte einen besseren Grund haben als den, daß er Dr. W. *nicht leiden kann*.«

Frau Johnson fragte daraufhin besorgt, ob sie direkt mit meinem Partner Dr. F. sprechen könne, der ja der behandelnde Arzt war.

»Mein Mann kennt Dr. F.«, sagte sie, »und er würde auf ihn hören. Mein Mann hat eigentlich nichts gegen Dr. W. Im Grunde genommen war Dr. W. sogar sehr nett zu ihm und hat ihm sehr geduldig den ganzen Vorgang der Operation erklärt. Es ist nur so, daß mein Mann ihn persönlich nicht mag – wissen Sie, es ist nur so ein Gefühl.«

Meine Zeit wurde knapp; ich mußte in die Notaufnahme des anderen Krankenhauses und konnte nicht verstehen, was sie mir mitteilen wollte.

»Heute abend hat Dr. F. keinen Dienst«, sagte ich ungeduldig. »Ich glaube, er ist im übrigen das ganze Wochenende über verreist. Ich denke, Ihr Mann sollte sich glücklich schätzen, in diesem Krankenhaus in solch guten Händen zu sein. Dr. F. hat sich sehr dafür eingesetzt, diesen Eingriff möglich zu machen, und ich meine, Ihr Mann sollte die Sache nun auch durchstehen. Ansonsten wird er sich sehr große Probleme schaffen. Wenn Sie mich jetzt bitte entschuldigen wollen. Ich habe einen Notfall zu betreuen.«

Am folgenden Morgen berichtete ich meinem älteren Partner von diesem Gespräch. Während ich noch bei der Erzählung war, rannte er zum Telefon.

»Wo läufst du hin?« rief ich ihm nach.

»Um die Operation abzusagen«, rief er zurück. »Du wirst eines lernen müssen, Deepak – schick nie einen Patienten in den Operationssaal, wenn er kein Vertrauen zu seinem Chirurgen hat.«

Er blieb eine lange Weile am Telefon und legte dann auf.

»Zu spät; er ist schon drinnen.«

Am Abend rief der berühmte Chirurg meinen Partner an. Er hatte schlechte Neuigkeiten. Eine unvorhergesehene und sehr seltene Komplikation war eingetreten, als man sich anschickte, Herrn Johnson von der Herzlungenmaschine abzukoppeln. Er starb trotz energischer Wiederbelebungsversuche auf dem Operationstisch.

8. Fallbeispiel

Als ich, damals noch in Indien, im achten Semester meines Medizinstudiums stand, wurde mir die Untersuchung eines Patienten mit Bauchspeicheldrüsenkrebs im Endstadium übertragen. Es war ein 70jähriger Dorfbewohner namens Laxman Govindass. Er war nicht nur krank, sondern auch verwirrt und etwas scheu angesichts des großen, modernen Krankenhauses mit komplizierten Apparaten und ernstaussehenden Ärzteteams in langen, weißen Kitteln. Die Ärzte, die sich mit ihm befaßten, hatten ein rein professionell akademisches Interesse an dem Fall und verbrachten jeweils eine Stunde an seinem Bett im Fachgespräch mit Internisten und Ärzten des Krankenhauses, um über die Entstehung von Bauchspeicheldrüsentumoren und ihre verschiedenen klinischen Erscheinungsbilder zu fachsimpeln. Gewöhnlich gingen sie dann zum nächsten Fall über, manchmal auch, ohne Herrn Govindass nur nach seinem Befinden gefragt zu haben. Die Internisten und betreuenden Ärzte nahmen sich zwar seiner medizinischen Probleme fachlich kompetent an, doch waren sie zu beschäftigt, um sich persönlich mit ihm zu befassen.

Als Medizinstudent war ich pro Woche mit drei Fällen betraut, die ich regelmäßig zu untersuchen hatte, und so hatte ich viel Zeit für Gespräche. In wenigen Tagen wurden wir gute Freunde. Ich erfuhr, daß er in einem nahegelegenen Verwaltungsbezirk Bauer war, daß er drei erwachsenen Söhne hatte, die jetzt den Hof versorgten, daß er früher ein sehr starker Trinker gewesen war und daß ihn deswegen seine Familie gemieden und schließlich verstoßen habe.

Als er schwerkrank geworden war, hatte ihn einer seiner Söhne in dieses Krankenhaus gebracht und mit den Worten verlassen: »Du wirst wahrscheinlich sterben!«

Natürlich fühlte sich der Patient im Krankenhaus verwirrt, und ohne den betäubenden Einfluß des Alkohols war er plötzlich den bohrenden Schmerzen in seinem Unterleib ausgesetzt. Zum erstenmal wurde er sich bewußt, wie krank er wirklich war. Sein Zustand verschlimmerte sich rasch und seine Schmerzen nahmen zu. Er bemerkte, daß die Ärzte mehr an seiner Krankheit als an ihm selbst interessiert waren. Ohne den Trost der Familie begann er bald, den Tod herbeizuwünschen.

Ich verbrachte jeden Abend etwa eine Stunde mit ihm, oft ohne viel miteinander zu sprechen. Es war uns beiden reichlich klar, daß ihm nur noch wenig Zeit verblieb. Dann war meine Hospitationszeit im Krankenhaus zu Ende. Mir wurde eine Stelle auf einem 300 km entfernten Dorf in einer kleinen Ambulanzstation zugewiesen. Ich nahm Abschied von Herrn Govindass in der Gewißheit, daß ich ihn bei meiner Rückkehr nach Monatsverlauf nicht mehr am Leben antreffen würde.

Ich nahm mich jedoch zusammen und sagte: »Herr Govindass, wir werden uns in dreißig Tagen wiedersehen.«

Er lächelte traurig und sagte: »Wenn du jetzt gehst, habe ich nichts, weswegen ich leben werde; ich werde sterben.« Er war schon am Sterben, abgemagert, und wog kaum noch siebenunddreißig Kilo. Es war ein Wunder, daß er noch am Leben war.

Ich wußte nicht, was ich darauf hin sagen sollte, und so murmelte ich: »Reden Sie keinen Unsinn. Sie können nicht sterben, bevor ich Sie wiedersehe.«

Ich fuhr zu meiner Ambulanzstation. Es stellte sich heraus, daß sie völlig unterbesetzt war, und ich mußte die Arbeit von vier Leuten übernehmen. Ich schäme mich zu sagen, daß ich selten an meinen sterbenden Freund dort im Krankenhaus dachte. Als ich einen Monat später zurückkehrte, hatte ich ihn fast vergessen. Da sah ich außen vor der Station jedoch den Namen Laxman Govindass, und mein Herz fing heftig an zu schlagen. Der kalte Schweiß brach mir aus; ich konnte nicht glauben, daß er noch lebte. Ich hastete zu seinem Bett. Da lag der alte Mann zusammengekrümmt wie ein Fötus. Er bestand nur noch aus Haut und Knochen – bis auf eines, das sofort auffiel: die großen,

hervorquellenden Augen, die mich durchbohrten und bis in den hintersten Winkel meiner Seele drangen.
»Du bist zurückgekommen«, sagte er. »Du sagtest, ich könnte nicht sterben, ohne daß wir uns wiedergesehen hätten. Jetzt – sehe ich dich.« Er schloß die Augen und verschied mit dem nächsten Atemzug.
Ich war zutiefst erschüttert. Ich konnte mir nicht vergeben, daß ich den Todeskampf dieses Mannes in dieser Weise verlängert hatte. Ich fühlte mich armselig und schuldig und wachte häufig nachts auf, nur um in seine anklagenden Augen zu blicken.
Ich werde Laxman Govindass nie vergessen. Durch ihn bin ich auf die psychophysiologische Verbindung gestoßen.

II

Ein Grundstein wird gelegt

Mögen edle Gedanken von allen Seiten zu uns kommen.

Rig Veda

14 Alle Gesundheit hat ihren Ursprung an einem Ort

Der Leser ist sich mittlerweile sicher im Klaren darüber, welche Hypothese ich entwickle. Die Beweise für sie sind eindeutig. Wir haben uns mit weitverbreiteten, aber dennoch schweren Problemen beschäftigt: mit hohem Blutdruck, Herzerkrankungen, Krebs, Übergewicht, chronischer Müdigkeit, Depression, Erschöpfungssyndrom und diversen psychischen Störungen. Wir haben uns davon überzeugen können, daß der Geist eine entscheidende Rolle bei der Entstehung aller dieser Störungen zu spielen hat. Nach meiner Ansicht wird dies auch auf jede andere beobachtete Krankheit zutreffen. Geschwüre treten bei gespannten, ängstlichen Menschen auf. Colitis ulcerosa, eine schmerzhafte Darmerkrankung, kommt bei Menschen vor, die rechthaberisch und besessen sind. Impotenz und verschiedene sexuelle Probleme haben fast immer etwas mit Versagerangst zu tun. Unfälle stoßen immer wieder Menschen zu, die dafür offensichtlich anfällig sind, weil eine ihnen eigene Geistesabwesenheit Mißgeschicke anzieht.

Wir könnten endlos weitermachen und zahlreiche weitere gut dokumentierte Beispiele zitieren. Wenn wir aber tiefer in die Entstehungsgeschichte von Krankheiten vordringen, so kommt eine grundlegende Wahrheit zum Vorschein: Jegliche Krankheit hat ihre Ursache in einer Unterbrechung des Intelligenzstroms. Wenn Menschen von Intelligenz sprechen, so beziehen sie sich fast automatisch auf den Intellekt und seine Konzeptbildung. Intelligenz ist jedoch nicht einfach im Kopf. Ihr Ausdruck kann auf der subzellularen Ebene sein, auf der zellularen bzw. der Ebene der Gewebe oder auf der Ebene des Zentralnervensystems. Enzyme, Gene, Antikörper, Hormone und Neuronen sind alle Ausdrücke von Intelligenz.

Und sie *besitzen* eine Intelligenz. Sie regulieren wesentliche Funktionen mit perfekter Meisterschaft und tun dies selbst bei jenen Vorposten unseres Körpers, die sich – wenn man dieses Bild nehmen will – am weitesten entfernt vom »Hauptquartier« des Intellekts befinden. Zwar können alle diese Ausdrücke von Intelligenz lokalisiert werden, die Intelligenz selbst ist jedoch nicht faßbar. Sie durchdringt jede Ebene ihrer Ausprägung; sie ist allgegenwärtig in uns und ist ihrer Natur nach universal. Intelligenz ist menschlicher Geist und umfaßt – wie wir sehen werden – als solcher den Kosmos. (Es wäre jedoch voreilig anzunehmen, daß sie allein aus den Begrenzungen des Gehirns heraus wirkt.) Im Sinne dieser Erkenntnis nehmen alle Krankheitsprozesse ihren Anfang in diesem weiteren Bereich des Geistes.

Gesundheit tut das auch.

15 Glück und die Gehirnchemie der Gesundheit

Es ist recht offenkundig, daß gesunde Menschen glücklicher sind als kranke. Was heutzutage durch Forschung zunehmend erkannt wird, ist, daß auch das Umgekehrte wahr ist: Glückliche Menschen sind gesünder als unglückliche. Es scheint, daß Glücklichsein – damit meinen wir einfach, daß jemand überwiegend glückliche Gedanken hat – biochemische Veränderungen im Gehirn bewirkt, die wiederum tiefgreifende günstige Auswirkungen auf die Physiologie haben.

Traurige oder deprimierende Gedanken erzeugen dagegen Veränderungen in der Gehirnchemie, die sich auf die Physiologie schädlich auswirken. Die chemischen Stoffe im Gehirn, durch welche Gedanken wirken, werden Neurotransmitter genannt. Mindestens dreißig von ihnen konnten bislang im Gehirngewebe ermittelt werden. Je nach der Stimmung, in die sich ein Mensch versetzt, schwankt das Niveau der einzelnen Neurotransmitter. Da Gedanken unserer bewußten Kontrolle unterworfen sind – wir können bewußt einen beliebigen Gedanken wählen - wird deutlich, daß die Chemie unseres Gehirns sehr leicht zu kontrollieren ist, obwohl das wissenschaftlich nur schwer überprüft werden kann. Denken heißt Gehirnchemie ausüben. Die Chemie beeinflußt die Ausschüttung von Hormonen aus verschiedenen Bereichen des Gehirns wie dem Hypothalamus und der Hypophyse, und diese Hormone tragen dann Botschaften in entfernte Organe des Körpers.

Nehmen wir zunächst einige spezifische Beispiele für unglückliche Gedanken. Zornige, feindselige Gedanken verursachen unter anderem eine Beschleunigung des Herzschlags, ein Ansteigen des Blutdrucks und eine Rötung des Gesichts. Ängstliche Gedanken können ebenfalls den Herzschlag beschleunigen und den Blutdruck erhöhen, dazu bewirken sie ein Zittern der Hände, kalte Schweißausbrüche, Magenschmerzen und ein allgemeines Schwächegefühl, was zu dem Ausdruck berechtigt, daß jemandem »übel vor Angst« ist. Verschiedene Arten von Gedanken müssen chemische Veränderungen im Gehirn hervorrufen, damit solche physischen Erscheinungen auftreten können. Stark gestörtes Denken ist seit langem mit einer abnormen Gehirnchemie in Verbindung gebracht worden. Wie ein Forscher es formulierte: »Es gibt keinen verdrehten Gedanken ohne ein verdrehtes Molekül.«

Ganz genauso erzeugen glückliche Gedanken aller Art, liebevolle Gedanken, Gedanken des Friedens und der Ruhe, des Mitgefühls, der Freundlichkeit, Herzlichkeit, Großzügigkeit, Zuneigung, Wärme und Vertrautheit durch den Fluß der Neurotransmitter und Hormone im Zentralnervensystem einen entsprechenden Zustand der Physiologie. Die von glücklichen Gedanken erzeugten tiefgreifenden physiologischen Veränderungen führen einen Zustand von Gesundheit herbei, da die Neurotransmitter, von denen sie im Körper übertragen werden, einen stimulierenden Effekt haben. Wenn, wie wir sahen, das

Immunsystem des Körpers durch Gefühle von Ärger, Apathie, Feindseligkeit, Groll, Konflikt oder Niedergeschlagenheit geschwächt ist, so sollten eigentlich glückliche Gedankenmuster dazu dienen, die Wiederstandsfähigkeit des Körpers gegenüber Krankheiten durch einen analogen, aber umgekehrten Effekt zu erhöhen.

Genau dies ist beim Plazeboeffekt zu beobachten, wo Gedanken allein den Ausgang eines Krankheitsprozesses bestimmen. Ein Plazebo ist eine Tablette, die lediglich aus Zucker und einem unwirksamen Farbstoff besteht, aber einem tatsächlichen Medikament ähnlich sieht. Dem Patienten wird es mit dem Hinweis gegeben, es handle sich dabei um ein extrem wirksames Medikament, im allgemeinen um ein Schmerzmittel. Und allein deswegen, weil sich der Patient nun Besserung verspricht – das lateinische Wort placebo bedeutet »ich werde angenehm sein« – stellt sich die Besserung auch ein. Zum Beispiel wurde Patienten mit offenen Geschwüren in einem Versuch ein Medikament verabreicht, das von den behandelnden Ärzten als das derzeit wirksamste Mittel zur Behandlung von Geschwüren dargestellt wurde. Bei über siebzig Prozent der Patienten hörten die Blutungen sofort auf. Einer anderen Gruppe wurde mitgeteilt, daß es sich um ein Mittel im Experimentalstadium handle, über dessen Wirksamkeit nichts bekannt sei. Nur bei fünfundzwanzig Prozent der Patienten dieser Gruppe hörten die Blutungen auf. Tatsächlich aber nahmen beide Gruppen nichts als die Placebomittel ein.

Die Auswirkungen solcher Versuche reichen weit über das zunächst Beabsichtigte hinaus. In der Vergangenheit wurde angenommen, der Plazeboeffekt nehme die Stelle einer »wirklichen« Behandlung ein, indem er den Patienten mehr oder weniger täusche bzw. eine Selbsttäuschung des Patienten bewirke. Die Ärzteschaft anerkannte die Wirksamkeit des Plazeboeffekts, doch wurde die Wirkungsweise als kurioser psychologischer Nebeneffekt angesehen. Heutzutage wissen wir, daß Plazebos die körpereigenen Heilungsmechanismen anregen. (Ich habe schon eine ganze Klasse körpereigener Schmerzmittel – die Endorphine – beschrieben, die der Körper zu diesem Zwecke herstellt.) Wenn wir genügend vorausschauend sind, so stellen wir womöglich fest, daß Plazebos die beste aller Arzneien sind. Ich sehe sie als eine Art Erlaubnis an, die der Geist sich selbst erteilt, sodaß eine Heilung stattfinden kann. Medizinische Forscher beginnen, die Möglichkeit einer Anwendung des Plazeboeffekts bei der Behandlung selbst schwerer organischer Erkrankungen einschließlich Krebs zu erwägen. Norman Cousins, dessen Bücher die Öffentlichkeit für solche Möglichkeiten aufgeschlossen haben, schreibt: »Das Plazebo ist demnach nicht so sehr eine Pille, als vielmehr ein Prozeß... Das Plazebo ist der Arzt in uns.«

Plazebos wirken durch die Ausschüttung von Neurotransmittern. Das bedeutet in Wahrheit, daß nicht das Plazebo der Wirkstoff ist, sondern der Gedanke des Patienten, der das Plazebo einnahm. In dem Versuch mit den Geschwürpatienten hörten die Blutungen deswegen auf, weil die Patienten an die Wirkung des Medikaments *glaubten*. Je schwächer dieser Glaube ist, desto geringer die Heilwirkung. Plazebos sind, wenn sie wirken, so stark, daß in einer Studie Patienten von Übelkeit befreit wurden, nachdem man ihnen ein Mittel gegeben hatte, das ihnen als hochwirksames Mittel gegen Brechreiz dargestellt worden war. In Wahrheit handelte es sich jedoch um ein Mittel, das gerade Übelkeit hervorrief. Wenn Glauben in eine Richtung geleitet wird, dann kann die »Wirklichkeit« eines Wirkstoffes nicht nur einfach verstärkt, sondern völlig umgekehrt werden. Die Überzeugung, daß eine Tablette von Kopfschmerzen bzw. von Schmerzen überhaupt befreit, den Blutdruck senkt, die sexuelle Leistungskraft verbessert, Kraft und Vitalität verschafft, den Appetit verstärkt, das Gewicht nach oben oder nach unten hin normalisiert oder sogar einen bösartigen Tumor heilt, kann genau dieses Ergebnis herbeiführen.

Damit Gedanken fähig sind zu heilen, müssen sie in aller Unschuld und Aufrichtigkeit über einen gewissen Zeitraum hinweg bewegt werden, denn je länger die heilenden Gedankenmuster die entsprechenden Neurotransmitter beeinflussen, desto mehr können diese wiederum die Gehirnphysiologie beeinflussen. Wenn nun Gedankenmuster und unser Gemütszustand so wichtig sind, wie können wir sie dann zum Besseren wenden? Um diese Frage zu beantworten, müssen wir zunächst verstehen, was ein Gedanke ist und was mit *Geist* gemeint ist. Das ist das Thema des folgenden Kapitels.

16 Gedanken sind Intelligenzimpulse – der menschliche Geist, ein Intelligenzreservoir

Dieses Buch ist nichts anderes als ein Strom von Gedanken aus meinem Geist durch Ihre Sinne hin in Ihren Geist. Schauen Sie um sich, und Sie werden überall manifestierte Gedanken sehen. Der Stuhl, in dem Sie sitzen, hat seinen Ursprung in einem Gedanken, genauso wie das Haus oder die Wohnung, die Sie bewohnen, das Bett, in dem Sie schlafen, die Kleider, die Sie tragen, der Wagen, den Sie fahren, die Nahrung, die Sie essen, die Arbeit, die Sie tun. Es kann keinen Zweifel an der offensichtlichen Tatsache geben: Was immer die von Menschenhand erzeugten Dinge um uns herum auch sein mögen – Autobahnen, Autos, Düsenflugzeuge, Raumschiffe, Computer, Gruselromane und Gummibärchen –, sie alle sind nichts als manifestierte Gedanken, einige Ihre eigenen, die weitaus meisten die von Unbekannten. Gedanken aber sind sie alle. Maharishi Mahesh Yogi, eine Autorität im Bereich des Bewußtseins und ein großer Lehrer dazu, nennt Gedanken »Impulse schöpferischer Intelligenz«. Diese Impulse steigen natürlich und in unbegrenzter Menge aus dem Geist auf, der deshalb als ein Reservoir schöpferischer Intelligenz bezeichnet werden kann. Wenn Gedanken oder Impulse schöpferischer Intelligenz genügend geordnet sind, so führen sie mühelos zu schöpferischem Handeln, und aus der Handlung ergeben sich die äußeren Manifestationen von Büchern, Dingen und gesunden Körpern.

Die Spur, die vom Bewußtsein zu erzeugten Dingen hinführt, ist ständig in der Reichweite unserer Erfahrung; wir widmen ihr jedoch keine weitere Aufmerksamkeit. Tun wir es aber, so öffnet sich eine erweiterte Lebensperspektive. Nehmen wir einmal an, ich sei ein Künstler: Intelligenzimpulse, die aus meinem Bewußtsein – meinem Geist – strömen, führen, wenn sie richtig geordnet sind, zu einer Handlung. Ich versammle die nötigen Materialien, Pinsel und Farben und beginne, sie in geordneter Weise zu mischen. Das Ergebnis wird ein neues Ding sein, das von meinen Gedanken geschaffen wurde – ein Gemälde. Damit das Gemälde auf der Leinwand erscheinen konnte, waren einige wichtige Voraussetzungen nötig: (1) mein Bewußtsein oder mein Geist, in dem (2) Gedanken oder Impulse schöpferischer Intelligenz aufsteigen; sie tun dies in (3) geordneter Weise, die zu einer (4) Handlung führt. Die Krönung des Ganzen ist dann (5) mein Gemälde – ein einigermaßen zufriedenstellendes Bild des Taj Mahal im Mondlicht.

Die Fähigkeit, Gedanken zu ordnen, ist uns ebenso angeboren wie die Gedanken selbst oder die Tatsache, daß sie intelligent sind. Jegliche Aktivität des Lebens, die nicht zufällig ist – und nirgendwo in der Natur ist schöpferische Handlung zufällig –, trägt im Moment ihres Entstehens die Macht zu organisieren in sich. Wenn ein Architekt einen Bauplan zeichnet, so trägt jeder Strich in sich die Möglichkeit, in Gebautes umgesetzt zu werden. Diese angeborene

Fähigkeit nennt Maharishi »Wissen«. Enthielten Ideen kein Wissen, so könnten sie sich nicht so natürlich, wie sie es tun, in Dinge verwandeln. Wir übersehen diese organisierende Kraft, weil sie so tief in unserer Intelligenz eingebettet ist. Wenn der Geist die Hand zu einer Faust ballen will, so ist die Reaktion der Hand automatisch. Aber es bedarf eines ganzen Kurses über Physiologie, um das Wissen zu erklären, das in aller Stille mittels der Kompetenz von Neurotransmittern, Hormonen, elektrischen Ladungen, Enzymen und Muskelaktivitäten vom Gehirn in die Hand fließt, ganz zu schweigen von der fortdauernden Intelligenz, die das Leben und die Versorgung von Gehirn und Hand aufrecht erhält. Wir können tatsächlich den Geist als die Struktur bezeichnen, die organisierende Kraft innehat.

Was ist nun mit den Dingen, die nicht vom Menschen erzeugt sind, also den Dingen der Natur? Wir unterteilen sie in zwei Kategorien, lebende und leblose. Es ist gewiß nicht so, daß in jeder Kultur Pflanzen und Tiere als lebend angesehen werden, Feuer, Erde und Wind dagegen als leblos, aber wir können sie einmal so betrachten. Die heutige Naturwissenschaft anerkennt, daß unter den lebenden Dingen keine Stufe ohne Intelligenz ist. Die Spanne organisierender Kraft reicht vom Gehirn bis zum Kern einer jeden Zelle. Im Augenblick unserer Zeugung ist das einzellige befruchtete Ei nichts anderes als eine Reihe von Steuerbefehlen, die in Codeform im Doppelstrang eines DNA-Moleküls aufgezeichnet sind.

Diese Befehle sind in geordneter Weise aneinandergereiht, sodaß durch ihren Ausdruck ein spezifisches menschliches Wesen entsteht. Wenn sich die DNA als ein Albert Einstein entfaltet, dann wird die Fähigkeit, die Welt durch Gedanken zu verändern, einen gewaltigen Schritt tun. Sie wird sich von den geordneten biochemischen Substanzen einer Zelle hin zu dem unendlich schöpferischen Geist Einsteins bewegen. Wir sehen, daß das Leben unendliche organisierende Kraft oder Wissen innehat.

Nehmen wir nunmehr die leblosen Dinge in der Natur, beispielsweise ein Felsstück, und zerkleinern es – zerstoßen es, pulverisieren es, zerlegen es in seine chemischen Bestandteile, zertrümmern die Chemikalien zu Atomen und spalten diese in ihre Elementarteilchen auf – was erblicken wir dann? Wir sehen Organisation. Wir sehen Protonen, Elektronen und andere Teilchen, die in geordneter Weise strukturiert sind. Vor dem Zerstoßen, Pulverisieren, Zerlegen und Aufspalten ging das Wissen seinen Geschäften kohärent, automatisch, ja, man möchte sagen, intelligent nach. Alle leblosen Dinge bringen ihre eigene Art von Wissen in das Spiel der Natur.

Worauf ich hinausmöchte, ist dies: Alles, was wir in diesem Universum mit unseren Sinnen wahrnehmen – das heißt, alle Dinge, gleichgültig, ob vom Menschen erzeugt oder natürlich, lebend oder leblos – sind Ausdrücke von organisierender Kraft oder von Wissen. Eine andere Einsicht von Maharishi Mahesh Yogi kommt da in Erinnerung: »Wissen ist im Bewußtsein strukturiert.« Wir haben bereits gesehen, daß diese Idee auf unseren Geist zutrifft. Jeder aus einem menschlichen Geist – aus dem Bewußtsein – hervortretende Impuls trägt in sich Wissen. Aber das Konzept stößt eigentlich weiter ins Universum hinaus vor. Einstein selbst bemerkte, daß alle Wissenschaft ihren Ursprung in einer »tiefen Überzeugung von der Rationalität des Universums« habe. Er beschrieb seine Gefühle von »verzücktem Erstaunen angesichts der Harmonie des Naturgesetzes«, und eine seiner Hauptüberzeugungen war, daß eine solche Harmonie auf eine Intelligenz höchster Überlegenheit hinweise, die das Universum ausdrücke. Ein berühmter indischer Weisheitsspruch aus den Veden ist der Satz: »Ich bin Das, Du bist Das, alles ist Das, und Das allein ist.« Wir werden dies nicht für ein mystisches Rätsel halten, sobald wir an die Stelle von »Das« das Wort »Intelligenz« setzen.

Alle Dinge im Universum entstehen also aus Bewußtsein in Form von Wissen. Das ist ein erstaunliches Konzept, das nur schwer zu erfassen und mit unserem Leben in Bezug zu setzen ist. Es besagt, daß das einzig Wirkliche und Greifbare im Universum Wissen ist. Dieses Wissen oder diese organisierende Kraft hat seinen Sitz im Bewußtsein, und die ganze übrige materielle Welt ist im Vergleich dazu nicht wirklich. Alle Dinge haben ihre eigene, unwiderlegbare Wirklichkeit in der Hierarchie der Dinge – da draußen gibt es Sterne, Felsen, Pilze und Känguruhs –, aber verfolgen wir sie stromaufwärts bis zu ihrem Ursprung, so sind sie alle Manifestationen der einen uranfänglichen Wirklichkeit, und die ist Wissen. Napoleon Hill, der ein Konzept für Lebenserfolg auf dieser Grundlage entwickelt hat, schreibt: »Wir wenden uns nicht den Dingen zu, die sichtbar sind, sondern denen, die unsichtbar sind, denn die gesehenen Dinge sind vergänglich, die ungesehenen aber sind ewig.«

Lassen Sie mich wiederholen, was auf einer praktischen Ebene gesagt wurde. Zunächst einmal haben wir Bewußtsein, in dem alle Impulse schöpferischer Intelligenz enthalten sind. Diese finden Ausdruck in unserem Geist in Form von Gedanken. Werden diese nun in geordneter Weise – mittels organisierender Kraft oder Wissen – ausgedrückt, so führen sie zu Handlungen und schließlich zu materieller Schöpfung. Dieser in uns stattfindende Prozeß hat seine Parallele in der ganzen Natur auf universaler Ebene. Unsere Impulse sind dieselben wie alle anderen Intelligenzimpulse. Wir nennen sie eben nur Gedanken, weil wir sie uns so vorstellen. Ein Vogel, der den Atlantik überfliegt, wird ebenfalls von einem Intelligenzimpuls geleitet, der ihn zur Migration veranlaßt (einschließlich aller vorbereitenden Vorkehrungen wie zusätzliche Nahrungsaufnahme, Wahl des richtigen Migrationszeitpunkts usw.). Dieser Impuls im Gehirn des Vogels ist ebenfalls eine Art Gedanke, nur nennen wir ihn nicht so, weil wir uns daran gewöhnt haben, diesen Begriff nur auf den Menschen anzuwenden. Wir könnten genauso leicht sagen, daß eine Biene von *Gedanken* dazu veranlaßt wird, Pollen zu sammeln und Honig daraus zu machen, wenn wir es uns angewöhnt hätten.

Die ganze Natur ist also nichts anderes als ein wimmelndes Universum, in dem sich alle Arten von Impulsen und Gedanken in der unendlichen Vielfalt der Schöpfung ausdrücken.

Das gilt auch für unseren Körper. Wir sehen dieselbe unendliche Intelligenz am Wirken. Nur stellen wir uns gemeinhin Intelligenz als lediglich im Gehirn angesiedelt vor; wohl deswegen, weil wir üblicherweise Intelligenz mit intellektueller Fähigkeit gleichsetzen. Mit unserer neuen Einsicht entdecken wir jedoch, daß Intelligenz in jeder Zelle unseres Körpers wirkt. Die komplizierte Maschinerie des Herzens, der Nieren, des Immun- und Hormonsystems – sie alle sind gleichfalls Ausdrücke organisierender Kraft. Und wir kommen unweigerlich zu dem Schluß, daß Geist oder Bewußtsein oder Intelligenz jeden Ort des geschaffenen Universums durchdringt. Unser eigener Geist ist ein Ausdruck dieser Intelligenz; daraus ergibt sich die unendliche Reichweite unseres menschlichen Bewußtseins.

17 Evolution

Vor einigen Jahren wurde eine unbegrenzte Informationsmenge, die in eine winzige, sich mit Hilfe ihrer Geißel fortbewegende einzellige Samenzelle gepackt war, kombiniert mit einer unbegrenzten Informationsmenge, die sich in einer mikroskopisch kleinen einzelligen Eizelle befand. Das Ergebnis war wiederum eine unbegrenzte Informationsmenge, die in eine nunmehr befruchtete winzige einzellige Eizelle hineingepackt war. Diese befruchtete Eizelle war einzigartig, es gab nichts im gesamten Universum, das ihr völlig gleich war – sie allein besaß, aufgezeichnet in einem DNS-Doppelstrang, das ihr eigene Bündel unendlicher Information. Bei geeigneter Umgebung und Nahrung teilte sich die Zelle immer wieder, Milliarden von Malen, ohne jemals dabei ihr einzigartiges Wissen und ihr einzigartiges Bündel von Informationen zu verlieren. Heute sind aus der Zelle Milliarden von Zellen geworden, die miteinander funktionieren und so eine Struktur von Wissen und Intelligenz zustandebringen, die niemals die ihr eigenen komplexen Organisationspotenziale verliert. Diese Zelle, das sind heute Sie.

Und es handelt sich nicht nur um Ihre Substanz. Es handelt sich um alle Ihre Gedanken, Ihre Gefühle, Neigungen, Abneigungen und Leidenschaften. Sie mögen heute einem Unternehmen vorstehen oder den Abendstern von einem Ruderboot aus betrachten, ein griechisches Buch lesen oder eine Revolution anzetteln. Sie mögen ein Hitler oder ein Gandhi werden, und die Welt mag anders denken, weil Sie in ihr gelebt haben. Wer sind Sie? In Wahrheit sind Sie nichts anderes als diese einzelne, zufällig befruchtete Zelle, als eine von mehreren Millionen von Samenzellen, die ihren einzigartigen Satz von Steuerbefehlen in sich trug und allen anderen voraus in eine Eizelle im Schoße Ihrer Mutter eindrang.

Der Informationscode auf dem DNS-Doppelstrang ist heute derselbe wie damals. Im Grunde sind Sie einfach nur dieser Satz von Steuerbefehlen und nichts anderes. Daraus bestehen Sie – Ihre Haut, Ihre Augen, Ihre übrigen Sinne, Ihr Geist, Ihr Intellekt. Sie sind *ein Stück Wissen.* Dieses Wissen drückt sich ständig in unendlicher Vielfalt aus. Sie sind heute nicht derselbe Mensch, der Sie gestern waren, und morgen werden Sie schon wieder eine völlig andere Person sein. Der Fluß des Wandels wird durch eine Instanz ermöglicht, die geradezu das Gegenteil von Wandel ist, nämlich durch den unveränderlichen Code, der in Ihrer DNS gespeichert ist. Wenn zwei Gegensätze zusammenwirken, erzeugen Veränderliches und Unveränderliches dauerndes Wachstum. Das ist es, was wir Evolution nennen.

Evolution bedeutet nicht, daß Sie anders geworden sind oder mehr Wissen erworben haben. Das Wissen war von Anfang an vollständig und ganz. Es war unendlich an seinem Ausgangspunkt als in der einzelnen Zelle gespeicherte Information. Nur der Ausdruck dieses Wissens erfährt eine ständige Erweiterung. Gibt es eine Grenze für diese Erweiterung und damit für die Evolution? Die ausschließliche Beschäftigung der Naturwissenschaft mit der materiellen Welt könnte uns denken lassen, daß die Evolution im Grunde eine Stufenleiter sei, auf der primitive Organismen aufsteigen, bis sie schließlich ihre Entwicklung auf der Stufe von Pflanzen und Tieren auf dieser Erde »abschließen«. Doch ist die Naturwissenschaft an dem Punkt angekommen, wo sie Evolution als sehr viel mehr versteht.

Evolution ist die Natur des Lebens. Lassen Sie mich den hervorragenden Arzt und Forscher Jonas Salk zitieren:

> *Das Evolutionsprinzip, das wir nicht vergessen dürfen, ist, daß Evolution alles durchdringt. Der biologischen Evolution vorausgehend, gab es eine präbiologische Evolution; davor gab es die Evolution des Kosmos. Nach der biologischen Evolution gab es eine metabiologische Evolution, die Evolution des Bewußtseins sowie des Bewußtseins von Bewußtsein, und schließlich das Bewußtsein von Evolution. Evolution findet in diesem Moment im menschlichen Geist als Ergebnis menschlicher Erfahrung statt, die wir umwandeln, die sich in unserem Sein verkörpert. Menschliches Denken und menschliches Handeln sind alle als Reaktion auf eine menschliche Umgebung entstanden. Metabiologische Evolution beinhaltet das Überleben des Weisesten. Weisheit wird heutzutage das neue Kriterium für Lebensfähigkeit.*

Dr. Salk läßt uns wissen, daß das Ziel menschlicher Evolution »das Überleben des Weisesten« sei. Wir sind bis zu diesem Punkt durch die Evolution selbst gelangt, diese selbe Schöpfungstendenz, welche die Sterne, unsere Erde und das Leben darauf hervorgebracht hat. Auf allen diesen Stufen ist das Wirken der Evolution mühelos. Es liegt einfach in der Natur der Dinge, daß sie wachsen. Das Wachsen in Weisheit wird die nächste Evolutionsstufe sein. Wir brauchen nichts zu *tun,* außer der natürlichen Tendenz zu folgen, die uns zunächst überhaupt bewußt sein ließ und uns dann unseres Bewußtseins bewußt gemacht hat.

Wenn Weisheit ein Überlebenskriterium ist, was ist dann Weisheit? In Indien ist nach der klassischen Definition ein Weiser ein »Wissender der Wirklichkeit«. Wir könnten sagen, daß Weisheit Wissen über das Leben als Ganzes darstellt. Aufgrund der mühelosen Ausdehnung menschlicher Intelligenz begreifen wir schließlich das Leben als Ganzes – deshalb sind wir so sehr an vollkommener Gesundheit und Glücklichsein interessiert. Es sind dies die natürlichen, sich selbst weiterentwickelnden Ziele von Menschen, die beginnen, die in ihrem Geist und Körper ausgedrückte unendliche Intelligenz zu begreifen. Sobald wir akzeptieren, daß es unsere natürliche Tendenz ist, an Wissen zu wachsen, ist der nächste Schritt der zu zeigen, warum das Ziel dieses Wachstums zunehmende Glückserfahrung ist.

18 Gesundheit – die Summe positiver und negativer Intelligenzimpulse

Zu jedem Zeitpunkt ist Ihre Gesundheit die Summe aller Impulse, sowohl negativer wie auch positiver, die aus Ihrem Bewußtsein hervorgehen. *Sie sind das, was Sie denken.* Sind Sie glücklich, dann bedeutet das einfach, daß Sie meistens glückliche Gedanken haben. Sind Sie deprimiert, bedeutet das, daß Sie meistens traurige Gedanken haben. In diese Rechnung einbezogen werden auch alle Ihre übrigen Gemütszustände, unser täglicher Anteil an Ärger, Angst, Neid, Gier, Freundlichkeit, Mitgefühl, Wohlwollen und Liebe. Dies alles sind einfach Gedanken. Wenn einer davon einmal dominiert, führt dies zu einem entsprechenden Gemütszustand und – wie wir schon gesehen haben – zu einem entsprechenden Zustand unserer Physiologie.

Im Grunde können wir den Nachweis für die psychophysiologische Verbindung in einem Satz formulieren: Für jeden Bewußtseinszustand gibt es einen entsprechenden Zustand der Physiologie. Wenn Sie beispielsweise feindselige Gedanken nähren, so werden diese sich in Ihrer Stimmung widerspiegeln, in Ihrem Gesichtsausdruck, in Ihrem Verhalten und Ihrem physischen Befinden. Wenn Sie leicht grollen, ungeduldig und nicht sehr verträglich sind, so erzeugen Sie zuviel Säure in Ihrem Magen und eine Menge Adrenalin in Ihrem Blutkreislauf, und schließlich kann es bei Ihnen zu Magengeschwüren und zu hohem Blutdruck kommen. Für jemand, der ein bißchen die Augen offen hält, ist es nicht schwer, buchstäblich Ihre Gedanken zu lesen. Und die Zellen Ihres Körpers registrieren sie noch viel genauer.

Bei den meisten Menschen wirkt die psychophysiologische Verbindung mehr oder weniger zufällig. Gedanken entstehen aus Wechselbeziehungen mit der Welt; diese Gedanken beeinflussen den Körper in guter oder schlechter Weise und hinterlassen einen bleibenden Eindruck in Gestalt von Stimmungen, Erkrankungsneigungen, manifesten Symptomen und des mit der Zeit fortschreitenden Verschleißprozesses im Körper, den wir Alterungsprozeß nennen. Sehr wenig von alledem ist unter unserer bewußten Kontrolle. Es ist jedoch offensichtlich, daß *einige* Gedanken unter unserer Kontrolle sind, und diese einfache Tatsache läßt eine Öffnung für künftiges Wachstum in die richtige Richtung – die Meisterschaft über das Selbst.

Die Meisterschaft über das Selbst wird traditionellerweise »Erleuchtung« genannt. Da dieses Konzept jedoch in unserer Gesellschaft gründlich mißverstanden wird, werden wir es an späterer Stelle im einzelnen besprechen. Aber Erleuchtung bedeutet ganz schlicht die Steuerung der psychophysiologischen Verbindung. Der hochentwickelte Geist ist niemals das Opfer von zufälligen Krankheitseinflüssen; er ist Herr über das, was er denkt. Darum ist das, was er denkt, glückserfüllt und gesund. Herrschaft dieser Art ist nichts Seltsames oder Unnormales. Sie ist einfach eine *Erweiterung* der normalen Fähigkeit, *einige*

Gedanken zu steuern. Gibt man dieser natürlichen Fähigkeit die Möglichkeit, sich auszudehnen und sich zu entwickeln, so tut sie das in einer Richtung, und zwar in Richtung vollkommener Gesundheit und größeren Glücks. Das ist es, was Dr. Salk mit dem Überleben des Weisesten meinte.

Weil es nun die Natur des Lebens ist, sich fortzuentwicklen, brauchen wir nichts zu *tun*, um uns in die richtige Richtung zu bewegen. Meisterschaft über das Selbst, mit all ihren Vorteilen für die Gesundheit, verlangt kaum mehr, als daß wir ein wenig zur Seite treten und der unendlichen Intelligenz von Geist und Körper erlauben, besser zusammenzuwirken. Denn das ist es ja, was beide tun wollen. Wenn wir aufhören, uns einzumischen, und klug genug werden, um die psychophysiologische Verbindung zu unserem Nutzen anstatt zu unserem Schaden wirken zu lassen, so eilt unser Geist unverzüglich in Richtung vollkommener Gesundheit.

19 Leben und Langlebigkeit – das Problem des Alterns

Altern ist der schrittweise Verfall der physischen und geistigen Funktionen, der mit der Zeit fortschreitet und schließlich mit dem Stillstand jeglicher Funktion endet – mit dem Tod. Die Mechanismen des Alterns sind nicht verständlich. Bis vor kurzem widmeten die Forscher dem Alterungsprozeß nicht viel Aufmerksamkeit; es gibt kaum langfristige Forschung zu diesem Thema. Dennoch ist die Funktionsweise der verschiedenen Organe des Körpers ausgiebig untersucht worden, und es gibt nur eine Art zu beschreiben, wie sie altern: Sie verfallen schrittweise mit der Zeit. Auch die Hormone sind untersucht worden, und hier haben die Forscher festgestellt, daß ihre Konzentration im Blut, besonders die der Hypophysen- und Nebennierenhormone, interessante Veränderungen durchmacht. Wenn Menschen altern, so nimmt in ihrem Blut das Hypophysenhormon TSH (thyroid-stimulating hormone) zu, und die Konzentration des Nebennierenhormons Dehydroepiandrosteron-Sulfat nimmt zu. (Natürlich brauchen Sie sich diesen Namen nicht zu merken. Ich kenne ihn auch nur deswegen, weil ich an diesbezüglicher Forschung beteiligt war.) Die Umkehr dieser Tendenzen, die für die Umkehrung des Alterungsprozesses von großer Wichtigkeit ist, wird in Teil IV dieses Buches besprochen.

Tierversuche, die nicht unbedingt auch auf den Menschen übertragbar sind, haben in den letzten Jahren weiteres Licht auf den Alterungsmechanismus geworfen. Zum Beispiel fand man heraus, daß periodisches Fasten die Lebensdauer von Ratten verlängert. Fasten ist traditionellerweise Bestandteil vieler Kulturen und Religionen; so weist im Englischen das Wort »breakfast« (Frühstück) darauf hin, daß damit ein Fasten unterbrochen wurde. Wenn also das Fasten nachweislich einen physiologischen Nutzen hat, so könnte dieser Nachweis mit der Beobachtung in Verbindung gebracht werden, daß Fasten das Niveau des von der Hypophyse ausgeschütteten Wachstumshormons erhöht.

Eine Auswirkung des Wachstumshormons ist die Stimulierung von T-Lymphozyten aus der Thymusdrüse, die eine wichtige Rolle bei der Aufrechterhaltung der Widerstandskraft des Körpers gegenüber Krankheiten spielen. Das Altern und die damit verbundenen Krankheiten wie etwa Arthritis treten dann auf, wenn die Immunreaktion des Körpers geschwächt ist. Es ist mittlerweile auch bekannt, daß Körperübungen das Niveau des Wachstumshormons ebenfalls erhöhen. Die objektive Wissenschaft bestätigt damit eine Behauptung vieler Laien, daß regelmäßige Körperübungen und Fasten Mittel zur Verlängerung des Lebens sind. Ein gesunder Schlaf wird gleichermaßen seit eh und je als etwas angesehen, das zu längerem Leben verhilft, und es scheint nun, daß das Niveau des Wachstumshormons auch während des Schlafes ansteigt.

Es wäre verfrüht zu sagen, daß Versuche, das Niveau des Wachstumshormons durch Körperübungen, Fasten oder Nahrungsmittelergänzungen zu erhöhen, tatsächlich die Lebensdauer verlängern, doch sind die bisherigen Daten recht vielversprechend. Ich sollte darauf hinweisen, daß Fasten seine Nachteile hat, wenn es zu weit getrieben wird; so beispielsweise Protein- und Kalorienmangelerscheinungen und Schwächung des Immunsystems. Im großen und ganzen sind die Leitlinien, auf die sich die Fachleute heute geeinigt haben, die folgenden: Verringern Sie die Nahrungsmenge schrittweise über mehrere Wochen hinweg; vermeiden Sie industriell hergestellte Nahrung sowie Nahrungsmittel mit hohem Gehalt an Salz, Fett und Zucker und geben Sie zunehmend frischem Obst und Gemüse den Vorrang. Sobald Sie sich einmal auf diese neue Diät umgestellt haben, können Sie mit dem Fasten beginnen, indem Sie eine Mahlzeit am Tag auslassen oder stattdessen einfach Milch oder Saft trinken. Wollen Sie einen ganzen Tag lang fasten, so sollten Sie sich mit einem Tag pro Woche begnügen.

Ratschläge zur »Lebensverlängerung« haben auch mit Bestandteilen unserer Nahrung namens Antioxidationsmittel zu tun. Man nimmt an, daß das Altern und damit zusammenhängende Krankheiten wie Arterienverkalkung deshalb auftreten, weil »freie Radikale« im Körper erzeugt werden. Freie Radikale sind hochreaktive Substanzen, die abnormale chemische Bindungen im Körpergewebe erzeugen; sie sind das Ergebnis von Wechselwirkungen zwischen unseren Zellen und Umweltgiften, die wir durch verschmutzte Luft, Zigarettenrauch, verschmutztes Wasser und gewisse Nahrungsmittel in uns aufnehmen. Bei diesen Reaktionen wird Sauerstoff verbraucht. Es ist ratsam, Antioxidationsmittel zu sich zu nehmen, da sie der Bildung freier Radikale vorbeugen, indem sie die chemische Bindung des Sauerstoffs verhindern.

Viele dieser Antioxidationsmittel sind in naturbelassenen Nahrungsmitteln zu finden, aber ein »Lebensverlängerungsplan« empfiehlt, sie durch Zusätze zu ergänzen. Sie sind als Vitamin A, C und E, Panthothensäure und als Konservierungsmittel BHT und BHA erhältlich. Leicht erhältlich sind auch die Spurenelemente Zink und Selen sowie die Aminosäuren Zystein, Ornithin und Arginin, die ebenfalls empfohlen werden. Das ganze Thema ist jedoch noch recht wenig durchleuchtet, weswegen ich auf die in den »Lebensverlängerungsplänen« empfohlenen Tagesmengen nicht eingehen, noch sonst irgendwelche Empfehlungen aussprechen möchte. Es ist jedoch weithin bekannt, daß Konservierungsstoffe unter anderem toxische Wirkungen haben. Die Tendenz hin zu Lebensmitteln »Garantiert ohne Konservierungsstoffe« einerseits und andererseits die Nachfrage nach Kapseln, die diese Wirkstoffe enthalten, zeigt, daß unsere Kenntnisse in dieser Hinsicht nicht eindeutig sind. Die Befürworter von Vitamin E behaupten seit langem, daß es einen verlangsamenden Einfluß auf das Altern habe. Aber selbst wenn das anerkannt wäre – und nicht alle Forscher sind davon überzeugt – so ist die optimale Dosis noch längst nicht ermittelt.

Emotionaler Streß und Sorge können den Alterungsprozeß beschleunigen. Durch die neuro-endokrine Verbindung, die uns nunmehr vertraut geworden ist, werden streßvolle Gedanken in Neurotransmitter im Gehirn umgesetzt. Diese wiederum beeinflussen die Konzentration von »Streßhormonen« wie ACTH in der Hypophyse. Wenn die ganze Hormonsequenz ausgelöst wird, ist die Folge eine Schwächung des Immunsystems oder eine sogenannte Immunosuppression. Und wenn dann, wie wir schon besprochen haben, die Immunreaktion unterdrückt ist, wird der Körper wesentlich anfälliger für alle Arten von Krankheiten einschließlich Krebs. Es herrscht daher die Meinung, daß die Vorteile einer Verringerung von Streß auch die Erhöhung unserer Chancen einschließen, länger zu leben.

Langlebigkeit und Intelligenz

Wie interessant auch immer die Biochemie des Alterns sein mag, halte ich es doch für sinnvoller, etwas mehr in die Tiefe zu gehen. Zunächst einmal begannen die Forscher, nachdem sie eingesehen hatten, daß das Zentralnervensystem eine Schlüsselrolle im Alterungsprozess innehat,mit der Hypothese zu spielen, das Altern sei ein festgelegter Mechanismus. Diese Theorie gründet auf der bekannten Tatsache, daß unsere DNS den Zeitpunkt vieler unserer Lebensereignisse wie Zahnen und Pubertät vorprogrammiert. Auch stellte man fest, daß die Menge natürlicher, vom Körper erzeugter Antioxidantien weitgehend erblich bedingt ist. Dies gestattet uns zu verstehen, warum Angehörige mancher Gengruppen sich großer Langlebigkeit erfreuen und regelmäßig über achtzig Jahre alt werden.
Die Theorie besagt also, daß das Gehirn eine eingebaute biologische Uhr habe, die die Lebensdauer bestimme. Die maximale Lebensdauer für eine Spezies sei von dieser Uhr vorherbestimmt, und Umweltfaktoren seien nur dann von Bedeutung, wenn sie in einer bestimmten Weise wirkten. Die Uhr funktioniert außer im Menschen auch in Tieren: Beispielsweise endet der Lebenszyklus eines Lachses, bald nachdem er stromaufwärts geschwommen ist, um zu laichen. Dies ist eine vorprogrammierte Funktion im Zentralnervensystem eines jeden Fisches. Die Einstellung der biologischen Uhr ist genetisch festgelegt. Dieses Ergebnis hat phantastische Möglichkeiten zur Genmanipulation freigelegt, oft auch Gentechnik genannt, mit der spezifische Effekte zur Verlängerung des Lebens erzielt werden könnten. Im wesentlichen beinhaltet dies ein Umschreiben des DNS-Codes, sodaß die Uhr neu eingestellt würde. Die Möglichkeit, von der genetischen Ebene her unsterbliche Zellen zu erzeugen, regte die Phantasie vieler in diesem Feld tätiger Biologen an. Schon jetzt gibt es Techniken, um Zellen in Testbehältern zu »immortalisieren«; anders gesagt: Diese Zellen werden für immer leben.
Unsterblichkeit ist jedoch nichts Neues in der Natur. Die bescheidene Amöbe, einer der meistuntersuchten einzelligen Organismen, ist in ganz buchstäbli-

chem Sinn unsterblich. Wenn eine Amöbe zu alt wird, teilt sie sich in zwei jüngere, kraftvollere. Die ursprüngliche Amöbe stirbt also nicht; sie wird zu ihren beiden eigenen Töchtern. Wenn diese erwachsen sind, werden sie dasselbe tun. In dieser endlosen Fortpflanzung bleibt die erste Amöbe immer erhalten – es gibt keine Leichname. Ein anderer primitiver Organismus, der im Wasser anzutreffen ist, der Süßwasserpolyp, hat Unsterblichkeit auf eine andere Weise erlangt. Sein Stoffwechsel ist so schnell, daß alle seine Körperzellen innerhalb von zwei Wochen ausgetauscht werden. Seine Lebenserwartung bleibt also konstant; für ihn gibt es kein Altern und keinen Tod.

Die Intelligenz der Natur hat andere kaltblütige Spezies – gewisse Arten von Fischen und Krokodilen – mit solch niedrigen Stoffwechselraten versehen, daß ihre Zellen unaufhörlich wachsen. Diese Tiere wachsen nie aus, haben auch keine feste Höchstgröße und fallen dem Tod nur dadurch anheim, daß sie die Beute anderer Raubtiere werden. Unter den Pflanzen mögen Sequoias und Grannenkiefern zwar nicht unsterblich sein, aber unter den bestehenden Bäumen gibt es gesunde Exemplare, die zwischen zweitausend und fünftausend Jahre alt sind. Der Bodhi-Baum, unter dem Buddha vor dreitausend Jahren meditierte, steht immer noch als Schrein und Pilgerziel in Indien.

Wenn Wissenschaftler versuchen, Zellen mittels Microengineering zu »immortalisieren«, so verändern sie nicht den eigentlichen Inhalt der Gene, sondern lediglich den Ausdruck dieses Inhalts. Gene selbst kennen seit je das Geheimnis der Unsterblichkeit. Sie sind die eine lebende Instanz in uns, die niemals stirbt. Zwar mögen Mutationen stattfinden, die den Ausdruck der Gene über die Jahrtausende hinweg verändern, aber die Gene selbst leben ewig.

Dies wurde mir in sehr spektakulärer Weise deutlich, als meine Frau vor vierzehn Jahren mit unserem ersten Kind schwanger war. Eine routinemäßige Blutuntersuchung ergab, daß sie leicht an Blutarmut litt. Ich nahm an, daß sie etwas Eisenmangel hatte, aber aus Neugier untersuchte ich unter dem Mikroskop Ritas Blutprobe. Als ich einige seltsame Formen bei ihren roten Blutkörperchen sah, befragte ich einen Pathologen in unserem Krankenhaus, der sofort eine »milde mediterrane Anämie« diagnostizierte. Eine gründlichere Untersuchung ergab, daß Rita, wie er sagte, die Thalassemia minor hatte.

Die Thalassämie ist eine in den Mittelmeerländern verbreitete Blutkrankheit, aber meine Frau kommt aus New-Delhi und hat keine bekannte Verwandtschaft außerhalb dieses Teiles von Indien. Ich ging in die Bibliothek und stellte bei Epidemiologen und Forschern in Indien Nachforschungen an. So erfuhr ich, daß es einen »Thalassämie-Gürtel« gab, der von Makedonien im Norden von Griechenland bis hinüber in eine Gegend verlief, die Multan heißt und im heutigen Pakistan liegt. Es stellte sich heraus, daß Ritas Urgroßvater von Multan nach Indien eingewandert war. Auch folgt dieser Thalassämie-Gürtel ungefähr der Route, auf der die Armeen Alexanders des Großen mehr als drei Jahrhunderte vor Christi Geburt entlanggezogen waren.

Wie ich so dasaß und zum hundertstenmale durch mein Mikroskop diesen kleinen Streifen Blut betrachtete, dort, im schmuddeligen Labor eines Stadtkrankenhauses in New Jersey, überkam mich die Wirklichkeit der Unsterblichkeit mit einem plötzlichen Gefühl der Erheiterung. Die Gene in den Adern meiner Frau hatten in aller Harmlosigkeit alles überlebt – die Demütigung Alexanders am Ufer des Indus, die Bergpredigt, die Zerstörung von Pompeji, die Kreuzzüge, Napoleons Rückzug aus Moskau, Jahrhunderte der Revolutionen und das Auf und Ab der Geschicke, das kein Mensch und nur wenige Ideen überlebt haben – diese Gene, auf die ich starrte, hatten unverändert fortgelebt, während alles andere dem Wandel anheimgefallen war. Sie hatten das Getümmel der Jahrhunderte überdauert, sie lebten weiter in meiner Frau fort und sind nun auf meine Kinder übergegangen. Ganz gewiß bedürfen wir keines überzeugenderen Beweises für Unsterblichkeit – Gene sind ihre lebendige Verkörperung.

Sollten wir uns Gene als physische Strukturen oder als einzigartige Ausdrücke von Wissen vorstellen, als Intelligenzimpulse? Sie sind beides. Sie sind physisch, denn wir können sie sehen und ihre Struktur in Gestalt chemischer Bestandteile analysieren. Aber wie auch anderes lebendes Gewebe transzendieren Gene ihre bloße physische Natur. Ihre Existenz ist stets in dynamischer Wechselbeziehung mit der Natur als Ganzem. Sie fügen sich in denselben Strom der Evolution, der das Universum aufrechterhält, ganz gleich, ob es sich um die Größenordnung von Mikronen oder von Galaxien handelt. Gene sind materialisierte Information. Sie sind der konzentrierteste physische Ausdruck von Wissen, das seit jeher bestand. Und dennoch erhalten sie das Leben hier und jetzt – sie sind die am weitesten entwickelte Einrichtung der Natur, mit der diese dem Unwandelbaren erlaubt, sich in jedem Moment zu wandeln. Wie unsere Gedanken werden unsere Gene nach diesem gegenwärtigen Moment nie wieder dieselben sein, aber ihre chemische Stabilität ermöglicht es, daß alle diese unzähligen Augenblicke sich verweben zu einer Spanne lebendiger Zeit – einem Menschenleben.

Die Gene haben in unseren Zellen eine Heimstätte gefunden, ihre Lehr- und Wanderjahre machten sie jedoch im Kosmos: Äonen waren notwendig, damit das Universum »lernen« konnte, wie Wasserstoff herzustellen war, Kohlenstoff und die übrigen Elemente im periodischen System, danach organische Moleküle von zunehmender Komplexität und schließlich, wie ein geeigneter Lebensraum – unser Planet – einzurichten war, damit das Leben sich in unbegrenzter Freiheit entfalten konnte. All dies wurde nutzenbringend erlernt, und jegliches Bit von Information, welches für das derzeitige Endprodukt – die Menschheit – wichtig ist, wurde in den menschlichen Genen gespeichert. Allen Anzeichen ist zu entnehmen, daß dieser Prozeß weitergehen wird.

Unsere Gene haben also eine Lektion in Unsterblichkeit bekommen. Wenn wir Unsterblichkeit auf anderen Ebenen unserer Intelligenz begreifen wollen, so werden wir einen Erfahrungsmodus finden müssen, der sich weder auf das »Nachdenken« beschränkt, noch unbedingt alles sehen und anfassen will. Unsere alltägliche Abhängigkeit von Sinneswahrnehmung und Denken ist ständig mit dem beschäftigt, was wir Zeit nennen. Da nun das Altern mit dem Vergehen von Zeit Hand in Hand geht, müssen wir zunächst einen klareren Begriff von Zeit haben, um dann einen klareren Begriff des Alterns zu bekommen. J. Krishnamurti, ein weiser indischer Denker und Lehrer, nannte die Zeit »den psychologischen Feind des Menschen«. Da wir fast alle Angst vor dem Altwerden haben, ist dem kaum zu widersprechen. Was aber ist Zeit? Krishnamurti sagt schlicht: »Denken ist Zeit«. Für den Patienten, der das Altern seines Körpers und Geistes erlebt, oder für den Arzt, der die Symptome des physiologischen Wirkens der Zeit behandelt, ist das eine faszinierende Idee. Sie fordert uns auf, Zeit als ein Konzept wahrzunehmen.

In seinem Buch *Die Medizin von Raum und Zeit,* das ich sehr empfehlen möchte, schreibt Dr. Larry Dossey:

> *Wir klammern uns an die Idee einer realen Zeit – einer Zeit, die fließt und in Vergangenheit, Gegenwart und Zukunft unterteilt werden kann. Unser Glaube an eine lineare reale Zeit liegt unseren grundlegenden Vorstellungen von Gesundheit und Krankheit, von Leben und Sterben zugrunde. Aber diese Art des Denkens stammt aus einer älteren Wissenschaft.*

Die von ihm erwähnte Wissenschaft wurde durch Einsteins allgemeine Relativitätstheorie ungültig, die uns zwang, Zeit, Raum und menschliche Sinnesorgane als eingebunden in ein ununterbrochenes Kontinuum anzusehen. Um die »Wirklichkeit« der Zeit zu betrachten, muß man das Bewußtsein betrachten, das sie wahrnimmt, sowie die ganze Natur, in der beide beheimatet sind. Wir – Sie und ich – haben die Zeit erzeugt. Sie ist ein geistiges Hilfsmittel, ein Konzept zur Messung der relativen Positionen existierender Dinge. Wir sollten Zeit nicht länger als eine eigenständige Instanz betrachten. Sie ist nurmehr ein Partner im Raum-Zeit-Kontinuum, und spezifische Veränderungen in diesem Kontinuum können auch die Zeit verändern. Einstein postulierte als erster, daß, wenn man mit Lichtgeschwindigkeit (also mit etwa 300000 Kilometern in der Sekunde) reist, man die Zeit verlangsamt bzw. »ausdehnt«. Das bedeutet, daß, wenn man eine solche Geschwindigkeit lange genug aufrechterhalten könnte, um den nächsten Stern zu erreichen, und man dann nach drei Jahren zurückkäme, man entdecken würde, daß auf der Erde einundzwanzig Jahre vergangen sind. Dies wäre Wirklichkeit für die Zellen unseres Körpers, die jünger wären als die Zellen derer, welche die Reise nicht mitgemacht hätten. Wir hätten das Altern als ein relatives Phänomen erlebt.

Darin steckt mehr als nur ein Rätsel der Hochgeschwindigkeitsphysik. Dr. Dossey fährt fort:

Sterblichkeit, Geburt, Tod, Langlebigkeit, Krankheit und Gesundheit – diese Ideen sind von uns unbewußt konstruiert. Wir sehen in ihnen eine absolute Zeit verkörpert, von der wir annehmen, daß sie Teil einer äußeren Wirklichkeit ist. Aber wenn Einstein damit recht hatte, daß alles Wissen über die Wirklichkeit mit unserer Erfahrung beginnt und endet, dann gibt es keine äußere Wirklichkeit, aus der diese Ereignisse einen Sinn bezögen. Unser Wissen über Gesundheit beginnt und endet mit unserer Erfahrung.

Gesundheit, Krankheit, Leben und Tod sind also keine absoluten Werte; sie sind in uns enthalten und haben in uns ihren Ursprung. Die Weise, wie wir uns sehen, macht uns zu dem, was wir sind. Wenn wir nur unsere Betrachtungsweise der Dinge ändern könnten, so könnten wir tatsächlich alle Begriffe und damit alle Wirklichkeiten von Leben, Altern und Sterblichkeit ändern und schließlich Unsterblichkeit sehen – *denn es sind unsere Begriffe, welche diese Wirklichkeiten erzeugen.* Zu dieser Schlußfolgerung kommen wir, sobald wir begreifen, daß es eigentlich unsere Gedanken und unsere Sichtweise sind, die das gesamte materielle Universum strukturieren.
Denken Sie einen Moment darüber nach. Woraus besteht Ihr Körper? Er besteht aus Geweben und Zellen, die auf einer feineren Skala nichts anderes sind als die geordnete Struktur von Molekülen und Atomen. Noch kleiner sind die subatomaren Teilchen, die seit Anbeginn der Zeit bestehen. Sie wurden nicht zu Ihrer Geburt geschaffen und sie werden auch nicht sterben, wenn Ihre Zellen zerfallen. Sie sind ein Bestandteil der Materie des Universums und deshalb Teil des Raum-Zeit-Kontinuums. Es ist nur ihre jetzige spezifische Anordnung, die das ausmacht, was Sie jetzt sind. Und in Wahrheit ist dieser Körper, der Ihnen eigen ist, heute nicht aus denselben Teilchen zusammengesetzt wie noch vor wenigen Jahren. Dank der ständigen Ersetzung alter Zellen durch neue, alter Materie durch neue, ordnet sich Ihr Körper zu ständig neuen Strukturen.
Sie sollten sich also Ihren Körper nicht als eine »gefrorene Skulptur« vorstellen, sondern als Fluß. Heraklit, ein Philosoph der griechischen Antike, hinterließ uns den Satz, der unser Wesen seit Jahrhunderten beschreibt: »Du kannst nicht zweimal in denselben Fluß steigen, denn ständig fließt neues Wasser darin.« Die Analogie des Flusses ist besonders schön und angebracht. Solange der Fluß des Wandels in uns frisch bleibt, werden wir vollkommen gesund sein. Altern ist das Stagnieren dieses Flusses. Es gibt irgendwo eine Grenze für das, was Sie auf der physischen Ebene für Ihren Körper tun können, jenseits derer es nötig ist, ganz natürlich mit ihm umzugehen, und das heißt weise sein. Ich denke an die menschliche Physiologie, wenn ich das lese, was Hermann Hesse in seinem *Siddhartha* schreibt: »Liebe dieses Wasser! Bleibe bei ihm! Lerne von ihm!« Da er über sich selbst etwas erfahren wollte, blieb Siddhartha beim Fluß; er

wollte von ihm lernen, er wollte ihm zuhören. Wer dies Wasser und seine Geheimnisse verstünde, so schien ihm, der würde auch viel anderes verstehen, viele Geheimnisse, alle Geheimnisse.
Von den Geheimnissen des Flusses aber sah er heute nur eines, das ergriff seine Seele. Er sah, dies Wasser lief und lief, immerzu lief es, und war doch immer da, war immer und allezeit dasselbe und doch jeden Augenblick neu! O wer dies faßte, dies verstünde! Er verstand und faßte es nicht, fühlte nur Ahnung sich regen, ferne Erinnerung, göttliche Stimmen.

Wie dieser Fluß ist Ihr Körper immer derselbe und dennoch in jedem Augenblick neu. Sie sind keine absolute, statische Materie. Die Materie war einst interstellarer Staub, und die Natur hat künftig andere Verwendung dafür im Kosmos. Jetzt aber befinden sich der Kohlenstoff in Ihren Knochen und der Sauerstoff in Ihrem Blutplasma durch Verdauung, Atmung und Ausscheidung in dynamischer Wechselwirkung mit der Welt. Für jedes Atom, das zu Hause ist, befindet sich ein anderes auf Wanderschaft, und ein drittes kommt gerade an. Wenn also Ihr materieller Körper nicht den Rang des »wirklichen« Ich einnimmt, da er zu sehr dem Fließen des Wassers hangabwärts oder den Essensresten gleicht, die in den Abfalleimer wandern, was ist dann das wirkliche Ich?
Das wirkliche Ich ist die *Anordnung,* die *organisierende Kraft,* das *Wissen,* die *Intelligenz,* der Bewußtseinsimpuls, der die Materie anweist, Ihnen Ausdruck zu verleihen. Das ist die einzige Wirklichkeit, die es wert ist, als Ihr Ich in seiner Ganzheit angesehen zu werden. Sie ist nicht-materiell, ganz, dynamisch und zugleich von höchster Stabilität und unendlich in ihrer Fähigkeit, sich zu entwickeln. Durch ihre eigene unendliche Ausdrucksvielfalt bewirkt sie die Erscheinung von Wandel, scheint sie sich zu entwickeln, zu verfallen und schließlich zu sterben. Aber im Grunde bleibt sie hinter der Erscheinung des Wandels bestehen, denn Intelligenz steuert den Wandel.
Wir werden in der Folge noch erörtern, wie die moderne Naturwissenschaft durch die sogenannte Quantenphysik dies alles in meßbaren Werten erklärt. Für den Moment brauchen wir nur zu sehen, daß menschliche Intuition zu solchen Erkenntnissen schon vor vielen Jahrhunderten gelangte. Die Bhagavad Gita spricht über das eigentliche Wesen des Menschen und erklärt:

Nie wird er je geboren und auch nie vergeh'n,
In seinem Sein hört nie er zu bestehen auf.
Geboren nicht, fortdauernd, ewig und uralt,
Wird nimmer er getötet, wenn dies dem Leib geschieht.

Nicht schneiden Waffen ihn,
Noch brennt ihn Feuer,

Noch netzt das Wasser ihn,
Noch dörret ihn der Wind.

Er ist unendlich, alldurchdringend,
Fest und immer gleich.
Unmanifest wird er genannt,
Undenkbar, unveränderlich.

Das *Er* in diesem Zitat ist dann die Intelligenz. Sie handelt als die formschaffende Kraft in Ihnen und *ist* deshalb das wirkliche Ich. Um die Kräfte zu beschreiben, die sie als dem Universum zugrundeliegend betrachtet, benutzt die Naturwissenschaft den Begriff des *Feldes*. Genauso wie ein Magnetfeld Eisenspäne auf einem Blatt Papier zu einem bestimmten Muster anordnen kann, kann auch das kollektive Feld des Universums den Körper wie den Geist organisieren – und hat es getan. Aus diesem Feld gehen alle für die Schöpfung nötigen Impulse hervor. Was immer lebt und stirbt, nimmt an diesem Feld teil und verläßt es nie. Maharishi Mahesh Yogi bezeichnet es schlicht als ein »Feld aller Möglichkeiten«.

Ich bin bei der Betrachtung des Alterungsproblems weit gegangen, obgleich ich sehr wohl wußte, daß wir damit sehr weit über Hormonniveaus und Mittel zur Lebensverlängerung hinausgehen würden. Wir haben schon zu Beginn des Buches bei der Betrachtung von Krankheitsprozessen festgestellt, daß Gesundheit ihren Sitz auf der Ebene des »Selbst« hat. Nun sind wir beim Selbst angelangt – es ist unsere bewußte Intelligenz. Wenn wir sie in den Dienst überkommener Annahmen stellen, die auf Jahrhunderten leidvoller Erlebnisse gründen, dann sind Krankheit und Altern unser unausweichliches Los. (Wenn wir unseren Kindern gegenüber ehrlich sein wollen, so täten wir gut daran, sie über ihr schlechtes Erbe aufzuklären.) Aber ich meine, daß unser gegenwärtiges Evolutionsstadium, das Dr. Salk als das Überleben des Weisesten vorstellte, uns stattdessen zu einer Erweiterung des Selbst führen wird.

Diese Erweiterung wird ohne Mühe vonstatten gehen, da sie von innen kommt. Aber die Haltung, die den Boden für eine neue Saat vorbereitet, ist die Bereitschaft zu wachsen. Krankheit und Altern dauern infolge von Mythen und Vorurteilen fort, welche die Menschen geradezu in den Verfall hineinstoßen. Unser gegenwärtiges Glaubenssystem – also das, was wir von unseren Körpern erwarten – entstand aus jahrhundertelanger Konditionierung und Indoktrinierung. (Die meisten von uns erinnern sich wohl noch an den Schock, den wir verspürten, als sich herausstellte, daß Akupunktur tatsächlich wirkte. Waren wir nicht alle bis zu diesem Zeitpunkt sicher gewesen, daß zu einer Operation gezwungenermaßen chemische Anästhesie gehörte?) Unser Glaubenssystem hat sehr tiefe Wurzeln in unsere Physiologie geschlagen, und deshalb nennen wir es »wahr«. Der Durchschnittsmensch verfällt und wird rasch altersschwach aufgrund dieser Tatsache, während derjenige, dem es gelingt, lange und in voller Frische bis an sein Ende zu leben, als ungewöhnlich betrachtet wird. All dies kann und wird sich durch die psychophysiologische Verbindung ändern. Was auch immer unsere Gedanken und Glaubenssätze sein mögen, sie alle werden durch das Zentralnervensystem vermittelt – auf diese Weise haben die bisherigen Gedanken überhaupt erst Wurzeln geschlagen. Wenn die Botschaften aus dem Zentralnervensystem geändert werden, dann hat der Körper keine andere Wahl, als sich ebenfalls zu verändern. Wir müssen also zuerst die Reste und Relikte abgetragener Ideen hinauswerfen – wir müssen gewillt sein, für immer vollkommen gesund zu sein. Damit wird sich die gesammelte Intelligenz von Körper und Geist, erleichtert über ihre Befreiung, auf eine neue Evolutionsebene erheben. Die Tendenz in diese Richtung ist schon vorhanden, sonst würden Bücher wie dieses nicht geschrieben werden. Das nächste, worüber wir sprechen müssen, ist deshalb, wie unsere Erwartungen in bezug auf uns selbst aussehen könnten.

20 Der Weg zum eigentlich Menschlichen

Der Mensch hat sich über die Jahrmilliarden hinweg vom Einzeller bis zu einem Wesen mit unendlichem Potenzial entwickelt. Heute steht er auf der Schwelle zu neuen und kühneren Entdeckungen. Aber keine Entdeckung in der Natur findet statt, ohne daß sie sich zunächst im menschlichen Geist anbahnt. Der Zustand unseres Geistes führt unmittelbar zum Zustand der Welt, die wir für uns gestalten. Die Technologie der Muße kommt aus dem Wunsch, dem Körper Bequemlichkeit zu geben. Die Technologie der Forschung entstammt der Unzufriedenheit mit den Begrenzungen unseres Seh-, Hör- und Tastsinns. Jeder Wunsch hat ein Mittel zum Erreichen seines Zieles gefunden, da Wunsch und Handlung gleichzeitig entstehen. Es ist das, was wir meinten, als wir an früherer Stelle über die »organisierende Kraft« sprachen, die jedem gültigen Wissensteilstück innewohnt.

Nun sind wir an dem Punkt angelangt, wo unser Wunsch nach vollkommener Gesundheit und Langlebigkeit erwacht ist. Welcher Entdeckung bedurfte es dafür? Unsere Aufmerksamkeit galt in der Vergangenheit der medizinischen Technologie – mit brillanten Ergebnissen. Wir haben fast allen Kinderkrankheiten den Garaus gemacht; wir können Schmerzen so weit stillen, daß moderne Operationsmethoden entstehen konnten, und wir haben ganze Bevölkerungen dazu erzogen, sauberer Luft und keimfreiem Wasser Priorität zu geben, was nach Meinung mancher Fachleute mehr zur Verlängerung der Lebensdauer beigetragen hat als alle medizinischen Vorbeugungsmaßnahmen zusammen. Wenn unsere Gesellschaft noch immer physisch leidet, so muß die Ursache anderswo liegen. Wir werden bald erfahren, ob unsere Richtung die richtige ist, denn die Evolution macht in reichlichem Maße deutlich, daß, wo immer im Leben Fortschritt erzielt wird, der Wunsch und das Mittel zu seiner Verwirklichung von der Natur gleichzeitig gefördert werden.

Eine andere Beobachtung, die wir leicht machen können, ist die, daß es schon heute manchen Menschen gelingt, lange und gesund zu leben. Der Psychologe Abraham Maslow widmete sein Leben der Beobachtung solcher Menschen – Maslow nannte sie »selbstverwirklicht« –, da er fühlte, daß eine auf der Beobachtung Kranker gegründete Psychologie, was ja klinische Psychologie und Psychiatrie im wesentlichen beide sind, nicht die Antwort auf das geben konnte, was er wissen wollte: Wie kann der Mensch weiterwachsen? Die Antwort auf diese Frage, so fand Maslow heraus, ist nicht bloße Zukunftsmusik oder schlicht unmöglich. Notwendig ist nur, daß wir alle wie die Besten unserer Zeitgenossen werden.

Die von Maslow beobachteten Personen hatten in ihrem Leben schon sehr viel erreicht und genossen großes gesellschaftliches Ansehen. Ihre Fähigkeiten, zu denken, zu schreiben, zu malen, zu komponieren, zu heilen, zu verwalten, waren denen der anderen offenbar überlegen. Aber Maslow wandte seine

Aufmerksamkeit dem inneren Menschen zu, und was er herausfand, gibt unseren Gedanken über uns selbst eine neue Richtung. Zunächst stellte er fest, daß es sich um eine Gruppe von Menschen handelte, die tatsächlich gesünder, glücklicher und weiser waren als der Durchschnitt. Nicht nur waren sie der Ansicht, daß das Leben anzunehmen war, wie es sich bot, sie vertrauten auch auf sich selbst als Schöpfer ihrer eigenen Existenz. Die erste Voraussetzung dafür war, daß solche Menschen an das Gute des Selbst glaubten. Das Bemerkenswerte an diesem Glauben war, daß er sie durch viele äußere Schwierigkeiten geleitete. Denn Maslow fand heraus, daß immer dann, wenn selbstverwirklichte Menschen äußeren Problemen gegenüberstanden, sie sich für deren Lösung nach innen wandten. In den weitaus meisten Fällen lag die Lösung dort bereit.

Diese wenigen Menschen – Maslows Ansicht nach stellen sie weniger als ein Prozent der Bevölkerung dar – haben die psychophysiologische Verbindung auf ihre eigene Art entdeckt. Und wichtiger noch ist, daß aufgrund ihrer positiven Einstellung sich selbst gegenüber ihr Geist und Körper zusammenwirken, um Gesundheit zu erzeugen. Sie ist für sie natürlich und einfach. Wie Maslow sagte: »Was solch ein Mensch will und genießt, ist wahrscheinlich auch genau das, was für ihn gut ist. Seine spontanen Reaktionen sind so situationsgemäß, effizient und richtig, als seien sie im voraus durchdacht worden.«

Wie sieht im allgemeinen das Leben für solche Menschen aus? Bei der Beurteilung dessen, was sie taten, fand Maslow eine große Vielfalt in dem, was ihnen *widerfuhr.* Sie hatten jedoch die Einstellung gemein, daß sie alle etwas aus sich selbst heraus schufen. Die materielle Welt gab ihnen nichts, was den wunderbaren »Gipfelerfahrungen« vergleichbar war, durch die sie in einen Bereich innerer Freiheit und Kreativität erhoben wurden. Dies waren ihre Momente der Entdeckung und Inspiration. Diese Menschen hatten keinen willentlichen Zugang zu solchen Momenten, die kamen und vergingen. Außerhalb ihrer Gipfelerfahrungen litten selbstverwirklichte Menschen, wurden altersschwach und fühlten sich bisweilen verwirrt, so wie alle anderen auch. Aber die Gipfelerfahrungen reichten aus, um sie als mehr oder weniger außergewöhnliche Menschen hervorzuheben. Außer kreativ und freudevoll zu sein, sind diese Momente – so berichtet Maslow – auch solche vollkommener Gesundheit.

Hier liegt also der Schlüssel. Sobald einmal eine Gesellschaft sich auf die Stufe der Besten erhebt, die sie schon hervorgebracht hat, wird vollkommene Gesundheit lebendige Wirklichkeit. Gesunde, kreative Menschen sind unsere »Übermenschen«, Beispiele für das Voranschreiten menschlicher Evolution in die Richtung einer erweiterten Existenz und größeren Glückes. Ich weiß wohl, daß das Wort »Übermensch« für viele von Ihnen einen häßlichen Klang hat – gewiß ist es in der Vergangenheit sehr mißbraucht worden –, aber ich greife absichtlich darauf zurück, denn es ist offensichtlich, daß wir nicht voranko mmen können, solange wir nicht anerkennen, daß es eine sehr viel höhere Ebene als die des Alltags gibt. Bedeutsamerweise stellte Maslow fest, daß schwache Menschen, solche also, die sich mit ihrer Neurose, Krankheit oder Unzufriedenheit als etwas »Normalem« abgefunden haben, alle durchweg Angst davor hatten, stärker zu werden. Sie gehen sogar denjenigen aus dem Wege, die eindeutig gesund, erfolgreich, liebevoll und weise sind. Mit einem Wort: Sie haben Angst davor zu wachsen.

Wie wir noch später in diesem Buch sehen werden, ist die Möglichkeit, sich auf eine höhere Ebene zu erheben, für jeden durchaus real. Es bedarf dazu keines Kraftaktes oder eines Opfers. Es verlangt kaum mehr als die Veränderung unserer Vorstellungen davon, was normal ist. Beziehungsweise bedeutet es, um es mit Maslows Worten auszudrücken, daß wir unsere Gipfelerfahrungen so beherrschen, daß wir sie Tag um Tag aufrechterhalten können. Immer auf dem Gipfel zu sein, heißt, daß wir uns ständig in einem Zustand vollkommener Gesundheit befinden. So phantastisch Gipfelerfahrungen sich auch anhören mögen – da ist von Gefühlen absoluter Freiheit die Rede, von innerer Erfüllung, von Glück ohne jeglichen Zweifel, von einem ununterbrochenen Strom von Liebe und Kreativität –, auf dem Weg zum Gipfel gehen wir immer der Nase nach. Ständiges Wachstum führt, sofern man es nur zuläßt, schließlich zum Gipfel.

Der bedeutsame Unterschied zwischen Mensch und Übermensch ist, daß der Mensch mechanisch ist und sich damit abfinden muß. Die Handlungen gewöhnlicher Menschen sind völlig voraussagbar, und in dieser Hinsicht existieren sie als bloße mechanische Einrichtungen. Wenn man einen Reiz anwendet, erhält man die erwartete Reaktion. Was in der östlichenPhilosophie als die »Knechtschaft des Selbst« bezeichnet wird, ist nichts Mysteriöses; es ist die Angewohnheit der meisten von uns, ständig denselben Gedankengeleisen zu folgen. Wenn Sie mit sich selbst ehrlich sind, so werden Sie bemerken, wie mechanisch Sie sich die ganze Zeit verhalten. Dieses Verhalten wird von Gedankenmustern bestimmt. Nichts außerhalb von uns kann diese Gedanken wirklich verändern; sie werden lediglich ausgelöst, und wir erleben dann, daß etwas uns ärgerlich, traurig, glücklich oder ekstatisch »gemacht« hat.

Wir könnten tatsächlich einige der klügsten Köpfe unserer Zeit nehmen, Menschen, die wir als weit über der Norm stehend ansehen, und würden bei ihnen dasselbe feststellen. Widersprechen Sie ihnen und Sie werden sehen, wie sie sich erregen. Loben Sie diese Menschen und sehen Sie, wie glücklich sie sind. Kritisieren oder verspotten Sie diese Menschen oder machen Sie sich über sie lustig und Sie werden sehen, wie ärgerlich und niedergeschlagen sie werden und sich zurückziehen. Loben Sie diese Menschen, preisen Sie ihre Erfolge und sehen Sie, wie sie vor Stolz förmlich anschwellen.

Menschen, die sich über ihre mechanische Denkweise erheben können, besiegen sie nicht. Wie Maslow feststellte, sind selbstverwirklichte Menschen bereit, die Welt als solche anzunehmen, und neigen dazu, über ihren eigenen mechanischen Reaktionen auf das Leben zu stehen. Dieses Darüberstehen war auch der Grund dafür, daß sie so tiefe Liebe und wahres Mitgefühl empfinden und wirkliche Weisheit vermitteln konnten. Wir sehen das eher als widersprüchlich an, doch ist es das nicht. Wenn man in seine eigenen Nöte verstrickt ist, so wird man sie für bare Münze halten und zum Maßstab aller Dinge machen. Akzeptieren wir sie jedoch als einen Teil des Lebens und glauben wir daran, daß alles sich zum Besten wenden wird, dann öffnet sich uns eine erweiterte Welt. Niemand hat jemals eine neue Welt gefunden, indem er sich Sorgen darüber machte.

Wie also gehen wir vor, damit wir ständig in die Richtung vollkommener Gesundheit wachsen?

III

Strategien zur Erzeugung von Gesundheit

Die natürliche Heilkraft in einem jeden von uns ist die stärkste Kraft bei der Genesung.
Hippokrates

21 Selbst-Bewußtheit

Worauf Sie Ihre Aufmerksamkeit lenken, das wächst. Wird Ihre Aufmerksamkeit von negativen Situationen und Gefühlen angezogen, so nehmen diese in Ihrer Bewußtheit zu. Ihre Bewußtheit ist eine Zusammensetzung all der Dinge, denen Sie Aufmerksamkeit schenken. Bei manchen Menschen wird die Aufmerksamkeit durch kleine tägliche Krisen hin und her geworfen, durch kleine Negativ-Stöße, von denen jeder einzelne unbedeutend ist, die aber insgesamt ausreichen, um die Bewußtheit zu erschöpfen. Psychiater sehen täglich Menschen in diesem Zustand, die sich über leichte Depressionen und unbestimmte Angstgefühle beklagen. Bisweilen bezeichnen sie diesen Personenkreis als »die besorgten Gesunden«. Gesund sind sie aber gerade nicht. Ihre innere Erfahrung, ihre Bewußtheit ist Hilflosigkeit. Sie erreichen nie einen Krisenzustand, aber sie bündeln auch nie ihre Energien in der erforderlichen Weise.

Wenn die Aufmerksamkeit etwas Sinnvolles findet, auf das sie sich bündeln kann, auf ein bedeutsames Ziel, so kommt sie der Erzeugung von Gesundheit einen Schritt näher. Ein Ziel gibt den Menschen etwas, wofür sie leben können – ein Projekt, ein Beruf, eine Familie –, und der Körper reagiert mit Vitalität. Diese Art von Bewußtheit füllt uns ständig erneut mit Energie auf. Der zielgerichtete Mensch wacht jeden Morgen mit der Bereitschaft auf, die jeweilige Aufgabe in die Hand zu nehmen. Wenn jedoch das Projekt fehl schlägt oder die Pensionierung eintritt oder ein Familienmitglied plötzlich stirbt, stürzen solche Menschen oft buchstäblich in Depressionen oder Krankheit. Ihre intensive Konzentration auf ein Ziel bringt sie auf lange Sicht in eine gefährliche Situation, da ihre Bewußtheit nur einen schmalen Kanal kennt. Der Strom des Lebens aber will nicht in nur einem Kanal fließen.

Der höchste Zustand der Aufmerksamkeit reicht über Ziele hinaus. Er ist nicht der Spielball von Umständen oder wird von Alltagskrisen geschüttelt. Die innere Landschaft ist heiter und vor allem still. Der Ruhe ist dort genausoviel Aufmerksamkeit zuteil geworden wie der Aktivität. Die Bewußtheit ist daher ausgeglichen, lebendig und umfassend. Wir erleben solche Menschen als zutiefst still und sehr verständnisvoll gegenüber allen Belangen des Lebens. Wenn wir in den Genuß ihrer Aufmerksamkeit kommen, so fühlen wir uns entspannt. Die von ihnen ausgehende Ruhe ist der Weisheit sehr nahe. Sie ist die eigentliche Grundlage, auf der Gesundheit aufbauen kann. Ihr Name ist Selbst-Bewußtheit.

Ein jeder, der Selbst-Bewußtheit erlangt hat, und sei es auch nur dann und wann, oder der etwas Zeit in der Nähe eines Menschen in Selbst-Bewußtheit verbracht hat, weiß, daß diese Eigenschaft nicht hoch genug bewertet werden kann. Die Macht der Gewalt und die Macht des Geldes sind neben der Macht der Selbst-Bewußtheit banal. Sie erzeugt ständig positive Haltungen, nicht, indem sie sich dafür abmüht, sondern indem sie dem Leben erlaubt, sie ihr zu bringen. Widerstand gegenüber unseren negativen Gedanken ist lediglich eine andere Form von Aufmerksamkeit, die wir ihnen widmen. Was wir beachten, das wächst. Hören wir, was der indische Denker Krishnamurti über die Nutzlosigkeit des Kampfes mit unseren negativen Gedankenmustern sagt:

> *Es ist nutzlos, Dummheit aufpolieren zu wollen, gewitzt werden zu wollen. Zunächst muß ich einmal einsehen, daß ich dumm bin, daß ich stumpf bin. Schon allein die Bewußtheit meiner Stumpfheit befreit mich von meiner Stumpfheit. Nicht wörtlich sagen »Ich bin ein Narr«, sondern vielmehr »Nun gut, ich bin ein Narr.« Dann sind Sie schon wachsam, sind Sie kein Narr mehr. Widerstehen Sie aber dem, der Sie sind, dann wird Ihre Stumpfheit immer stärker. In der Welt ist es die Krönung des Intellekts, sehr clever zu sein, sehr weltgewandt, sehr komplex, sehr belesen, aber Bücherweisheit hat nichts mit Intelligenz zu tun. Um die Dinge so, wie sie sind, in uns selber zu sehen, ohne daß es bei der Wahrnehmung dessen, was wir sind, zu einem Konflikt kommt, bedarf es der ungeheuren Einfachheit der Intelligenz.*

Krishnamurti sagt uns, daß die unschuldige und von Voreingenommenheit freie Aufmerksamkeit von größter Kraft ist. Nur Selbst-Bewußtheit weiß dies. Die sogenannten zarteren Gefühle entspringen der Quelle des Lebens; sie sind deshalb unglaublich kraftvoll. Innere Bewußtheit erzeugt Gesundheit, da sie lebendig ist. Wir brauchen uns nur das Strahlen einer jungen Mutter oder das Spielen eines glücklichen Kindes anzusehen, um diesen lebensstärkenden Zustand wahrzunehmen. Die Aufmerksamkeit erlaubt dem Leben, durch sie hindurchzufließen, und das Ergebnis muß Gesundheit sein.

Unsere mechanische Natur macht uns unaufmerksam. Unser wahres Wesen, unser Selbst, unsere Intelligenz, kann uns nicht helfen, wenn wir ihr keine Aufmerksamkeit schenken. Was Sie nicht beachten, wächst auch nicht. Wenn die Aufmerksamkeit richtig eingestellt ist – ohne Erregtheit, ohne Mühe, dann tritt Selbst-Bewußtheit von allein auf. Sie öffnet einen Kanal, durch den das Gehirn dem Körper beständig Gesundheit bringen kann. Eine einfache Art von Intelligenz wird ohne viel Aufhebens und überall im Körper spürbar. In der Gegenwart stiller Aufmerksamkeit haben solche Gefühle wie Ärger, Angst, Mißtrauen, Gier, Schuld, Intoleranz, Furcht oder Depression keinen Platz. Sie verschwinden wie Papiertiger.

Bis sie aber verschwinden, sind sie wirkliche Tiger. Solange wir ihnen unsere Aufmerksamkeit widmen, werden sie wachsen. Noch bevor wir uns aber ernsthaft mit Techniken zur Erlangung von Selbst-Bewußtheit beschäftigen, ist es schon im voraus außerordentlich gesundheitsfördernd zu wissen, daß es nutzlos ist, das zu bekämpfen, was an Negativem in uns ist. Hier beginnen alle Strategien zur Erzeugung von Gesundheit.

22 In der Gegenwart leben

Gesundheit ist das einzige, das uns das Gefühl gibt,
daß jetzt die beste Zeit des Jahres ist.
Franklin Adam

Das Gestern ist nur ein Traum, das Morgen nur eine Vision.
Aber das Heute, richtig gelebt, macht alles Gestern zu einem Traum des Glücks
und jedes Morgen zu einer Vision der Hoffnung.
Achte daher wohl auf diesen Tag.
Sanskritspruch

Haben Sie schon einmal jemanden sagen hören »Sorge macht alt«? Darin steckt enorm viel Wahrheit. Jeder von uns hat schon einmal miterlebt, daß jemand »über Nacht grau« wurde, als er in einer finanziellen oder emotionalen Krise steckte. Was genau ist dieses Gedankenmuster, das wir Sorge nennen? Es scheint eine außerordentliche Fähigkeit zu haben, viele Stunden unseres Lebens zu vergällen; wir könnten sogar sagen, daß Sorge das Altern verursacht, da sie die Zeit beschleunigt. Sorge ist ganz offensichtlich eine gewisse Denkgewohnheit, die bedeutet, daß wir uns über etwas bekümmern, das schon in der Vergangenheit geschah oder über etwas, das wir in der Zukunft befürchten. Sorge beschäftigt sich nicht mit der Gegenwart.

Schauen wir zunächst einmal auf die Vergangenheit. Niemand hat je ein Mittel entdeckt, um die Vergangenheit zu ändern. Sobald etwas geschehen ist, gibt es keine Möglichkeit mehr, es zu ändern. Es ist unauslöschlich und unwiderruflich aufgezeichnet; die Zeit hat es jenseits aller Bemühungen, etwas daran zu verbessern, hinweggeführt. Das Verweilen bei vergangenen Fehlern und Schäden ist unproduktiv. Darüber hinaus ist es schädlich, denn es bewirkt die Ausschüttung aller möglichen toxischen Substanzen in Ihr Blut, die ein Ansteigen des Blutdrucks verursachen und das Herz belasten. Die Strategie zur Entwaffnung von Sorge ist die, vergangene Fehler als das zu erkennen, was sie sind, aus ihnen zu lernen und sie dann an ihrem festen Wohnsitz in der Vergangenheit zu lassen. Wenn wir dem Jetzt unsere Aufmerksamkeit schenken wollen, brauchen wir dafür die gesunde Erkenntnis, daß die Vergangenheit für immer vorbei ist. Sorge ist die psychologische Weigerung, dies anzuerkennen. Was sie zu einem anscheinend unvermeidlichen Bestandteil des Lebens macht, ist, daß Fehler, Verletzungen, Groll und Ungerechtigkeiten einen Eindruck im Geist hinterlassen und durch die psychophysiologische Verbindung in die Physiologie sickern.

Die zweite Art von Sorge ist auf die Zukunft fixiert. Es ist die ständige Beschäftigung mit dem Vermeiden von Schmerz, wobei fruchtlose Versuche gemacht werden, die Zukunft unter Kontrolle zu bekommen. Einer meiner

Kollegen, ein Internist, gab mir ein eindrucksvolles Beispiel dieser Art des Denkens. Er hatte über die vergangenen zwanzig Jahre hinweg eine Frau behandelt, und während dieser Zeit hatte sie ihn jährlich zweimal aufgesucht, um sich einer vollständigen Untersuchung zu unterziehen. Bei jedem Kommen brachte sie große Besorgnis darüber zum Ausdruck, daß sie Krebs haben könne. Obgleich sie keinerlei Symptome dieser Krankheit zeigte, stellte sie sich immer ein ganzes Menü von Beschwerden zusammen, mit dem sie den Internisten zwang, eine Serie von Tests durchzuführen, um sie zu beruhigen, daß sie keinen Krebs hatte.

Dieses Szenario wiederholte sich Jahr für Jahr. Jedesmal tat der Internist sein Bestes, um seine Patientin zu beruhigen, daß sie keinen Krebs hatte. Und jedesmal verließ sie ihn mit der Frage »Sind Sie sicher?« Bei ihrem letzten Besuch hatte er nach allen Tests am Schluß böse Nachrichten. Er konfrontierte die Frau mit der eindeutigen Diagnose von Krebs. Worauf sie sich, gewissermaßen triumphierend, erhob und antwortete »Ich habe es Ihnen ja gesagt. Ich habe es Ihnen die ganzen letzten zwanzig Jahre gesagt.«

In ihrer Besorgnis hatte diese Frau sich lebhaft eine Krankheit eingebildet, die sie sehr stark fürchtete, und das, worauf sie ihre Aufmerksamkeit gelenkt hatte, war gewachsen. Bewußtheit selbst kann gewissermaßen Ereignisse verändern. Unser Unterbewußtsein kann recht automatisch Dinge, die wir uns lebhaft vorstellen, in Wirklichkeit umsetzen. Menschen, die sich Sorgen machen, haben sich selbst eingeredet, daß Besorgnis irgendwie die richtige Denkweise ist, damit nichts Schlimmes passiert. In Wahrheit jedoch ist Aufmerksamkeit eben Aufmerksamkeit. Wenn wir uns also lebhaft etwas vorstellen, von dem wir nicht wünschen, daß es geschieht, so wird es mit großer Wahrscheinlichkeit geschehen. Vielleicht geschieht nur etwas »fast genauso Schlimmes«; es kommt aber auf dasselbe hinaus. Wenn wir uns die Zukunft überhaupt vorstellen müssen, so sollte es eine Vorstellung erfreulicher, glückvoller und positiver Dinge sein.

Gesunde Menschen leben jedoch weder in der Vergangenheit noch in der Zukunft. Sie leben in der Gegenwart, im Jetzt, und das gibt diesem Jetzt einen Geschmack von Ewigkeit, da keine Schatten darüber fallen. Sorgen haben nichts mit der Gegenwart zu tun. Schenken wir dem gegenwärtigen Moment Aufmerksamkeit, so wächst er in seiner eigenen Fülle. Wenn wir unser Leben in einer ständigen Folge von Jetzt verbringen, dann ist die Zeit nicht der psychologische Feind des Menschen. Der Schaden, den die Sorge verursacht, wird durch die Wertschätzung dessen besiegt, was das Leben heute zu geben hat.

23 Egobefriedigung

Es ist zwar kaum zu glauben, aber ich habe mehrere Patienten, denen das Kranksein Spaß macht. Ich habe sogar solche, die um so glücklicher sind, je kranker sie werden. Eine darunter, die chronisch an einer Darmkrankheit namens Colitis ulcerosa leidet, geht durch akute Krankheitsstadien, die manchmal sehr gefährlich sind. Während der Perioden, wo sie chronisch krank ist – das heißt also meistens –, verbringt sie lange Zeit in meiner Sprechstunde, um sich zu beklagen, wie schlecht sie sich fühlt, wie sie dieses oder jenes nicht tun kann, und daß es ihr einziger Wunsch sei, einfach zu sterben.

Während der akuten Anfälle, wenn sie in wirklich gefährlichem Zustand ist, zeigt sie sich äußerst still, entspannt und bisweilen in recht aufreizender Weise sorglos. Sie mag starke Blutungen im unteren Darmtrakt haben, und ihre Blutwerte mögen hochgradige Anämie ergeben, sie aber besteht darauf, daß sie sich völlig normal fühlt. Trotz aller Ermahnungen meinerseits und von seiten ihrer Familie weigert sich sich, ins Krankenhaus zu gehen, und versichert beharrlich, daß es keinen Anlaß zur Besorgnis gebe und daß es ihr besser gehen werde. Wenn sie chronisch krank ist, sucht sie ständig Aufmerksamkeit. Ist sie aber akut krank oder tatsächlich sterbenskrank, so genießt sie die Genugtuung, daß sie keine Aufmerksamkeit suchen muß – denn sie bekommt sie ja automatisch. Die ganze Krankheit dreht sich um den Zustand ihres Ego und seines Bedürfnisses, sich wichtig zu fühlen und die ihm zukommende Aufmerksamkeit zu erhalten.

Egobefriedigung ist ein menschliches Grundbedürfnis. Mangel daran führt zu Ungleichgewicht, bisweilen sogar Störungen in den Gefühlen und in der Physiologie. Diese arme Frau, die ich behandelte, wurde krank, um ihr Ego zu befriedigen. Ihr äußerst riskantes und ungesundes Vorgehen, um Egobefriedigung zu erlangen, war eine enorme Belastung für ihr System. Dieser Zustand ist das Gegenteil dessen, was Abraham Maslow beschrieb, als er sagte, daß wirklich gesunde Persönlichkeiten das brauchen und genießen, was sich als gut für sie erweist.

Als Arzt sehe ich tagtäglich Patienten, deren Beschwerden je nach ihren Egobedürfnissen stärker oder schwächer werden. Anders gesagt, steht der Beginn eines Krankheitsprozesses in enger Verbindung mit dem Mangel an Egobefriedigung. Was sind diese Mängel? Es sind recht alltägliche Dinge: fehlendes Selbstwertgefühl, fehlende Wertschätzung, fehlende Bestätigung und Zuspruch, fehlende Liebe.

Unser Ego ernährt sich von Wertschätzung, Zuspruch und Liebe. Wir finden es leichter, mit einem Vitaminmangel im Körper zurechtzukommen als mit mangelnder Egobefriedigung, die für die meisten Menschen tatsächlich bei weitem wichtiger ist. Wenn ein menschliches Grundbedürfnis nicht erfüllt wird, so kann dies unheilvolle Folgen haben: Krankheit und Siechtum. Sehen wir uns um, so können wir sofort feststellen, daß glücklichen und gesunden Menschen reichlich Liebe, Wertschätzung, Lob und Anerkennung zuteil wird. Eine Annahme, die sich in unserer Gesellschaft dem Geben von Anerkennung in den Weg stellt, ist die, daß man andere nicht loben oder ihnen das Gefühl von Wichtigkeit geben soll, da ihnen das angeblich ein falsches Gefühl von Überlegenheit oder Selbstzufriedenheit gibt. Die Psychologie hat wiederholt nachgewiesen, daß diese Einstellung unrichtig ist. Lob, Liebe und Anerkennung führen zu einem ausgeglichenen und gesunden Selbstwertgefühl. Ohne sie schwankt das Ego ständig zwischen übertriebenen Gefühlen von Wertlosigkeit und übertriebenen Phantasien der eigenen Wichtigkeit.

Unglückliche, ungesunde Menschen, die am meisten nach Aufmerksamkeit hungern, scheinen sie nie zu bekommen. Der Analyse dieses Zusammenhangs und dem Versuch, korrigierend einzugreifen, ist erhebliche klinische Aufmerksamkeit zuteil geworden. Meines Erachtens ist die Antwort einfach und der Lösungsweg direkt. Entsprechend einer ihrer meistbekannten Formulierungen ist die Technik zur Egobefriedigung die folgende: »Wie du willst, daß man dir tu', also füg' auch andern zu.« Wenn Sie Lob wollen, loben Sie andere. Fühlen Sie sich nicht genug anerkannt, so richten Sie mehr Anerkennung an die Menschen um sich herum. Wenn Sie nach Liebe dursten, so erlauben Sie sich, selbst liebevoller zu sein. Wenn Sie nach Wichtigkeit suchen, so geben Sie anderen das Gefühl, wichtig zu sein, und meinen Sie es ehrlich damit.

An dieser Technik ist nichts neu. Jede Weisheitstradition enthält irgendeine Version von »Wie du säest, so wirst du ernten.« Das Problem dabei ist selbstverständlich, daß die Erkenntnis und das Handeln danach zweierlei Dinge sind. Überall sind Schulen für positives Denken entstanden, so daß jeder lernen kann, wie er die enorme Kraft des Gebens anwenden kann, um zu erhalten. Für einige wenige Menschen ist positives Denken wie eine zweite Haut und wirkt daher auch. Aber der Geist reicht viel tiefer als Gedanken an der Oberfläche oder sogar Gedanken über das Denken. Auf seiner tiefsten Ebene erntet der Geist *unverzüglich* das, was er sät. Jeder Gedanke wird automatisch in einen Funktionsmodus der Physiologie übersetzt. Ist das Zusammenwirken von Geist und Körper harmonisch, so wird der Strom des Lebens selbst eine volle Wertschätzung des Lebens mit sich bringen. Egobefriedigung wird uns als eines der natürlichen Geschenke von Gesundheit zuteil. Für eine weitaus größere Anzahl von Menschen sind die Hindernisse für Egobefriedigung sehr real. Erfahren werden sie als Zweifel, Sorge, Schuldgefühle, Lustverweigerung und ständiges Nachdenken über das Selbst. Es sind die Inhalte eines schlechten Gewissens. In ihrem Bann kann das Ego nur auf Abwegen Befriedigung erlangen. In diesem Sinne erscheinen sämtliche Neurosen und selbstzugefügte Krankheiten als Ab- und Umwege. Damit überhaupt der gerade Weg sichtbar wird, muß Selbst-Bewußtheit vorhanden sein.

24 Die Bedeutung von Zufriedenheit am Arbeitsplatz

Arbeit sollte wie ein Gebet durchgeführt werden.
Napoleon Hill

Nach verschiedener Richtung gehen ja die Kenntnisse, die Berufe der Menschen auseinander: Der Zimmermann wünscht Bauholz, der Arzt ein Gebrechen, der Hohepriester einen Somaopfernden.
Rig Veda

Zahlreiche Untersuchungen an verschiedenen medizinischen Forschungszentren sind übereinstimmend zu dem Ergebnis gekommen, daß Berufstätige, die mit ihrer Arbeit zufrieden sind, länger und gesünder leben. Wir verbringen ein Drittel unseres Lebens mit der Ausübung unseres angenommenen Berufes. Wenn wir bei der Arbeit unglücklich sind, so wird sich das unweigerlich auch auf die Freizeit auswirken. Es wird uns unweigerlich die ganze Zeit unglücklich und damit anfällig für Krankheiten und körperlichen Verschleiß machen.
Immer wieder sehe ich Patienten in meiner Sprechstunde, deren gesundheitliche Probleme ich direkt auf ihre Unzufriedenheit am Arbeitsplatz zurückführen kann. Sie hassen geradezu, was sie tun, und verbringen ihre Arbeitszeit voller Feindseligkeit, Groll und Frustration und bringen es zu nicht sehr viel, weder am Arbeitsplatz noch im Leben. Zu Hause angelangt, finden sie es immer schwieriger, sich von ihrer Betriebslaune zu erholen, und machen ihrem Groll durch Rauchen, Trinken und übermäßiges Essen Luft. Ihr Schlaf ist durch ständige Arbeitssorgen und die Unzufriedenheit mit dem (nicht) Erreichten gestört. Ich sehe sie mit verhärmten, müden Gesichtern und höre ihre Klagen über Migräne, Herzklopfen, Schlaflosigkeit, Fettleibigkeit, zu hohen Blutdruck und Angstgefühle. Sie sehen älter aus, als es ihrem chronologischen Alter entspricht, und sie fühlen sich auch so.
Die Beobachtungen, die ich in meiner Praxis über die Jahre hinweg machen konnte, haben mich zu der Überzeugung gebracht, daß Menschen, die mit ihrer Arbeit unzufrieden sind, tatsächlich häufiger ernsthafte Beschwerden haben als solche, die hart arbeiten und mit ihrer Arbeit zufrieden sind. Es steckt eine gewisse Wahrheit in dem Ausdruck »zu beschäftigt, um krank zu werden.« Müßiggang ist daher nicht die richtige Antwort, denn ich beobachte auch, daß erst vor kurzem entlassene Arbeitnehmer oder Dauerarbeitslose mehr Beschwerden haben, die sämtliche Organsysteme betreffen. Ihre Körper leiden unter derselben Art von Verkümmerung, die in der Natur überall dort auftritt, wo etwas nutzlos wird. In der Ordnung der Dinge stirbt das, was nutzlos ist, bald aus. Die Natur – und das schließt die innere Natur mit ein – hat

keinen Platz für das Nutzlose. Sie fördert Gesundheit nur in den Dingen, die zu Gesundheit und verstärktem Wachstum beitragen. Um zu überleben, muß man sich fortentwickeln.

Physiotherapeuten und Bewegungstherapeuten kennen hinlänglich ein Phänomen namens Inaktivitätsatrophie. Das ist der Verfall eines Körpergliedes oder eines Organs, das nicht benutzt wird. Sobald das Körperglied wieder benutzt wird und seine Funktion wiederaufnimmt, wird der Prozeß umgekehrt. Das Blut zirkuliert erneut in dem absterbenden Körperteil, und je mehr er von seiner Funktion zurückgewinnt, um so stärker und kraftvoller wird er. Aktivität, Nützlichkeit und Fortschritt sind an sich schon große Geheimnisse der Langlebigkeit und Gesundheit. Der Philosoph Emerson drückte das schlicht und schön so aus: »Die Menschen werden nicht von allein alt; wenn sie aufhören zu wachsen, werden sie alt.«

Fühlen Sie sich nützlich und seien Sie es auch! Tragen Sie zur Entfaltung des Lebens bei, dessen Teil Sie sind! Menschen, die diesen Rat hören, schließen oft daraus, daß sie den falschen Beruf haben. Das mag sein. Im allgemeinen aber ist es ihre negative Einstellung, die jegliche Chance der Zufriedenheit am Arbeitsplatz vergiftet hat. Jede Arbeit dient irgendeinem sinnvollen Zweck, denn es gibt immer jemanden, der sie zu eigener Entwicklung und Wachstum nutzen kann. Die soziale Nützlichkeit einer Arbeit war traditionellerweise die Ursache ihrer Bedeutung, und so entstanden die einzelnen Berufe, da sie konkrete Bedürfnisse erfüllten. Die Evolution verlagert aber in unserem Jahrhundert das Augenmerk eindeutig auf persönliches Wachstum; das ist auch der Grund, warum die Menschen persönlich von ihrer Arbeit befriedigt sein wollen – nicht, weil sie selbstsüchtiger als frühere Generationen sind, sondern weil sie recht genau wahrnehmen, daß Arbeit vor allen Dingen dem Selbst nützt.

Menschen, die sich nützlich fühlen, verfallen nicht oder werden krank. Fest gegründet in ihrer Zufriedenheit mit sich selbst, stehen sie bereit, das Gemeinwohl zu fördern. Die Berufspyramide hat jedoch sehr viel mehr Routinearbeiten auf den unteren Etagen, als es kreative Arbeiten an der Spitze gibt. Es ist die Mühsal der Routine, unter der meine Patienten leiden, wenn sie mir ihre Symptome aufzählen. Das erste, was man da sagen kann, ist, daß Spitzenposten eher an gesündere Menschen gehen, an diejenigen also, die ganz natürlich dazu fähig sind, mehr zu erreichen. Aber ich denke, daß es zunächst ihre positive Einstellung war, welche die Aufstiegschancen schuf. Jede Arbeit, ob mit Routine oder ohne, schließt Wiederholung und Disziplin ein. Ein Mensch, dem es an innerer Bewußtheit mangelt, kommt unausweichlich und sehr schnell an den Punkt, wo die Gleichförmigkeit seiner Arbeit Langeweile und Ermüdung verursacht. Aus dem ergeben sich dann alle übrigen Symptome.

Ein Mensch, der in sich selbst gefestigt ist, findet kreative Lösungen für seine Routinearbeit. Er hat die Angewohnheit, nicht das zu bemerken, was langweilig, ermüdend oder einförmig ist. Solche Menschen haben zunächst überhaupt einmal den Mut, sich eine Arbeit nach ihrem Geschmack auszusuchen. Sie machen sich keine Sorgen über ihre finanzielle Sicherheit, wenn ihr Glück auf dem Spiel steht. Finden sie dann eine Arbeit, die ihnen zusagt, so füllen sie diese aus, ohne gleich an ihre Altersversorgung zu denken; einfach deswegen, weil das, was das Leben ihnen zu bieten hat, schon am Arbeitsplatz zu finden ist: Wachstum, Fortschritt und Wohlstand. Wenn sie nach Freizeit hungern, dann ist die Arbeit ihr Tod. Wenn sie die Pensionierung kaum erwarten können, dann sind sie – was ihre Zufriedenheit am Arbeitsplatz betrifft – schon jetzt »pensioniert«.

Als Arzt kann ich meinen Patienten nicht dabei behilflich sein, daß sie bessere Arbeitsstellen bekommen oder ihre jetzige Arbeit mehr schätzen. Ich kann ihnen nur kurzfristig durch die Behandlung ihrer Symptome helfen. Aber indem ich sie zu einer gesunden, spontanen Selbst-Bewußtheit hinführe, kann ich ein Wegweiser zur richtigen Lösung sein.

25 Die Erziehung des Unbewußten – die Macht der Gewohnheit

Jeder Intelligenzimpuls braucht einen Kanal, dem er folgen kann. Wenn wir von wachsender Bewußtheit sprechen, so müssen wir über neue Kanäle für die Intelligenz sprechen, denn sonst wäre Selbst-Bewußtheit nurmehr eine gestaltlose Laune. Einen bewußt geschaffenen Kanal für Intelligenz nennen wir Gewohnheit. Wir neigen allgemein dazu, Gewohnheiten als ziemlich unansehnliche Bestandteile unserer Tagesroutine anzusehen – dieselbe Zahnbürste, derselbe Orangensaft, dieselbe Frau. Aber jede Art von Fähigkeit oder Talent beruht auf einer Gewohnheit. Heben Sie die Hand, um einen Nagel einzuschlagen, – und schon diese Absicht, durch einen festgelegten Kanal in eine körperliche Handlung übertragen, könnte zur Geschicklichkeit eines Tischlermeisters führen. Legen Sie den Finger auf das mittlere C der Klaviertastatur, und Sie tun das, was ein Klaviervirtuose vor Jahren einübte und aus Gewohnheit noch immer tut.

Die Macht der Gewohnheit ist praktisch nicht aufzuhalten, sobald einmal der entsprechende Kanal geöffnet wurde. Der bewußte Geist mag sich vielleicht einreden, daß er tägliche Gewohnheiten steuern kann – nach Bedarf Gewicht verlieren, das Rauchen einstellen, neue Ansichten akzeptieren und unbekannte Gedanken denken –, aber die Macht der Gewohnheit ist wie eine Flutwelle, und der bewußte Geist gleicht einem Reiter, der jeden Moment zu stürzen droht. Die Gewohnheit nimmt zum Beispiel nur wenig Rücksicht darauf, ob wir sie für gut oder schlecht halten. Wer hat nicht schon den Ausruf des Kettenrauchers gehört »Ich wollte diese Zigarette ja nicht einmal!« oder den des Fastenden »Ich war noch nicht einmal hungrig, als ich den Kuchen aß!« Um zu verstehen, warum die Gewohnheit so stark ist, müssen wir uns etwas eingehender mit der Natur des Geistes beschäftigen.

Die Psychologen unterscheiden im allgemeinen den Geist in einen bewußten und einen unbewußten. Unter »bewußter Geist« – das sind nicht mehr als zehn Prozent der Gehirnfunktionen – verstehen wir die Gedanken, die wir bewußt steuern können oder deren wir in Form von Ideen gewahr werden. Der unbewußte Geist – also neunzig Prozent – ist ein sehr viel ungezähmteres Tier und ist weitgehend unbekannt; er ist eben nicht bewußt. Freud nannte ihn das *id,* was einfach das lateinische Wort für *›es‹* ist. Aber das Unbewußte enthüllt viele seiner Geheimnisse, wenn wir auf unser Wissen über die Gehirnphysiologie zurückgreifen, das zu Freuds Zeiten noch nicht verfügbar war.

Gehirnspezialisten erklären uns, daß verschiedene Bereiche des Gehirns für spezifische Funktionen zuständig sind, und wenn diese Bereiche aktiviert werden, so treten die entsprechenden Funktionen auf. Nur eine geringe Anzahl dieser Funktionen (insbesondere das abstrakte Denken und die sogenannten höheren Funktionen der Gehirnrinde) scheinen uns im eigentlichen Sinne bewußt zu sein. Die heutige Gehirnforschung macht uns jedoch deutlich, daß jeder beliebige Gedanke viele Gehirnbereiche gleichzeitig aktivieren kann. Ein einzelner Gedanke ist daher nicht einfach ein Pünktchen auf einem geistigen Bildschirm, sondern vielmehr wie ein Rasterbild in der Tageszeitung, das sich aus Tausenden zu einem genauen Muster angeordneten Punkten zusammensetzt.

Mit diesem Wissen sehen wir, daß der unbewußte wie der bewußte Teil des Geistes nicht voneinander getrennt sind. Der Geist kennt keine Trennungslinien oder starren Abteilungen; wir schaffen sie lediglich, um über den Geist sprechen zu können. Zu jedem Zeitpunkt funktioniert das *ganze* Gehirn, aber Ihre Bewußtheit oder Aufmerksamkeit bringt nur die Aspekte des Ganzen an die Oberfläche, welche die Gedanken oder Gefühle oder auch die Inspiration des jeweiligen Moments ausmachen. Damit Sie aber überhaupt einen Gedanken haben können, müssen Sie Kanäle öffnen, die buchstäblich den ganzen Körper durchziehen. Es ist das, was wir meinten, als wir zuvor von »Bahnen« sprachen, die Gedanken über die psychophysiologische Verbindung in Körperreaktionen übersetzen. Wenn diese Kanäle vollständig und frei von Streß sind, dann ist das Gesundheit. Sind sie verstopft oder mißgebildet, so bedeutet das Krankheit. Alles ist abhängig davon, ob wir der Intelligenz die richtige Bahn öffnen; es ist also weitgehend eine Frage der Gewohnheit.

Jede Gewohnheit ist ein Gemeinschaftsunternehmen von Körper und Geist. Allgemein gesprochen führt der Geist das Unternehmen an, und der Körper folgt als stiller Gesellschafter. Das geht dann recht gut, wenn die Gewohnheit eine angeeignete ist wie das Schwingen eines Tennisschlägers oder Geigespielen. Die enorme Geschicklichkeit, die der Körper beim Sport oder bei einer Musikaufführung ausdrückt, wird ermöglicht durch die einfache Tatsache, daß der Sportler oder der Musiker nicht über das, was er tut, nachzudenken braucht. Seine leiseste Absicht wird in unglaublich koordinierte Reaktionen von Körper und Geist umgesetzt. Er macht sich mit Hilfe der Gewohnheit in meisterhafter Weise die Geist-Körper-Koordination zunutze.

Wie wir jedoch sahen, als wir über Krankheitssymptome sprachen, kann sich die mechanische Natur der Gewohnheit auch zum Schlechten auswirken. Wenn der Geist eine leise Absicht hat, Befriedigung zu erlangen, die dafür automatisch sich öffnenden Kanäle schließen jedoch Rauchen, Trinken oder übermäßiges Essen ein, so wird die Macht der Gewohnheit den Körper in Richtung Krankheit ziehen. Die Partnerschaft zwischen Geist und Körper ist wie ein Ballon: Man drückt ihn an einer Stelle zusammen und an einer anderen wölbt er sich vor. Bei einer schlechten Gewohnheit gibt der Körper so weit nach wie er kann, um dem Wunsch des Geistes nachzukommen; beispielsweise erlaubt er dem Blutdruck anzusteigen, gestattet den Streßhormonen, in ungeeigneter Weise die Kampf-oder-Flucht-Reaktion zu aktivieren, oder dem Herzschlag, schneller zu werden. Aber mit der Zeit wachsen die so belasteten

Teile in die Ausstülpung hinein, und dann bleibt für Flexibilität kein Raum mehr. Das Ergebnis ist dann chronisch hoher Blutdruck, ein erschöpftes Hormonsystem und ein angespanntes Herz.

Glücklicherweise sind der Öffnung neuer Kanäle, durch welche Intelligenz bereitwillig fließt, keine Grenzen gesetzt. Wenn wir sagen, daß das Potential des menschlichen Geistes – *Ihres* Geistes – unendlich ist, so ist diese Flexibilität der Intelligenz die praktische Wirklichkeit, die einer solchen Behauptung Gültigkeit verleiht. Jede einzelne Gewohnheit beinhaltet die Kommunikation von Milliarden Impulsen, die vom gesamten Zentralnervensystem in den gesamten Körper gehen. Unser Geist ist sich vielleicht nur des Schwingens eines Tennisschlägers bewußt, aber allein zur Analyse der biochemischen Veränderungen auf der Ebene der Zellmembranen, die diese Handlung ausführen, wäre ein riesiger Computer vonnöten, ganz zu schweigen von der erstaunlichen Komplexität, die mit im Spiel ist, wenn die Intelligenz Hormone, Enzyme und Muskelreaktionen oder die für Gleichgewicht, Fokussieren der Augen, strategisches Denken usw. zuständigen Gehirnbereiche aktiviert. Jegliche Reaktion, die Milliarden von Veränderungen beinhaltet, führt zugleich zu Milliarden und Abermilliarden neuer Kombinationen derselben Elemente – und das gibt der Intelligenz ein Universum neuer Kanäle, in denen sie spielerisch fließen kann.

Wenn wir Gesundheit erzeugen wollen, und das ab sofort, so müssen wir beginnen, unseren unbewußten Geist gewohnheitsmäßig zu steuern. Nach meiner Erfahrung sollten bei jeder Annäherung an neue Gewohnheiten die folgenden Regeln eingehalten werden: Die Gewohnheit sollte mühelos über einen gewissen Zeitraum hinweg erworben werden, sie sollte von positiven Gedanken begleitet sein und sollte bewußt wiederholt werden, immer jedoch in guter Geistesverfassung, nie hineingedrängt als der Vernichter einer schlechten Angewohnheit. In dieser Weise kultiviert, veranlassen neue Angewohnheiten das gesamte Geist-Körper-System, automatisch Gesundheit und Glückserfahrung zu erzeugen. Ich bin wiederum an zwei Sätze von Abraham Maslow bezüglich sehr gesunder, kreativer Menschen erinnert: »Was solch ein Mensch wünscht und genießt, ist wahrscheinlich auch genau das, was für ihn gut ist. Seine spontanen Reaktionen sind so situationsgemäß, effizient und richtig, als seien sie im voraus durchdacht worden.« Das klingt zu gut, um wahr zu sein, aber es ist einfach das Wirken der Gewohnheit.

Alles, was wir brauchen, ist, gewahr zu werden, daß der unbewußte Geist in seiner Routine verändert werden kann, und ihn dann einfach zu verändern. Menschen, die ihr Lebtag unglücklich waren, können ganz einfach glücklich werden, indem sie begreifen, daß die Quelle der Veränderung in ihnen selbst liegt. Die Verantwortung für alle Krankheiten wie für deren Heilung ist in uns. Das Unbewußte kann verfeinert und durch Anregung, Wiederholung und vor allem Aufmerksamkeit in neue Kanäle geleitet werden. Aufmerksamkeit oder

Bewußtheit rührt an die schlafenden Kräfte des Geistes und belebt sie von neuem. Machen Sie sich nicht viele Gedanken darüber, »wie das nur alles sein kann« – das ist nur eine alte vorgefaßte Meinung, die Ihnen weismachen will »Es kann nicht geschehen, es kann einfach nicht sein.« Die geringste Verschiebung der Aufmerksamkeit kann die Welt, die Sie wahrnehmen, und den Körper, in dem Sie leben, völlig verändern. Wenn Sie eine Rose kaufen, so kaufen Sie auch die Dornen mit. Bemerken Sie die Blume, so erleben Sie ihre Schönheit; bemerken Sie die Dornen, so empfinden Sie einen Schmerz.
Gesunde Angewohnheiten können daher als gesundheitsfördernde Kräfte nicht hoch genug eingeschätzt werden. Im Weimar Institute in Kalifornien sah ich ein Plakat, auf dem stand: »New Start – God's Natural Remedies« (Neubeginn – Gottes natürliche Heilmittel). Diese umfaßten:

N nutrition (Ernährung)
E exercise (Bewegung)
W water (Wasser)

S sunshine (Sonnenschein)
T temperance (Mäßigung)
A air (Luft)
R rest (Ruhe)
T trust (Vertrauen auf Gott und Steuerung der eigenen Denkprozesse)

Die meisten dieser Heilmittel haben wir schon erwähnt, und die meisten anderen erinnern uns daran, daß ein natürliches Leben, nachdem alles gesagt und getan ist, wirklich erstaunliche Ergebnisse zeitigt, die jeglicher Medizin überlegen sind. Reine Luft und reines Wasser, nahrhaftes Essen, maßvolle Aktivität, ein kleiner Spaziergang in der Sonne, nachts ein guter Schlaf – der Schlüssel dazu ist die Gewohnheit. Alle diese Dinge sind sehr wirksame, krankheitsvorbeugende Maßnahmen, vorausgesetzt, Sie machen sie zur Angewohnheit. Gelegentliche gute Angewohnheiten sind eigentlich gar keine guten Angewohnheiten. Das Wichtige an der ganzen Sache ist, daß wir der schöpferischen Intelligenz, also der Geist-Körper-Verbindung erlauben, *automatisch* zu funktionieren. Wenn Sie über richtiges Verhalten nachdenken müssen, dann ist Ihr Körper nicht an Gesundheit gewöhnt, und in Wahrheit kann das nur gelegentlich »Gute« recht schädlich sein.
Ärztliche Erfahrung belegt, daß diejenigen, die nur am Sonntag Golf spielen oder im Freien nur dann arbeiten, wenn es sich darum handelt, den Schnee aus der Garageneinfahrt zu schippen, sich dem Risiko von Muskelzerrungen und Herzversagen aussetzen. Die gefährlichsten Hautkrebsarten, sogenannte Melanome, treten mit geringerer Wahrscheinlichkeit bei denjenigen auf, die ständig in der Sonne arbeiten, oder bei denen, die immer in geschlossenen

Räumen bleiben, als bei Urlaubern, die einmal im Jahr einen tüchtigen Sonnenbrand bekommen. Selbst dann, wenn man es nur als Kind getan hat und dann nie wieder, ist dies möglicherweise der Auslöser für eine abnormale Geist-Körper-Reaktion, die Jahre später als bösartige Geschwulst auftritt. Deshalb sind neue Gewohnheiten mit Gemach, aber mit Beständigkeit zu entwickeln. Und kultivieren Sie nur diejenigen, die Sie tatsächlich mögen!

Zwei Angewohnheiten auf der Liste bedürfen eines kurzen Kommentars. *Mäßigung* ist ein Wort, das leicht zu Mißverständnissen führt. Es bedeutet jedoch einfach, daß man nichts im Übermaß tut. Das ist sehr wichtig – nicht aus moralischen Gründen, sondern weil die körperlichen Mechanismen innerhalb bestimmter Grenzen funktionieren, und Mäßigung beim Essen, Ruhen, Arbeiten und bei der Bewegung beachtet diese Grenzen. Eine Angewohnheit kann enorme organisierende Kraft aus dem unbewußten Geist bündeln und leiten, aber nur dann, wenn das Fließen in der Geist-Körper-Verbindung unbehindert ist. Milliarden von Dingen geschehen in jedem Moment, wenn Sie einen Gedanken haben oder einen Finger rühren, in Wahrheit aber geschieht nur eines – Intelligenz fließt. Wann immer wir etwas im Übermaß tun, verursacht das Streß, und diesen haben wir bereits definiert als »das, was den Fluß schöpferischer Intelligenz stört.«

»Vertrauen auf Gott und Steuerung der eigenen Denkprozesse« ist hier nicht als ein von mir aufgestelltes religiöses Gebot zu verstehen. Ich weise in jedem Kapitel auf eine offensichtlich vorhandene unendliche Intelligenz hin, welche die Natur durchdringt und sich in unserem Geist und Körper ausdrückt. Sie allein bringt uns vollkommene Gesundheit; ihr einfacher, unbehinderter Fluß ist die einzige Kontrollfunktion, durch welche die unzähligen Lebensprozesse wie von einer zentralen Instanz gesteuert werden. Die einzige Haltung, die wir sinnvollerweise im Hinblick auf sie haben können, ist Vertrauen.

26 Ernährung und Schicksal

Nahrung ist Brahman.
Rig Veda

Aus Nahrung sind alle Geschöpfe geboren, die von Nahrung leben und nach ihrem Tode Nahrung werden. Nahrung ist der Herr aller Dinge. Deshalb gilt sie auch als Arznei für alle Krankheiten des Körpers. Die Nahrung als Brahman anbeten, erlangen alle materiellen Dinge. Aus Nahrung sind alle Dinge geboren, die geboren durch Nahrung wachsen. Alle Wesen ernähren sich von Nahrung, und wenn sie sterben, so ernährt sich Nahrung von ihnen.
Taittiraya Upanischade

Ein Leben beginnt als Verlangen. Intelligenzimpulse, die wir Liebe und Verlangen nennen, werden durch unsere Eltern zu einer Fusion winziger Mengen genetischen Materials verwandelt, die wir Embryo nennen. Wir werden also aus Liebe und Verlangen empfangen und beginnen unser Leben als genetisches Material. Wie klein auch immer, enthält die DNS, aus der dieses genetische Material besteht, in sich den gesamten Bauplan unseres Schicksals. Das Rohmaterial der DNS sind Zucker und eine komplexe chemische Substanz namens Nukleinsäure. Die Komplexität der Nukleinsäure ist in ihrer Form als DNS ausreichend, um die gesamte Intelligenz aufzuzeichnen, die unsere Eltern aus Liebe und Verlangen der ersten befruchteten Zelle mit auf den Weg gaben.

Wir werden aufgezogen durch die Gesamtsumme von Liebe, Verlangen und Intelligenz, hineingegeben in einen Rohstoff, der einen ganz allgemeinen Namen hat – Nahrung. Verwandelte Nahrung, der Bewußtsein hinzugefügt wird, das sind wir. Wenn wir wollen, daß eine Kartoffel oder ein Buchweizenkorn ebenso bewußt werden wie wir, so essen wir sie. Die Intelligenz, die jede Körperzelle durchdringt, macht sich dann über diesem Stückchen Nahrung an die Arbeit. Ihm widerfährt nichts wirklich Dramatisches. Die chemischen Bestandteile seiner Nährstoffe werden einfach so umgewandelt, daß sie in unsere Zellen eindringen können. Die Materie der Nahrung wird zu jedem Teil von uns – zu Augen, Haaren, Gehirn, Eingeweiden. Hier ist Schöpfung, und der Akt des Essens und Einverleibens von Nahrung bezieht die unendliche Intelligenz des Universums ein, die sich in diesem besonderen Schöpfungsakt auslebt. Die Natur begann das Universum, indem sie sich in Form titanischer Explosionen von Massenenergie selbst erzeugte, aus denen dann unvorstellbar riesige Galaxien und Sternnebel hervorgingen. Als sie aber genügend entwikkelt war, um etwas wirklich Komplexes zu erzeugen, lernte die Natur essen.

Stellen Sie sich vor: Ich trinke ein Glas Orangensaft. Jede einzelne Zelle in meinem Körper (der Milliarden und Abermilliarden Zellen enthält) kommt mit jedem Glukosemolekül dieses Saftes zusammen. Jede Zelle in meinem Körper erhält den für sie nötigen Anteil des Orangensaftes und verwandelt ihn aus einfachem Bedürfnis heraus in sich selbst. Die Komplexheit dessen, was die Zelle vollbracht hat, reicht auf dem heutigen Stand wissenschaftlicher Erkenntnisse aus, um ganze Regale in den Bibliotheken der Welt zu füllen. Wenn Sie der Komplexheit und gleichzeitig der Einfachheit, Unschuld und Geschicklichkeit gewahr werden, mit der die organisierende Kraft der Intelligenz Nahrung in menschliche Wesen und alle anderen Geschöpfe der Erde umwandelt, dann sind Sie bereit, an Ihrem Schicksal teilzunehmen. Sie können sich hinsetzen und essen.

Menschen, die nicht genügend Respekt vor dem Vorgang des Essens haben, zeigen, daß sie sich des Fließens organisierender Kraft, der sich darin ausdrückt, nicht bewußt sind. Wahlloses Essen oder gedankenloses Essen, hastiges »Verdrücken«, gewohnheitsmäßiges Überessen oder das nachlässige Auslassen von Mahlzeiten – all das sind Übertretungen des Naturgesetzes, also der biologischen Vorgänge, die in ihren vorgegebenen Bahnen ablaufen müssen, damit Nahrung zu uns umgewandelt werden kann. Unzählige Störungen haben mit Ernährung und Eßgewohnheiten zu tun. Man schätzt beispielsweise, daß über neunzig Prozent aller Fälle von Magen-Darm-Krebs, einschließlich hoher Risiken wie Dickdarmkrebs, direkt auf falsche Ernährung zurückzuführen sind. Der in westlichen Ländern epidemisch hohe Blutdruck, erhöhte Cholesterinspiegel und schwere Herzerkrankungen, ganz zu schweigen von Zuckerkrankheit, Hyperlipidämie, Geschwüren und gichtiger Arthritis sind eindeutige Auswirkungen falscher Eßgewohnheiten und schlechter Nahrung.

Ich halte es nicht für nötig, daß wir alle Ernährungsfachleute werden, um richtig zu essen. Ich möchte eigentlich auch in diesem Buch nur gerade so viele ausführliche Ernährungshinweise geben wie nötig, um die wichtigere Wahrheit zu verdeutlichen: Die Intelligenz unserer Körper weiß, was für uns gut ist. Wenn erst einmal diese Intelligenz durch die richtigen Angewohnheiten gesteuert wird – und das beinhaltet, daß wir gleich zu Anfang die richtigen Entscheidungen treffen –, dann verschwinden Eßprobleme und die Risiken falscher Ernährung von selbst.

Ein Fettleibiger mag hier vielleicht nicht zustimmen und beteuern, daß sein Körper sich offenbar nicht beherrschen kann, wenn er Essen vor sich hat. Bedenken Sie jedoch dies: Wenn Sie zehn Pfund im Jahr zunehmen, was Sie in wenigen Jahren übergewichtig und innerhalb eines Jahrzehnts sogar fettleibig machen würde, so essen Sie dennoch durchschnittlich weniger als einhundert Kalorien pro Tag zuviel. Das ist kaum mehr als ein Suppenlöffel Öl, ein Drittel von einem Fruchtriegel oder eine Handvoll Erdnüsse. Mit anderen Worten: Selbst chronische, »unkontrollierbare« Gewichtszunahme beruht auf einer winzigen Abweichung von der Vorstellung, die sich der Körper von der richtigen Nahrungsmenge macht. Mit derselben Logik wird auch eine winzige Korrektur in der Gegenrichtung das Gewicht verringern. Diese Korrektur muß im Geist beginnen, und zwar zunächst mit der Absicht, die Intelligenz des Körpers zu würdigen.

Wir werden beständig von allen Seiten mit Diätratschlägen überschüttet. Einige davon dienen dem Interesse von Herstellern, die ihre Erzeugnisse vertreiben wollen, andere davon stehen im Dienst medizinischer Interessen, die gesundheitsschädliche Tendenzen umkehren wollen; und daneben gibt es noch vieles andere. Alles ist jedoch belanglos, sobald die Zellen unseres Körpers beginnen, mit ihren Nachrichten bezüglich ihrer Bedürfnisse bis zum Gehirn durchzukommen: eine maßvolle Menge vielfältiger Nährstoffe, die dem Organismus während des Tages zu regelmäßigen Zeiten zugeführt werden. Neue Gewohnheiten in dieser Richtung sind dienlicher als ein beliebiger Ratschlag von einem Diätpapst.

Es ist Zeit, für einen Moment nachzudenken: Wie vernünftig ist unsere besessene Beschäftigung mit Vitaminen, Mineralstoffen, Proteinen und unserer übrigen Nahrung. Die Menge an Information über Ernährung, die wir in unserem Gehirn speichern, scheint mir für die Gesundheit als natürlichem Zustand des Körpers unerheblich zu sein. Wie groß ist die Wahrscheinlichkeit, daß ein Waldvogel an Vitamin-D-Mangel leidet? Gibt es außer dem Menschen eine einzige Spezies auf dieser Erde, die ihr Leben nach »empfohlenen Tagesmengen« der einzelnen Nährstoffe regelt? Ernährungswissenschaftler verstehen und haben wiederholt zum Ausdruck gebracht, daß unser Wissen über Nährstoffe allerhöchstens einem ersten Entwurf gleicht. Die meisten diesbezüglichen Informationen stammen aus Tierversuchen, in denen den Tieren solange verschiedene Nährstoffe entzogen wurden, bis sie eine bestimmte Mangelerscheinung aufwiesen. Der Rest stammt hauptsächlich aus Beobachtungen von Menschen, die sich bereits Mangelkrankheiten zugezogen hatten. Was also bekannt ist, bezieht sich viel zu sehr auf die Erforschung krankhafter Körperzustände. Es ist jedoch ebenso gut bekannt, daß jede Körperzelle die Fähigkeit hat, mit großer Genauigkeit aus der Nahrung das herauszuziehen, was sie zu ihrem Wachstum benötigt. Das ist der Grund, warum auch die Menschen früherer Zeiten genug Vitamin C bekamen, um nicht an Skorbut zu leiden, obwohl der Begriff Vitamin C in ihrem Bewußtsein nicht existierte und sie auch nicht jeden Morgen Orangensaft tranken.

Die Natur hat uns jedoch nicht weniger mit auf den Weg gegeben als den Vögeln, Reptilien und anderen Säugern. Es stimmt, daß wir über die Jahre einige schlechte Gewohnheiten angenommen haben, die heute die uns innewohnende Intelligenz überschatten, aber Intelligenz kann nicht wirklich ausgelöscht werden. Unsere Instinkte hinsichtlich richtiger Ernährung sind teilweise dadurch abgestumpft worden, daß wir Leuten zuhören, die uns sagen, was wir essen sollen, was angeblich gut schmeckt, was gut für uns ist und was nicht. Der beste Rat, den ich in diesem Zusammenhang je hörte, kam von Dr. Wayne Dyer, der sagte: »Seien Sie zuerst einmal ein gutes Tier!« Wenn wir im letzten Teil des Buches angelangt sind, werde ich über eine Methode sprechen, mit der allen Bereichen des psychophysiologischen Systems von neuem ein automatisch richtiges Verhalten anerzogen werden kann, das »spontan richtiges Handeln« genannt wird.

An dieser Stelle möchte ich, da ich erkenne, daß die meisten Menschen zwar vollkommene Gesundheit suchen, aber absolut nicht wissen, wie sie ihre innere Intelligenz aktivieren sollen, einige Empfehlungen zum Essen aussprechen. Sie stammen aus meiner eigenen Praxiserfahrung und stellen nicht die offiziellen Empfehlungen der wissenschaftlichen Medizin dar. Es gibt jedoch andere Ärzte, die darin völlig mit mir übereinstimmen. Was alle folgenden Punkte gemein haben, ist dies: Sie regen Ihren Körper und Ihren Geist in behutsamer, aber zugleich beständiger Weise an, sich zu einem Fluß von Intelligenz zu vereinen. Kommt dieser Fluß erst einmal in Bewegung, so ist wie bei allen anderen Aspekten der Gesundheit nichts weiter nötig, als das Leben zu genießen.

1. Schenken Sie dem Vorgang des Essens Ihre Ausmerksamkeit.
2. Halten Sie kurz vor dem Beginn der Mahlzeit inne und sitzen Sie in Stille da – oder sagen ein Tischgebet –, damit die Mahlzeit in ruhiger Bewußtheit beginnt.
3. Essen Sie, wenn Sie hungrig sind, und essen Sie nicht, wenn Sie nicht hungrig sind.
4. Setzen Sie sich nicht zu Tisch, wenn Sie erregt sind – es ist besser für Ihren Körper, ohne Nahrung auszukommen, bis Sie sich wieder gut fühlen.
5. Nehmen Sie sich Zeit zum Essen, kauen Sie gut und langsam.
6. Genießen Sie Ihre Tischgesellschaft und loben Sie den Koch.
7. Vermeiden Sie es, in Gesellschaft von Menschen zu essen, bei denen Sie sich nicht wirklich wohl fühlen. Essen Sie nach Möglichkeit in angenehmer Gesellschaft, mit Freunden und Familie.

In der heutigen Zeit mögen einige dieser Empfehlungen seltsam klingen. Unsere Zeit ist jedoch die Ausnahme. Jede Kultur hat mit diesen Bräuchen gelebt, denn es sind ja Bräuche, und hat in ihnen die feste Grundlage eines gesunden Lebens erkannt. Die Einstellung des Menschen gegenüber der Nahrung war Dankbarkeit. In den Augenblicken seiner tiefsten Bewußtwerdung wird diese Einstellung zur Andacht. Gute und reichlich vorhandene Nahrung, die mit Würdigung verzehrt wird, ist ein Zeichen dafür, daß der Mensch seine Verbindung mit der Natur bejaht und daß die Natur darauf antwortet, indem sie ihn gut ernährt.

Ein Plädoyer für Vegetarismus

Gemeinsam mit anderen Ärzten bin ich überzeugt, daß vegetarische Ernährung die beste für die Gesundheit ist. Ein Vegetarier ist jemand, der ausschließlich oder vorrangig fleischlose Kost zu sich nimmt. Es gibt zwar Vegetarier, die deswegen kein Fleisch essen, weil ihnen die Idee des Schlachtens von Tieren zuwider ist, doch hat dieser Grund nichts mit dem hier Besprochenen zu tun. Auch meine ich, daß, wenn Ihre Ernährung geringe Mengen Eier, Geflügel und Fisch einschließt, Sie dieselben Gesundheitsvorteile haben werden wie eingeschworene Vegetarier. Die meisten Kulturen der menschlichen Geschichte sind mit fast ausschließlich vegetarischer Nahrung ausgekommen, so daß diese eher die Norm ist und nicht eine spezielle Ernährungsform. Wir neigen zu der Folgerung, daß die Europäer sich aus Armut jahrhundertelang von Kohl und Hirse ernährten oder daß man in Asien aus Gründen der Übervölkerung Reis und Gemüse ißt.

In Wahrheit bewahrt die menschliche Physiologie ihre Gesundheit leichter, wenn die Zufuhr von Fett und Protein aus Fleischerzeugnissen gering oder gleich Null ist. Die American Dietetic Association bemerkt in einer Broschüre mit dem Titel *The Vegetarian Approach to Eating* (dt. Der vegetarische Ernährungsansatz), daß »eine zunehmende Anzahl wissenschaftlicher Nachweise einen eindeutigen Zusammenhang zwischen einer rein pflanzlichen Ernährungsweise und der Vorbeugung gewisser Krankheiten bestätigt.« Die folgenden Krankheiten sind eindeutig auf unsere übliche, an Fleisch und tierischen Fetten reiche Ernährung zurückzuführen:

Erkrankung der Herzkranzgefäße (Koronarthrombose): Die genaue Ursache ist unbekannt, doch weist eine znehmende Anzahl von Befunden darauf hin, daß Koronarthrombose, ein Haupt»killer« in unserer Gesellschaft, eine degenerative Störung ist, die ihre Ursache in der Ernährung hat. Gesättigte Fette und cholesterinreiche Nahrungsmittel sind eindeutig mit einer Verhärtung der Arterien (Arteriosklerose) in Verbindung gebracht worden, die zur Koronarthrombose führt.

Gesättigte Fette und Cholesterin nehmen wir hauptsächlich in Form von Fleisch, Käse, Eiern und Butter, also tierischen Nahrungsmitteln zu uns. Verlagert sich die Ernährung mehr auf pflanzliche Nahrungsmittel, so kommt es zu einem deutlichen Absinken der Blutcholesterinwerte. Es ist bekannt, daß Koronarthrombose bei Langzeitvegetariern wie den Adventisten, die den Vegetarismus zu einem ihrer Glaubenssätze erhoben haben, zwischen dreißig bis fünfzig Prozent weniger häufig auftritt. Diese Menschen haben auch andere gute Angewohnheiten, beispielsweise rauchen sie nicht; doch zeigte sich bei wissenschaftlichen Untersuchungen, daß nicht-vegetarische Adventisten dreimal häufiger Herzattacken mit tödlichem Ausgang hatten als gleichaltrige Vegetarier dieser Sekte.

Krebs: Über den Zusammenhang zwischen Ernährung und Krebs habe ich schon im ersten Teil gesprochen. Doch möchte ich wiederholen, daß Dickdarm- und Brustkrebs mit einem hohen Fett- und Cholesterinverbrauch in Verbindung gebracht werden und daß ballastarme Nahrungsmittel, die nur wenig pflanzliche Faserstoffe enthalten, als ursächlich für verschiedene Krebsarten des Verdauungstrakts angesehen werden. Alle verantwortlichen Behörden (in Amerika unter anderem die American Cancer Society), empfehlen mittlerweile eine Verringerung des Fleischverbrauchs zur Verringerung des Krebsrisikos.

Fettleibigkeit: Die verbreitete Vorstellung, daß eine Ernährung, bestehend aus Brot, Kartoffeln, Reis, Bohnen, Teigwaren und anderen Bestandteilen einer vegetarischen Kost, dick mache, beruht nicht auf Tatsachen. Wie wir schon gesehen haben, besteht ein Zusammenhang zwischen Fettleibigkeit und zahlreichen Gesundheitsrisiken sowie fast allen schweren Erkrankungen. Untersuchungen zeigen übereinstimmend, daß Menschen, die Fleisch essen, mehr wiegen als diejenigen , die es nicht tun.

Karies: Zahnverfall, die bekannten Löcher in den Zähnen, tritt bei Vegetariern weniger häufig auf als bei Fleischessern.

Osteoporose: Bei dieser Störung handelt es sich um ein »Dünnerwerden« der Knochen und einen Schwund der Knochensubstanz. Sie tritt besonders schwer bei Frauen nach den Wechseljahren auf, was Wirbelsäulenbeschwerden mit sich zieht und mit fortschreitendem Alter häufige, nur langsam heilende Brüche. Obwohl Fleisch eine gute Quelle für Knochencalcium ist (das sind allerdings auch fettarme Milchprodukte, Fisch, Bohnen und grünes Blattgemüse), weisen Untersuchungen darauf hin, daß eine proteinreiche Ernährung über lange Zeit hinweg zu Calciummangel und Knochenschwund führt.

In dem Maße, wie diese Fakten bei der Mehrheit der Bevölkerung Aufnahme finden, werden vegetarische Ernährungsweisen Platz greifen; sie sind schon heute so verbreitet, daß sogar Athleten, die traditionsgemäß während des Trainings große Mengen von rotem Fleisch zu sich nahmen, stattdessen den Wert von Kohlenhydraten als Energiequelle erkennen. (Die an der Yale University vor einigen Jahrzehnten durchgeführte klassische Untersuchung verdeutlichte, daß keiner der fleischessenden Athleten dasselbe Durchhaltevermögen hatte wie der Vegetarier mit der niedrigsten Leistung.) Ein beständiger Energiestrom von Vollkorn- und anderen vollwertigen Kohlenhydratprodukten ist allgemein wesentlich besser für den Körper als Energiestöße von Zucker (oder Alkohol), und das Verdauungssystem hat es leichter mit solchen Nahrungsmitteln als mit Fetten und tierischem Protein. In jedem Fall weisen Statistiken der geburtenreichen Jahrgänge, die mittlerweile zwischen dreißig und vierzig Jahre alt sind, darauf hin, daß das Rauchen, Trinken und starker Fleischverbrauch im Schwinden sind. Es steht zu erwarten, daß die Epidemie der Zivilisationskrankheiten drastisch nachlassen wird.

Denjenigen, die sich einer vegetarischen Ernährung zuwenden möchten, kann ich einige Richtlinien mit auf den Weg geben, über die Einstimmigkeit herrscht. (Sie können sich aber auch die Ernährungshinweise in Kapitel 4 bezüglich Krebs und in Kapitel 6 bezüglich Fettleibigkeit anschauen – diese Kapitel behandeln das Thema der Krankheitsvorbeugung durch Ernährung.)

1. Ändern Sie Ihre Ernährungsweise nicht plötzlich und radikal. Tun Sie das schrittweise, am besten zu Zeiten, wo Sie sich entspannt, offen und unbedrängt fühlen.
2. Beginnen Sie damit, Fisch und Geflügel rotem Fleisch gegenüber den Vorrang zu geben, und essen Sie kleinere Mengen davon, sofern es angebracht erscheint.
3. Essen Sie richtige Mahlzeiten, nicht nur einen Einsiedlernapf voll Bohnen, Reis oder gekochtem Gemüse. Fast alle fernöstlichen Küchen beruhen auf Gemüse und Reis, mit kleineren Portionen Fleisch dazu. Italienische Nudelrezepte sind ebenfalls arm an tierischem Protein oder sind sogar völlig fleischlos.
4. Wann immer Sie die Wahl haben, wählen Sie Vollkornbrot und -brötchen oder Vollkornmehl anstelle von Auszugsmehl. Vollkornerzeugnisse liefern dem Körper zusammen mit Nüssen, Hülsenfrüchten oder Samen das notwendige Protein. Jede vegetarische Mahlzeit mit Milch oder Tofu deckt selbstverständlich ebenfalls den gesamten Proteinbedarf.

Allgemeine Empfehlungen

Obwohl es auf dem Markt eine stattliche Anzahl von Büchern gibt, die vernünftige Ernährungsratschläge geben, habe ich noch keines gefunden, das uns vermittelt, wie der Intelligenzfluß des Körpers zu fördern ist, sodaß wir mit der Zeit lernen, ganz spontan das jeweils Richtige zu essen. Ich will deshalb einige Empfehlungen aussprechen, mit dem Vorbehalt, daß es sich dabei um meine eigenen Beobachtungen und ärztlichen Befunde handelt und nicht um aktuelle Forschungsergebnisse. In Teil IV dieses Buches werde ich darüber sprechen, wie man sich der schöpferischen Intelligenz durch den Geist nähern kann, was letztendlich der Ansatz ist, der vollkommene Gesundheit zu einer praktischen Wirklichkeit in allen Lebensbereichen werden läßt. Das gegenwärtige Interesse an Ernährungsfragen veranlaßt mich jedoch dazu, folgende Punkte zu erwähnen:

1. Der Körper verlangt zu regelmäßigen Tageszeiten eine maßvolle Nahrungsmenge, die verschiedene Nährstoffe enthält. Wenn Sie diese bereitstellen (und weder rauchen noch trinken), so tun Sie das Wichtigste, was dem

Körper erlaubt, seinen Stoffwechsel und seine Verdauung im Gleichgewicht zu halten. Der Körper liebt Gewohnheit. Essen Sie täglich etwa zur selben Zeit, essen Sie täglich ungefähr dieselben Mengen und essen Sie von allem ein bißchen.

2. Wenn die Intelligenz des Körpers richtig arbeitet, dann sind Ihre Geschmackspapillen ein unübertrefflicher Führer zu dem, was Sie essen sollten. Was gut für Sie ist, sollte dann genau das sein, was Sie mögen. Die meisten von uns werden von ihrem Gaumen irregeführt, da wir ihn in der falschen Weise stimulieren oder ihn überstimulieren. Um die Geschmackspapillen zu beleben, erweist es sich als hilfreich, wenn wir:
   - ▷ den Salzverbrauch einschränken und insbesondere keine salzigen Snacks vor den Mahlzeiten essen;
   - ▷ aufhören, den Gaumen vor den Mahlzeiten mit Alkohol zu stimulieren, und möglicherweise ganz damit aufhören;
   - ▷ lauwarmes, aber nicht kaltes Wasser trinken, um den Gaumen während des Essens zu reinigen;
   - ▷ mehr und mehr den natürlichen Geschmack von Nahrung wertschätzen lernen, indem wir alle Geschmacksrichtungen in jede Mahlzeit einschließen, also Dinge, die süß, sauer, bitter und salzig sind.
3. Wenn heftige Eßgelüste ein Problem sind, so versuchen Sie keinen Frontalangriff. Sie sind lediglich tiefverwurzelte Gewohnheiten oder starke, aber fehlgesteuerte Signale aus Ihrem Körper. Essen Sie einfach andere Dinge, die Bestandteil einer ausgewogenen Ernährung sind. Besteht ein Verlangen nach Süßigkeiten, Salzgebäck oder anderen Gaumenfreuden, so versuchen Sie, die Hälfte von dem zu essen, was Sie begehren, aber zwingen Sie sich nicht dazu.
4. Lernen Sie feststellen, wann Sie genug gegessen haben. Der Körper hat dafür ein Signal, das die Sättigungsreaktion genannt wird. Sie funktioniert ganz natürlich, wenn die Nahrung hauptsächlich aus Getreide, ballastreichen Nahrungsmitteln und Flüssigkeit besteht, denn diese füllen rasch den Magen. Eine fett-, salz- und zuckerreiche Ernährung unterdrückt dagegen diese Reaktion. Eine einfache Art, um die Sättigungsreaktion zu verstärken, ist die, zum Essen Wasser zu trinken und vor der Mahlzeit Brot zu essen. (In einer Untersuchung wiesen Studenten, die aufgefordert waren, zu Beginn jeder Mahlzeit zwei Scheiben Vollkornbrot zu essen, über mehrere Monate hinweg eine stetige Gewichtsabnahme auf. Das ist ein gutes Beipiel für eine anstrengungslose Diät.)
5. Nehmen Sie Ihre Hauptmahlzeit zu Mittag zu sich und essen Sie nur zwei Drittel von dem, was Sie füllt. Diese beiden Gewohnheiten sind hilfreich, um wirklichen Hunger zu entwickeln, der das einzig gültige Körpersignal zum Essen ist. Schwere Mahlzeiten am Abend belasten und führen zu unregelmäßiger Verdauung.

6. Gewöhnen Sie sich daran, nur frische Lebensmittel zu essen. Ich habe diesen Punkt bis zuletzt aufgehoben, denn ich hoffe, daß er so in Ihrem Gedächtnis bleiben wird. Die Natur hat uns dazu gemacht, daß wir frische, naturbelassene Lebensmittel essen. Obwohl sich unsere Körper auch mit Konserven oder Tiefkühlkost, Resten und industriell verarbeiteten Lebensmitteln, verfälschten Lebensmitteln und minderwertigen Genußmitteln begnügen können, so ist dies doch nicht der Weg zu vollkommener Gesundheit. Der Genuß von frischer Nahrung, zu jeder Mahlzeit frisch gekocht, ist jedermanns richtige Kost. Kochen Sie nicht gerne selbst, so gehen Sie in ein Restaurant, wo es ein appetitliches, ausgewogenes, frisch zubereitetes Mittagessen gibt, nehmen Sie es in aller Ruhe zu sich und begnügen Sie sich zum Abend mit einem belegten Brot und einem Glas Milch. Besteht Ihr Frühstück nur aus Orangensaft, Kaffee und einem Brötchen, dann variieren Sie ein bißchen mit Haferbrei (Porridge), Vollkorntoast und Milch. Das hilft, um rasch den Körper zu stärken, wenn es während des Tages zu einem Abfallen der Energie kommt.

27 Rhythmus, Ruhe und Aktivität

Wenn ein Elektron vibriert, zittert das Universum.
Sir Arthur Eddington

Derselbe Lebensstrom, der Tag und Nacht durch meine Adern läuft, durchläuft die Welt und tanzt in rhythmischem Maß.
Rabindranath Tagore

Die Natur funktioniert in Zyklen von Ruhe und Aktivität. Wir leben in einem pulsierenden Universum, und sein Pulsieren ist auf jeder Existenzebene widergespiegelt. Die Wellennatur des Lichtes, die unermeßlich langen Lebenszyklen der Sterne, die Gezeiten der Meere und das Atmen aller lebenden Wesen sind alle Variationen einander abwechselnder Phasen von Aktivität und Ruhe. Ein alter vedischer Text aus Indien erklärt, daß das Universum der Makrokosmos sei und der Mensch der Mikrokosmos. Unsere Zellen pulsieren in einem Rhythmus, dessen Metronom das Universum als Ganzes ist. Der Intelligenzfluß, der unseren Geist und Körper reguliert, hält sich dann am besten an seine eigenen Zyklen und Funktionen, wenn diese Zyklen sorgfältig beachtet werden.
Die heutige Wissenschaft muß sich noch darüber einig werden, wie universale Rhythmen und Biorhythmen zueinander in Beziehung stehen. Doch selbst einfache Beobachtung läßt vier natürliche Zyklen hervortreten, deren Rhythmen die unseren überlagern. Es sind:

1. die Erdumdrehung, die Tag und Nacht bewirkt;
2. der Umlauf der Erde um die Sonne, der den Jahreszeitenzyklus bewirkt;
3. die Bewegung des Mondes um die Erde, die als Mondphasen zu beobachten ist und den Zyklus des Mondmonats bewirkt;
4. die Fluktuationen der Schwerkraftfelder von Erde, Mond und Sonne im Jahresverlauf, wie sie im Auf und Ab der Gezeiten zu beobachten sind.

In den vergangenen Jahrhunderten richtete sich unsere Beobachtung dieser Rhythmen nach außen, sodaß man heute dazu neigt, sie als astronomische Fakten anzusehen. Indessen ist jedes Lebewesen (einschließlich des Menschen) durch seine Gene biologisch programmiert, auf diese Rhythmen zu reagieren. Zugvögel migrieren nicht deswegen, weil sie die Jahreszeiten beobachten, noch reifen deswegen Früchte oder sprossen Samen und halten Bären Winterschlaf. Die Rhythmen der Natur sind in ihnen, und deshalb bewegt sich ihre Intelligenz stets in Zyklen. Tages- und Jahreszeiten beeinflussen auch den Menschen in tiefgreifender Weise. Die große Mehrheit der Menschen außerhalb der Großstädte erwachen und schlafen, ernten und säen, arbeiten und

ruhen, wachsen und verfallen entsprechend naturgeschaffener, nicht menschengeschaffener Rhythmen.
Da diese Rhythmen nicht außerhalb unserer selbst sind, brauchen wir sie nicht auf gedanklicher Ebene heraufzubeschwören. Es ist jedoch wichtig, sie zu beachten und unsere Physiologie nicht dadurch zu belasten, daß wir uns ihnen widersetzen. Medizinische Forschung ist dabei zu entdecken, daß das Niveau der Zellflüssigkeit und der Elektrolyte im Blutplasma mit den Mondphasen zu schwanken scheint und daß die Schwankungen mit den Gezeiten übereinstimmen. Der Herzschlag schafft seine beständigen Wellenmuster im Blutkreislauf; die verschiedenen Gehirnwellenmuster sind so kompliziert, daß die Forscher erst langsam beginnen, ihre Bewegungen zu verstehen. Ein Pionier in diesem Bereich, J. Lhermite, spricht von »diesem geflügelten, flüchtigen Ding, dem Geist.« Die Hormone des Körpers werden alle in Wellen und Gezeiten ausgeschüttet, und eine ständige Wellenfunktion, die Peristaltik, pulsiert durch den Verdauungstrakt von der Kehle bis zum Dickdarm.
Die Bedeutung der Biorhythmen wird – so nehme ich an – weiter zutagetreten, sobald uns klinische Daten ein klareres Bild davon verschaffen. Doch erkennt man schon heute, daß eine Störung der natürlichen Zyklen des Körpers künftige Krankheitsprozesse ankündigt. So werden bei Nachtschichtarbeitern, die am Tage schlafen, Veränderungen im täglichen Rhythmus des Nebennierenhormons Cortison festgestellt, desgleichen bei bestimmten Hypophysenhormonen. Nachtarbeiter können sich zwar mit ihren Gewohnheiten auf ihre Arbeitszeiten einstellen. Wenn aber, wie man annimmt, ihre Zellen sich nicht völlig umstellen können, so können die Störungen der Biorhythmen als unbestimmte Gefühle von Desorientiertheit, Erkältungs- und Infektionsneigung und eine Überreizung der Streßreaktion erfahren werden.
Die Medizin wird eine Weile brauchen, bis sie genau bestimmen kann, wie das Immun- und das Hormonsystem mit Naturzyklen in Verbindung stehen, aber der aufmerksame Beobachter sieht die Zusammenhänge überall. Unsere Gefühle wechseln mit den Jahreszeiten, wir erkälten uns im Winter, wir fühlen den Frühling »in unseren Knochen«, wir werden nachdenklich und »reifer« im Herbst. Unsere Gefühle wenden sich im Frühling der Liebe zu und werden im Winter innerlicher. Verschiedene Krankheiten haben ebenfalls ihre eigenen Zeiten. Geschwüre beispielsweise verschlimmern sich und bluten in den Monaten September bis Januar. Depressionen treten hauptsächlich im Winter auf, und ihre besonderen Tageszeiten sind die der Dämmerung und die um die Mitternacht.
Eine faszinierende Entdeckung in diesem Bereich bezieht sich auf bestimmte Menschen, die nur im Winter chronisch depressiv sind, und zwar bis hin zu Selbstmordgedanken. Sie leiden am sogenannten SAD-Syndrom, einer jahreszeitlich bedingten Gemütsstörung. Im Blut dieser Patienten fand man eine hohe Konzentration von Melatonin, einem Hormon der Zirbeldrüse. Um diese

Werte zu senken und die Depression zu lindern, raten die Ärzte heutzutage diesen Patienten einfach, etwas mehr in der Sonne spazierenzugehen. Das ist der faszinierende Teil, denn die Ausschüttungen der Zirbeldrüse erfolgen entsprechend der Lichtintensität, obwohl diese Drüse tief im Schädel sitzt und von Gehirngewebe umgeben ist. Das Verhalten dieser Drüse scheint unsere Weise zu sein, auf die wir den Jahresablauf regeln, und ist offenbar genetisch festgelegt.

Da das heutige Leben nicht in so enger Verbindung mit dem Jahr steht wie früher, kann es den Kontakt mit dem inneren Rhythmus verlieren. In einer Technologiegesellschaft ist es möglich, die Uhren nach eigenem Gutdünken zu stellen. Wir können arbeiten, wann wir wollen, zu praktisch jeder Zeit des Jahres dasjenige Essen auf den Tisch zaubern, das wir wünschen, und können uns zu jeder beliebigen Zeit mit Fernsehen, Musik, Büchern und Spielen stimulieren. Die Schnellebigkeit unserer Zeit ist Bestandteil ihrer Evolution. Aber als Arzt finde ich, daß die Patienten, die am besten mit dem heutigen Tempo zurechtkommen, diejenigen sind, die den inneren Rhythmus ihres Körpers am meisten beachten. Das ist nichts Neues. Wirklich gesunde und erfolgreiche Menschen sind häufig die, welche früh im Leben den Wert gesunden Schlafes schätzen lernten und es verstehen, sich im Laufe des Tages für einen Moment der Stille zurückzuziehen, in Ruhe zu essen, mit der Sonne aufzustehen und früh zu Bett zu gehen.

In der Tat ist der allen Dingen zugrundeliegende Zyklus der von Ruhe und Aktivität. Genügend Ruhe zu bekommen, ist der Schlüssel zur Normalisierung aller unserer inneren Rhythmen. Alle Therapien bei körperlichen und geistigen Störungen beinhalten Ruhe. Ein Feind der Ruhe ist ständige Stimulierung. Die Hintergrundanregung des Gehirns über den ganzen Tag hinweg, wonach viele Menschen unbewußt süchtig sind, erschwert es den Wellen von Ruhe und Aktivität, in natürlicher Weise abzulaufen. Patienten, die unter den verschiedensten psychischen Störungen leiden, einschließlich derer, die durch Erschöpfung und Streß verschlimmert werden, befinden sich fast immer in einem Zustand geistiger und emotionaler Ruhelosigkeit. Sie scheinen keine Rhythmen in sich zu haben, nur Erregungen. Fast genauso schlimm ergeht es denen, die nicht schlafen können, starken Rauchern, Trinkern, Drogensüchtigen und solchen, die Opfer von schwachen chronischen Depressionen und Sorgen sind. Die geistigen Techniken, die ich in Teil IV dieses Buches besprechen werde, beruhen auf der Abwechslung von Ruhe und Aktivität. Diese Techniken verschaffen den tiefgreifenden Nutzen vollkommener Gesundheit, da sie uns mit dem einen Zyklus in Verbindung bringen, der alle geschaffenen Dinge erhält. Durch unsere Gene hat unser Körper eine Geschichte von Ruhe und Aktivität aufgezeichnet, die bis zur Erschaffung des Universums zurückreicht. Nur dadurch, daß sie jeden spezifischen Zyklus im Einklang mit allen andern erhielt, war die unendliche schöpferische Intelligenz der Natur fähig, die

Evolutionsebenen vom Atom über das Molekül und lebendiges Gewebe bis hin zum bewußten Geist aufzubauen.
Wenn Sie sich auf vollkommene Gesundheit hin entwickeln wollen, so halte ich es für gut, den in der Natur zu beobachtenden Zyklen zu folgen. Wachen Sie nach Ihrer inneren Uhr auf, nicht mit einem Wecker. Gewähren Sie sich kurz nach den Aufwachen und kurz vor dem Zubettgehen etwas Ruhe. Mit anderen Worten: Schalten Sie nicht sofort morgens die Nachrichten ein und sehen Sie nachts im Bett nicht fern. Arbeiten Sie in einem ruhigen Bereich mit einem Fenster und vermeiden Sie die Berieselung durch Hintergrundmusik. Wahren Sie nach den Mahlzeiten eine gewisse Stille und Ruhe. Nehmen Sie die letzte Nahrung des Tages gegen Sonnenuntergang zu sich oder mindestens drei Stunden vor dem Zubettgehen. Legen Sie sich vor dem Abendessen eine Viertelstunde hin und einige Minuten nach dem Mittagessen. Fahren Sie ruhig und ohne gleich das Autoradio anzudrehen. Gehen Sie täglich ein wenig in der Sonne spazieren, gerade so lange, wie Sie brauchen, um sich daran zu erinnern, daß das Universum unser eigentlicher Zeitplaner ist.

28 Offen sein

Vor einigen Jahren wurde mir von einem berühmten Endokrinologen, Professor und Autor verschiedener Fachbücher über Erkrankungen der innersekretorischen Drüsen, eine Frau überwiesen. Die Frau, so stellte sich zu meiner großen Verwunderung heraus, war eine nahe Anverwandte des Professors. Warum sollte eine Autorität in Sachen Endokrinologie weniger über Familienkrankheiten wissen als sein ehemaliger Student? Ich fand den Grund bald heraus. Die Patientin litt an einer Krankheit, die unter dem Namen idiopathische zyklische Ödeme bekannt ist. Solche Patienten, ausnahmslos Frauen, speichern in ihren Körpern während bestimmter Phasen des Monatszyklus eine übermäßige Flüssigkeitsmenge, was zu Gewichtszunahme, Aufgedunsenheit und allgemeinem Unwohlsein führt. Es gibt darüber zwar eine Anzahl von Theorien, doch ist die Ursache der Krankheit nicht genau bekannt.

Das einzige, was ein Arzt im Rahmen einer Standardbehandlung tun kann, ist, daß er den Salzverbrauch des Patienten einschränkt und Diuretika verschreibt, also Medikamente, welche die Ausscheidung von Flüssigkeit bewirken. Das mag eine gewisse Wirkung haben, doch widersteht die Krankheit allgemein einer Behandlung. Auch führen die Medikamente zu Kaliumverlust, was Muskelschwäche und schmerzhafte Krämpfe verursachen kann.

Diese Patientin zeigte alle Symptome der Krankheit und war bis zu diesem Zeitpunkt allen Therapieformen in besonders hartnäckiger Weise unzugänglich geblieben. Sie nahm periodisch acht bis sogar neun Kilo zu und war während bestimmter Phasen ihres Monatszyklus in geradezu grotesker Weise aufgedunsen. Ihre Kleider paßten ihr dann nicht mehr, sie fühlte sich häßlich und deprimiert, und die Diuretika bewirkten kaum mehr als Nebenwirkungen. Die Patientin war verzweifelt und schien am Rande eines Nervenzusammenbruchs zu stehen. Nachdem ich sie untersucht hatte, erzählte ich ihr in aller Ehrlichkeit, daß ich nichts anderes für sie tun könne, als ihr eine andere Art von Diuretika zu verschreiben. Sie willigte ein, doch hatten auch die neuen Tabletten keine Wirkung, und sie litt weiter unter denselben Symptomen. Ich schrieb meinem Professor einen Brief und teilte ihm mit, daß es mir nicht möglich sei zu helfen.

Einige Monate später – ich war gerade in der Cafeteria des Krankenhauses – kam eine sehr feingliedrige, schlanke, attraktive Frau auf mich zu, um mich zu begrüßen. Es war meine ehemalige Patientin, die in keiner Weise wiederzuerkennen war. Sie erzählte mir, daß sie völlig von ihren Beschwerden geheilt worden sei, und danach sah sie auch aus. Sie berichtete mir, daß sie zu einem Akupunkteur gegangen war. Nach drei oder vier Sitzungen sei alle überflüssige Flüssigkeit verschwunden und nie wieder zurückgekehrt. Ich war sehr verwirrt. Wie konnten ein paar Nadeln, die für einige Minuten an verschiedenen Teilen des Körpers eingestochen wurden, denen die westliche Medizin jede effektive neurologische Verbindung mit dem übrigen Körper absprach, dies bewirken? Ich notierte mir die Nummer ihres Akupunkteurs und rief ihn an. Er schien sich über mein Interesse zu freuen und verbrachte lange Zeit damit, mir die genaue Wirkungsweise der Behandlung zu erläutern. Ich war am Ende jedoch sehr enttäuscht. Er sprach von »Energiefeldern« in verschiedenen Körperbereichen und davon, wie er Energie vom Nabel auf die Leber übertrug, und so weiter. Vom medizinischen Standpunkt aus war es totaler Stuß. Seine Erklärung erschien mir völlig unwissenschaftlich und daher unsinnig. Meine letzten Gedanken, die ich dem Fall widmete, nachdem ich aufgelegt hatte, waren Begründungsversuche der Art, daß diese Frau entweder durch einen verrückten Zufall oder allerhöchstens durch den Plazeboeffekt geheilt worden war.

In der Folge stieß ich jedoch immer wieder auf Patienten, die westliche Therapien versucht hatten, ohne je Linderung zu finden, und die dann mit Akupunktur spektakuläre Erfolge erzielt hatten. Ich konnte meine Neugier nicht länger bezwingen und nahm die Mechanismen der chinesischen Medizin genauer unter die Lupe. Ich entdeckte, daß es tatsächlich eine rationale Erklärung der Effekte gab, deren Zeuge ich geworden war. Ich begann sogar, einige von ihnen in meine eigene Sprache, die der modernen Medizin, zu übertragen. Sobald ich einmal die Sache von diesem Blickwinkel angegangen hatte – anders gesagt: Ich öffnete der Erkenntnis einen neuen Kanal – wurde mir bewußt, daß die Möglichkeiten, Gesundheit herzustellen, weit über meine Ausbildung an der Medical School hinausgingen.

Die Öffnung des Geistes ist ein wirkliches Phänomen. Solange mein Geist verschlossen gewesen war, zugestellt von Vorurteilen, hatte er keinen Zugang zu der Wirklichkeit der Heilung dieser Frau gehabt. Deshalb war die Heilung für mich unwirklich, obwohl ich sie ja mit meinen eigenen Augen gesehen hatte. Einen offenen Geist zu haben, ist ein großer Vorteil: Es erlaubt der Wirklichkeit, uns etwas Neues zu zeigen, etwas bis dahin völlig Undenkbares, und es geschieht durch die Kraft der Bewußtheit.

Ich lernte das Spiel danach von der anderen Seite her kennen. Wie Sie in Teil IV entdecken werden, bekam ich Interesse an den Auswirkungen von Meditation und lernte die einfache Technik der Transzendentalen Meditation. Bevor ich damit anfing, hatte ich die üblichen vagen Vorurteile über Mönche, die jahrelang in kahlen Höhlen im Himalaya sitzen. Ich entdeckte jedoch durch eigene Erfahrung, daß korrekte Meditation eine einfache geistige Technik beinhaltet, die für die Physiologie von tiefgreifendem Nutzen ist und die psychophysiologische Verbindung völlig belebt. Wenn ich heute versuche, dies anderen Ärzten und Wissenschaftlern zu erläutern, so wollen sie oft nicht zuhören. Ihr Geist ist durch Vorurteile verschlossen; sie wissen, »es ist alles Mystik«, und es hat daher für sie keine Realität. Da es eine »Meditation« ist und auf »subjektiven Erfahrungen« beruht, *muß* diese Technik unwissenschaftlich und unsinnig sein.

Wir können uns nicht entwickeln, wenn unser Geist verschlossen ist, einfach deswegen, weil wir unseren Geist gebrauchen, um uns zu entwickeln. Neues Wissen kann erst dann entstehen, wenn wir eine Bahn öffnen, durch die Intelligenz fließen kann. Ein aufgeschlossener Mensch hat einfach die Angewohnheit, neue Kanäle zu öffnen. Er akzeptiert und fürchtet nicht etwa, daß er auf etwas Neues in der Welt stoßen wird, auf eine Entdeckung, die seine Vorurteile herausfordern und seine heiligen Idole entthronen wird. Wenn Intelligenz einen neuen Kanal findet, dann fließt mehr Leben durch uns. Schlechte Angewohnheiten sind nichts anderes als Trampelpfade des Geistes – Pfade, die einst zur Freiheit führten, weil sie neue Gedanken erschlossen, die aber heute im Nirgendwo enden.

Wir brauchen nur auf den ungesunden Geist von vorurteilserstarrten Menschen zu blicken, um zu verstehen, daß Intoleranz Gift ist. Sie beeinträchtigt das menschliche Wachstum und macht es vollkommener Gesundheit unmöglich, sich zu entfalten. Intelligenz ist wie Wasser – sie muß fließen, um rein zu bleiben. Ein unschuldiger, aufgeschlossener, offener Geist ist eine Vorausbedingung für gesundes Leben. Wenn Sie neuen Möglichkeiten in Ihrem Leben gegenüber offen sind, dann wird Ihnen das allein den Zugang zu diesen Möglichkeiten erschließen – Bereitsein ist alles.

29 Wunder und Glaube

Wir befinden uns innerhalb der Wahrheit
und können nicht hinaus.
Maurice Merleau-Ponty

Warum sollten wir uns nicht auch einer
unmittelbaren Beziehung zum Universum erfreuen?
Ralph Waldo Emerson

Die Tatsache, daß ich hier und jetzt bin, ist einfach ein Zufall im Raum-Zeit-Kontinuum. Eine Gruppe von Atomen nahm verschiedene Positionen ein, die sich dann in zunehmend komplexeren Materiestrukturen anordneten. Das Ergebnis war ein Klümpchen Protoplasma – ich. Seine Bestandteile existieren seit dem Beginn des Universums und werden immer existieren. Ihre beständig sich wandelnden Formen und Gestalten erfüllen den manifesten Kosmos, und es gibt keinen wesentlichen Unterschied zwischen denen in mir und denen, die zwischen den Sternen herumschwirren. Die Welt der Erscheinungen ist nicht wirklich fest genug, um lange zu dauern. Sie ist das, was die indische Philosophie Maya nennt, »das, was nicht ist« – Illusion.

Die Ursache der Illusion ist einfach der Wandel. Unsere Sinne mögen den Wandel nicht und haben es deshalb übernommen, die Welt anzuhalten. Sie wählen ein Segment des Wandels aus, bringen es »in Phase« und können es dann als fest-gestellte Wirklichkeit wahrnehmen. Diese fixierten Phasen sind jedoch allenfalls Wegetappen und auch das kaum. In Wirklichkeit wird die Schwingung des Universums nie auch nur für einen Augenblick unterbrochen. Der Dichter Keats drückte seine Freude daran aus, als er schrieb:

Der Gesang der Erde endet nie:
...
Der Gesang der Erde ist nie tot.

Solange wir die Welt als etwas betrachten, das aus fixierten Formen besteht, an die wir glauben, nehmen wir teil an einer Wirklichkeit, die zum Stillstand gekommen ist. Der Fluß der Intelligenz ist an einer der Etappen am Weg stehen geblieben. Wenn er wieder fließt, verändert sich die Wirklichkeit von neuem.

Wir leben in einer Zeit, wo sich tatsächlich ein enormer Wandel vollzieht. Nach Jahrhunderten, in denen die Natur zerlegt, erklärt und entzaubert wurde, ist heutzutage die Wissenschaft bereit, sich wieder dem Fluß zu überlassen. So sagte der Nobelpreisträger Ilya Prigogine, daß nunmehr die Wissenschaft reif genug sei, um die Natur zu respektieren. Die nächste Phase, wenn wir von neuem eine »unmittelbare Beziehung zum Universum« haben werden, nennt er »die Wiederverzauberung der Natur.« Verzauberung ist unser natürlicher

Zustand. Ich bin vielleicht ein Klümpchen Protoplasma, aber im Hier und Jetzt kann ich nicht aufhören, mich über mich selbst und über meine Verwunderung zu wundern.
Richtig gesund sein bedeutet zu wachsen, und wachsen können wir nur dann, wenn unsere Sichtweise unschuldig ist, dem Wunder offen und vor allen Dingen nicht endgültig. Nichts ist fest, und das Leben ist ein einziges Abenteuer, dessen Ausgang offen ist. Es gibt eine wunderbare Stelle im Talmud, die berichtet, daß Gott die Welt mit den Worten geschaffen habe: »Hoffen wir, daß es klappt!« Es ist eine göttliche Eigenschaft, das Leben so zu lassen, wie es sein will. Es ist die natürliche Fähigkeit von Kindern, die von Natur aus nicht gelangweilt sind, nicht zynisch und auch nicht deprimiert. Wenn sich diese Haltungen in unser Leben hineinschleichen, dann wissen wir, daß wir endlich Erwachsene sind.
Die moderne Psychologie hat versucht, ein Alter zu ermitteln, in dem die Persönlichkeitsentwicklung ihr Ende erreicht – bislang konnte keine feste Grenze gezogen werden. Die Evolution ist ein ständiger Prozeß, in dem die Wissenschaft kein Ende erkennen kann, den sie aber immer noch nicht intelligent nennt.

Heutzutage würde man die Idee einer intelligenten Natur als einen Glaubenssatz ansehen, eine reine Anschauungssache für den Naturwissenschaftler, der auf harte Tatsachen pocht. Die Naturwissenschaft hat mit Glauben wenig im Sinn, da dieser die Objektivität überschattet und deshalb nicht beweisfähig ist. Dennoch hat ein Umschwung in den Naturwissenschaften eingesetzt, nachdem einige Theoretiker begannen einzusehen, daß wir nicht außerhalb der Natur stehen und deshalb die Natur nicht von dem trennen können, was wir von ihr denken oder glauben.
Glauben und Vertrauen sind Urkräfte der Natur. Wir alle glauben an etwas: Die Werte, auf die wir bauen, und die Dinge, die wir als wirklich ansehen, formen unser Glaubenssystem. Wie wir schon vorher sahen, brachte beim Plazeboeffekt der Glaube des Patienten an eine wirkungslose Pille tatsächliche Heilerfolge zustande. Hier ist einzig und allein das Glaubenssystem am Werk. Der Körper aber folgt dem Glauben und bringt die Ergebnisse hervor. Nehmen wir an, dem Patienten wird gesagt, daß die ihm verabreichte Pille seine Schmerzen ganz sicher stillen wird. Injizieren wir ihm nun vor der Pille einen Narkoseantagonisten, d.h. ein Medikament, das die Wirkung von narkotischen Schmerzmitteln hemmt, dann wird der Plazeboeffekt außer Kraft gesetzt. Das zeigt, daß der Glaube des Patienten tatsächlich reale Moleküle körpereigener Schmerzmittel erzeugt (die schon besprochenen Endorphine), die der Narkoseantagonist hemmt.
Glauben ist nicht nur auf Tabletten beschränkt. Der Glaube kann sich auf alles mögliche beziehen und kann jede beliebige biologische Reaktion hervorrufen.

Bei sogenannten Wunderheilern muß der Kranke daran glauben, daß er geheilt wird, und zweifellos muß dies auch der Heiler tun. Niemand, auch kein Nihilist, kann ohne irgendeine Form von Glaubenssystem auskommen. Ein in der traditionellen objektiven Methodik ausgebildeter Naturwissenschaftler mag sagen, daß er nicht an eine unendliche Intelligenz im Universum glaubt. Jedesmal jedoch, wenn er ein Experiment durchführt, bringt er seinen Glauben daran zum Ausdruck, daß es »da draußen« eine Ordnung gibt, die erkannt werden kann und welche dieselben Ergebnisse hervorbringt, wenn das Experiment korrekt wiederholt wird. Ohne einen solchen Glauben wäre Wissenschaft nicht denkbar.

Eine höhere Stufe des Glaubens wird erreicht, sobald wir das Wesen der Intelligenz auf einer intellektuellen Ebene anerkennen und begreifen. Dies ist der Glaube an bewußtes logisches Denken. Die höchste Stufe ist erreicht, wenn der Geist seine ihm innewohnende Intelligenz nicht nur denkerisch, sondern mittels einer direkten Erfahrung erfaßt. Der Geist braucht dann nicht länger Gründe, um an die Intelligenz der Natur zu glauben, da er sich nunmehr völlig in diese Intelligenz eingebettet erfährt – er ist ganz »bei sich.« Dieses Erreichen von Glauben in seiner höchsten Form ist der Anlaß für die tiefverwurzelte Ehrfurcht des Menschen vor sich selbst: »Du sollst ein Ding ernennen und es soll dir zuteil werden. Und Licht soll auf deinen Wegen leuchten.« Oder »Bittet, so wird Euch gegeben, klopfet an, so wird Euch aufgetan.« Für denjenigen, der bewußtseinsmäßig so entwickelt ist, daß er wahrhaft an diese Sätze zu glauben vermag, kann es kein Versagen geben, kein Leiden, keine Krankheit, kein Elend. Solch ein Mensch kann nur Stärke, Frieden, Lebensfülle und Ganzheit empfinden.

Was der Glaube erreichen kann, kennt demnach keine Grenzen, da die Fähigkeit der Intelligenz, neue Aspekte von Wirklichkeit hervorzubringen, grenzenlos ist. Wir nähern uns dem, was der vedische Satz bedeutet – daß das Universum der Makrokosmos ist, der Mensch der Mikrokosmos. Wenn die Kluft zwischen unserer inneren und unserer äußeren Wirklichkeit überbrückt ist, so wird die Natur von neuem verzaubert. Der Glaube an eine universale Intelligenz – so der Pädagoge und Schriftsteller Napoleon Hill – »stellt Gesundheit her, wo alles andere versagt hat, in offener Herausforderung aller Regeln der modernen Naturwissenschaft. Er heilt die Wunden der Sorge und Enttäuschung ungeachtet ihrer Ursachen.« Der Glaube ist ein unerläßlicher Schritt auf dem Wege zur Selbst-Bewußtheit.

30 Der Weg des Mitgefühls

Mitgefühl beginnt an der Quelle des Lebens. Wenn Selbst-Bewußtheit sich in sich selbst vertieft, wenn sie leicht die Quelle des Lebens berührt, so taucht spontan daraus Mitgefühl auf. Bewußtheit hat es belebt. Mitgefühl ist die Eigenschaft von Menschen, die ohne Scheu Güte ausdrücken können. Es ist seiner Natur nach nie erzwungen, niemals etwas bloß zur Schau Gestelltes. Es ist ein mitschwingendes Bewußtsein, das die Not anderer mitempfindet und sie zu lindern sucht. Von all den Emotionen, derer die menschliche Psyche fähig ist, erscheint das Mitgefühl als die zarteste und erfüllendste.

Wie alle anderen zarten Gefühle wird auch das Mitgefühl im Herzen des Zuhörers geweckt, wenn es nur unverfälscht beschrieben wird. Shakespeare legt der Portia in seinem *Kaufmann von Venedig* die folgenden Worte in den Mund:

Die Art der Gnade weiß von keinem Zwang.
Sie träufelt, wie des Himmels milder Regen,
Zur Erde unter ihr, zwiefach gesegnet:
Sie segnet den, der giebt, und den, der nimmt;
Am mächtigsten in Mächt'gen, zieret sie
Den Fürsten auf dem Thron mehr als die Krone;
Das Zepter zeigt die weltliche Gewalt,
Das Attribut der Würd' und Majestät,
Worin die Furcht und Scheu der Kön'ge sitzt.
Doch Gnad' ist über dieser Zeptermacht,
Sie thronet in den Herzen der Monarchen,
Sie ist ein Attribut der Gottheit selbst.

Gnade, Mitgefühl und Güte sind keine Zufälle unter den menschlichen Gefühlen. Sie wuchsen heran aus universalen Tendenzen der Natur im Einklang mit dem Verlauf der Evolution. Alle lebenden Organismen weisen Verhaltensmuster auf, die dem Ganzen über die Einzelinteressen hinweg den Vorrang geben. Zellen arbeiten nicht für sich selbst, sondern für das Gemeinwohl des Gewebes, dessen Teil sie sind. Gewebe wiederum arbeiten in Übereinstimmung, um das Gemeinwohl der Organe zu erhalten, und Organe dementsprechend für das Gemeinwohl des Gesamtorganismus. Die moderne Biologie sieht dies gewissermaßen als eine Art genetisch programmierten Altruismus an. Jeder beliebige Teil eines lebenden Organismus ist bereit zu sterben, um die genetische Unversehrtheit des größeren Ganzen zu schützen.

Ich nenne diesen Prozess den Ursprung des Mitgefühls, denn jede Zelle spürt »hautnah« die Bedürfnisse aller anderen Zellen und reagiert unmittelbar auf sie. Als menschliche Eigenschaft mag Mitgefühl majestätisch sein, sie zeigt zugleich das gesunde Fortdauern eines grundlegenden natürlichen Instinkts. Keine Heilung geschieht ohne Mitgefühl. Es motiviert den Körper von innen heraus und weckt den Wunsch zu genesen. Wo diese Eigenschaft bei einem Patienten fehlt, muß der Arzt eingreifen, um den Mangel auszugleichen. Ohne Mitgefühl kann sein Fachwissen recht wenig tun. Der Fluß des Mitgefühls von seiten des Arztes setzt eine komplexe Abfolge biochemischer Reaktionen in Bewegung, die letztendlich die Heilung auf der physiologischen Ebene bewirken.

Norman Cousins beschreibt dies sehr genau, wenn er über Patienten und »ihr stattliches Heer emotionaler Nöte« schreibt. Sie wollen Bestätigung, wollen, daß man ihnen zuhört. Sie möchten spüren, daß es dem Arzt etwas ausmacht, sehr viel sogar ausmacht, ob sie leben oder sterben. Sie wollen das Gefühl haben, daß der Arzt sich ihretwegen Gedanken macht.« Dieses letztere, daß sich der Arzt auch innerlich mit dem Patienten beschäftigt, erlebe ich als die wesentlichste Anforderung bei der Ausübung meines Berufes, da es von mir als Arzt ein Fließen des Gefühls von seiner tiefsten Ebene her verlangt. Von hier aus, von der Quelle des Lebens, macht sich der innere Arzt auf den Weg.

Mitgefühl ist nicht das, was gemeinhin als Altruismus oder auch Nächstenliebe bezeichnet wird. Es ist letztendlich sogar ein eigennütziger Mechanismus, da es den Menschen, von dem es ausgeht, erfrischt und erneut. Es heilt den Heilenden. Ein Mangel an Mitgefühl bedeutet, von den Gefühlen anderer abgeschnitten zu sein, und das ist ein gefährlicher, Krankheit erzeugender Zustand. Auch wenn uns Mitgefühl angeboren ist, möchte es doch wachsen und sich entfalten. Es kann also kultiviert werden. Der tibetanische buddhistische Mönch Tarthang Tulku Rinpoche spricht über die Kultivierung von Mitgefühl folgendermaßen:

> *Alles ist außerordentlich miteinander verwoben. Wird man dies gewahr, so gründet sich jede Beziehung auf Gefühlen der Liebe – nicht berechnende Liebe, sondern eine natürliche Zuneigung zu allen Wesen, eine natürliche Offenheit auf der Grundlage eines natürlichen Verstehens von Wechselbeziehungen. Allmählich verschwindet die ganze Idee des Eigennutzes, und man erkennt, daß mit diesem Verschwinden von Eigennutz und Selbstsucht alle unsere Probleme eine Lösung finden. Es gibt dann keine individuellen Probleme mehr.*

Ich finde dies sehr inspirierend, da es zeigt, wie die ideale geistige Haltung – »Ich habe keine Probleme« – als natürlicher Teil des Lebens in uns anwächst. Sie ist nicht erzwungen oder erkämpft. Notwendig ist allein – so fährt Tarthang fort –, daß wir andere Menschen als Bestandteil unseres eigenen Lebens ansehen.

Je mehr ich von anderen Problemen erfahre, desto schneller lösen sich meine eigenen Probleme von selbst auf. Es ist also wichtig, daß man sich mit den Sorgen anderer beschäftigt ... Kenntnis des anderen vertieft die Selbsterkenntnis, Selbsterkenntnis vertieft das Mitgefühl, Mitgefühl vertieft die Kenntnis des anderen. Es ist ein sehr enger Kreis, in den nur der eintreten kann, der die übertriebene Beschäftigung mit eigenen Sorgen aufgibt.

Die verschiedenen Schulen der modernen Tiefenpsychologie, insbesondere die Psychoanalyse, haben sich bis zu einem gewissen Grad der Verstärkung dieser übertriebenen Beschäftigung mit eigenen Sorgen schuldig gemacht. Mag auch der Osten seine Ideale einer gesellschaftsweiten Erleuchtung nicht verwirklicht haben, so hat er doch Nutzen aus dem Gedanken gezogen, der sich in das Gesamtkonzept der Erleuchtung eingliedert, daß nämlich ein jeder allen sinnbegabten Wesen gegenüber eine Verpflichtung hat. Buddha selbst ist allerorts bekannt als »der Mitleidvolle.« Es ist kein Zeichen von Selbstverwirklichung, wenn wir uns ständig über unsere eigenen Probleme beugen. Es bezeugt eine enge, abgestumpfte Weltsicht. Aus ihr hinaus führt der Weg des Mitgefühls.

Durch die Augen des Mitgefühls sind wir alle gleich. Wir sind Teil des unendlichen Lebens im Universum und haben ein Anrecht auf unseren angemessenen Platz darin. Diese Wirklichkeit wird immer dann sichtbar, wenn die Fenster der Wahrnehmung gereinigt werden. Ich kann das, was ich sagen will, nicht so gut ausdrücken wie der große bengalische Dichter Rabindranath Tagore:

Upagupta, der Jünger des Buddha, lag schlafend
im Staub nahe der Stadtmauer von Mathura.
Die Lampen waren alle erloschen, alle Türen geschlossen
und die Sterne verborgen im trüben Augusthimmel.
Wessen Füße waren es, die mit klingelnden Ringen
plötzlich seine Brust berührten?
Er schrak empor, und das Licht aus der Lampe einer Frau
fiel in seine vergebungsvollen Augen.
Es war die Tänzerin, mit Juwelen beglitzert,
in einem hellblauen Umhang, trunken vom Wein ihrer Jugend.
Sie senkte die Lampe und sah das junge Antlitz
von strenger Schönheit.
»Vergib mir, junger Asket«, sprach die Frau,
»Komm gnädig in mein Haus. Die staubige Erde ist
kein würdiges Lager für dich.«
Der junge Asket erwiderte:
»Frau, geh deines Weges;
Wenn die Zeit reif ist, werde ich zu dir kommen.«

Plötzlich bleckte die schwarze Nacht
in einem grellen Blitz die Zähne.
Der Sturm heulte aus einer Ecke des Himmels
und die Furcht vor einer unbekannten Gefahr
machte die Frau erzittern.
Ein Jahr war noch nicht vergangen.
Es war am Abend eines Apriltages mitten im Lenz.
Die Zweige der Bäume am Wege standen in voller Blüte.
Fröhliche Töne aus einer Flöte schwebten
von fern heran in der lauen Luft.
Die Bewohner der Stadt waren alle in den Wald gegangen
zum Blumenfest.
Aus dem hohen Himmel sah der volle Mond hinab
auf die Schatten der stillen Stadt.
Der junge Asket ging durch eine einsame Straße
begleitet von der liebeskranken Klage der
schlaflosen Koel-Vögel in den Mangozweigen.
Upagupta durchschritt die Stadttore und stand
am Fuße der Festungsmauer.
War das eine Frau, die da zu seinen Füßen
im Schatten des Mangohains lag?
Von schwarzer Pest befallen,
der Körper übersät mit Blatternnarben,
So war sie eilig aus der Stadt geschafft worden,
um ihre giftige Ansteckung zu vermeiden.
Der Asket setzte sich ihr zur Seite, bettete ihren Kopf
auf seine Knie
Und benetzte ihre Lippen mit Wasser
und rieb ihren Körper mit Sandelholzbalsam ein.
»Wer bist du, o Gnadenvoller?« fragte die Frau.
»Die Zeit, dich aufzusuchen, nahte.
Und so bin ich hier«, antwortete der junge Asket.

31 Ganzheit und Liebe – mehr als nur Lichtblicke

Liebe ist nicht nur ein bloßer Impuls;
sie muß Wahrheit enthalten. Dies ist ein Gesetz.
Rabindranath Tagore

Die Mechanismen der Evolution sind die Mechanismen der Liebe. Wir wurden alle als ein Gedanke von Liebe und Verlangen empfangen, der in feinster genetischer Materie gebunden wurde. Als wir neu geboren waren, nährte uns diese selbe Liebe, und unsere ersten bewußten Gedanken über uns selbst waren so mit der mütterlichen Liebe verwoben, daß es keine Bewußtheit von Trennung gab. Wenn die Kraft der Liebe Leben empfangen und nähren und ihm Identität verleihen kann, dann muß sie ein Teil der Intelligenz sein, die unser eigentliches Wesen *ist.*

Ein selbst-bewußter Geist ist einfach einer, der fortfährt, seine Intelligenz mit Liebe zu nutzen. Er kann zuweilen sogar eine Erfahrung reiner Liebe haben. Unabhängig von Alter oder Ort haben die Berichte über solche Erfahrungen alle eine unübersehbare Ähnlichkeit. Die Beschreibung ist stets die einer ursprünglichen bewegenden Kraft, die zugleich dynamisch und alldurchdringend ist und von der »Ganzheit« nicht getrennt werden kann. Die wenigen, die solche Erfahrungen reiner Liebe aufrechterhalten konnten, nennen wir Menschheitsführer.

Und dennoch ist derselbe Führer in unseren Zellen verkörpert, und wir können buchstäblich kein bewußtes Leben oder einen Intelligenzimpuls haben, ohne bei ihm rückzufragen. Er ist wie ein gemeinsamer Leitfaden, den wir nicht aus den Händen fallen lassen können, solange wir uns im Strom der Evolution befinden. Der Faden führt uns von uns selbst über die Schwelle unserer Gedanken hinaus in die Vorhalle des Universums. Jeder von uns trägt seinen Abschnitt des Fadens in einem Strang seiner DNS in sich, der ihn zu einem unersetzlichen Bestandteil der Existenz macht. In sehr zarten Momenten verfeinerter Wahrnehmung können wir Liebe als das behutsame Drängen der Evolution spüren. Sie läßt den Vorgang des Lebens einfach deswegen voranschreiten, weil das Leben es so *will.* In diesem Sinne ist Evolution keine »unerbittliche Macht«, sondern eine Folge unschuldiger Wünsche.

Liebe ist so unschuldig und so unmittelbar. Sie freut sich über das, was sie erblickt, und in ihrem reinsten Zustand erkennt sie keinen höheren Zweck als Vergnügen. Aus diesem Grund bewirkt auch die unschuldige Wahrnehmung anderer Menschen etwas in uns, das uns tatsächlich verwandelt – durch die Kraft der Liebe. Nur zu sehen, daß Liebe die ganze Natur durchdringt – das ist die Essenz jeder Gipfelerfahrung –, macht das Leben schöpferisch. Wo immer die Liebe das Rohmaterial des Lebens berührt, entsteht eine sinnerfüllte Form.

Liebe ist eine schöpferische Kraft, und durch die schöpferische Handlung sucht der Mensch Freude und Unsterblichkeit.
Die stärkste der Liebe innewohnende Überzeugung ist die der Einheit. Der Geist kann davon überwältigt sein, wenn diese Vision in ihm aufblitzt, doch ist Einheit auch in den alltäglichen Dingen anzutreffen. Jedermann liebt sein Haus, sein Kind, seinen Garten. Wenn wir dieses Gefühl jedoch bis an seine Grenze reichen lassen, so wird es grenzenlos: »Ich liebe dieses Universum, es ist mein.« Diese Idee findet einen unschuldigen und wunderbaren Ausdruck in den Worten von Swami Satchitananda:

Eines Tages war ich bei der Arbeit im Feld und verletzte meinen Finger. Ich hätte es übersehen können, aber ich säuberte die Wunde und tat ein Pflaster darauf. Hätte ich es übersehen und hätte sich der Finger entzündet, so wäre mein ganzer Körper in Mitleidenschaft gezogen worden. In genau derselben Weise, wenn wir uns als Teil eines kosmischen Körpers empfinden, als Teil des Universums, können wir auch nicht umhin, die anderen Teile zu lieben. Wie könnte es anders sein?

Aus dieser einfachen Überlegung heraus ergibt sich die Notwendigkeit, das Leben auf eine höhere Ebene zu erheben. Wenn Unterschiede eine im Kopf erzeugte Illusion sind, dann stellt die Erfahrung einer nicht-differenzierten Wirklichkeit die ursprüngliche Wirklichkeit wieder her. Liebe stellt die Wirklichkeit wieder her. Der Swami fährt fort:

Sobald du fühlst, daß du ein Teil des Ganzen bist, daß du zum Ganzen gehörst und daß die Welt dir gehört, läßt dich dieses Gefühl Liebe erfahren, und diese Liebe bringt die Heilung zuwege … Kein Heiler kann ohne diese allumfassende Liebe heilen. Wenn du gewahr wirst, daß du nicht einfach ein Einzelwesen bist, sondern Teil des ganzen Universums, dann wirst du dich vor niemandem fürchten. Ein furchtloser Mann lebt ständig, ein furchtsamer stirbt jeden Tag, jeden Augenblick.

Macht nun der Gedanke »Ich bin ein Teil des Universums« einen Unterschied? Als bloßer Gedanke kann er das wohl nicht tun. Aber eine »Erkenntnis« ist mehr als ein Gedanke. Erkennen bedeutet, daß ein Moment der Bewußtheit unsere Sicht der Welt verändert hat. Etwas Neues erwacht, wenn es von Bewußtheit berührt wird.
Einer der wagemutigsten Denker in der Vorhut der »Neuen Physik«, David Bohm, hat die Erfahrung von Einheit als eine wissenschaftliche Hypothese aufgestellt. Er prägte den Begriff der *impliziten Ordnung* und verwendete ihn, um alle physikalischen Ereignisse in diesem Universum miteinander zu verknüpfen, sodaß eine gründliche Untersuchung jedes einzelnen Teiles im Prin-

zip das Gesamtwissen über jedes andere Teil liefern müßte. Das beinhaltet, daß Menschen mit einer universalen Wirklichkeit in Verbindung treten, wenn sie Liebe empfinden oder »mystische« Erfahrungen machen. Sie kommen tatsächlich auf der Ebene eines vereinheitlichten Bewußtseins mit anderen in Berührung. Dies beschreibt Bohm in folgender Weise:

Wenn auch nur hundert Menschen fähig wären, die tiefste Schicht der Wirklichkeit wahrzunehmen und den kollektiven Geist »anzuzapfen«, so würden die Egozentren dieser Menschen verschwinden, und sie würden ein einziges, bewußtes Wesen bilden, so wie die Teile eines hochgradig integrierten Menschen zu einer Einheit zusammengefügt sind.

Die neue Physik ist auch mit der Idee hervorgetreten, daß unser Universum – der kosmische Körper – zu Anfang eine Ganzheit war und immer sein wird. Es mag sein, daß die Naturwissenschaft zu dem Schluß kommen wird, die brodelnden Ströme von Materie und Energie hätten keine Wirklichkeit oder nur eine armselige, zweitrangige Wirklichkeit – verglichen mit der zugrundeliegenden Ordnung, die das Ganze als Ganzes bewahrt. So weit menschliche Weisheit jemals fähig war, Ganzheit auszudrücken, ist deren wahres Wesen Liebe. Daß wir dieselbe implizite Ordnung in der Natur und in uns selbst finden, ist keine zufällige Entdeckung. Die Naturwissenschaft überprüft mittels ihres Glaubenssystems dieselbe Idee, die ein empfindsamer Mensch in seiner eigenen Bewußtheit finden kann – »Wir befinden uns innerhalb der Wahrheit und können nicht hinaus«, wie Merleau-Ponty es ausdrückte. Ein Mensch, der tatsächlich »mein Universum« denken und glauben kann, wird dieses als ein Universum reiner, von Liebe geleiteter Intelligenz sehen.

Das sind alles wunderbare und inspirierende Gefühle; wir finden sie in den Worten der Heiligen aller Religionen ausgedrückt. Wir mögen damit einverstanden sein, mögen sie ernst nehmen oder sogar als Wahrheit betrachten, aber wer kann sie schon praktisch umsetzen?

Liebe ist dazu da, daß sie gepflegt wird. Liebe ist auf allen Ebenen von Bewußtheit erfaßt worden, ohne jemals in vollem Umfang angewandt zu werden. Der Nutzen von Liebe ist der, daß sie heilt. Wenn sie mühelos aus den Tiefen des Selbst heraus fließt, erzeugt Liebe Gesundheit. Kinder, denen die Wärme der Mutterliebe am Anfang ihres Lebens fehlte, können nur durch Liebe und Mitgefühl geheilt werden. Ihre Körper sind fähig, Jahre streßbelasteten Funktionierens und fehlender Zuneigung abzuschütteln, wenn nur der Kontakt mit der Liebe erneuert wird. In diesem Sinn ist Liebe etwas recht Praktisches. Sie wird wirksam in dem Moment, wo wir sie gewahr werden.

Liebevolle, mitfühlende Menschen – deren Intelligenz mit Liebe angewandt wird – sind im allgemeinen auch die gesündesten und glücklichsten. Sie werden Ihnen immer sagen, daß ihre Liebe letztendlich eigennützig ist, denn sie erfrischt und erneuert sie jeden Tag. Wenn das Leben voll ist, so ist es Liebe, und wenn unsere Bewußtheit voll entfaltet ist, bringt sie nur Liebe hervor. Jeder Intelligenzimpuls in unserer Bewußtheit beginnt seine Reise an der Quelle des Lebens als Liebe und nichts anderes.

Wir können unser Leben auf eine höhere Ebene der Bewußtheit erheben, und dann werden wir die Einfachheit dessen begreifen, was Liebe ist. Sie wird kein Gedanke sein, keine Hoffnung, kein Gefühl oder Traum. Sie wird ein Teil unserer selbst sein, der Atem unseres Lebens. Wie wir nun im letzten Teil dieses Buches sehen werden, ist es leicht, unsere Bewußtheit an ihre Quelle heranzuführen, denn das ist der »Ort«, wo Bewußtheit ganz natürlich sein will.

IV

Auf dem Weg zu einer höheren Wirklichkeit: Meditation und Wandlung

32 Wirklichkeit, Manifestes und Unmanifestes

Wirklichkeit ist ein Symbol.
Fazal Inayat-Khan

Wir neigen dazu, Dinge, die wir mit unseren Sinnen wahrnehmen können, für wahr und wirklich zu halten. Dinge, die unseren Sinnen nicht unmittelbar zugänglich sind, halten wir dagegen für unwirklich oder imaginär. Und nicht nur das – wir neigen dazu, das Maß an »Wirklichkeit« in einem Ding danach zu bestimmen, wieviele Sinne es anregt. Ein warmes, duftendes, festes, bewegliches Objekt scheint sehr lebendig und somit realer zu sein als zum Beispiel eine Mikrobe. Wir haben im Grunde eine Vorliebe für Festigkeit. Wenn etwas angeblich real ist, dann will ich es auch anfassen.
Da unsere Begriffe von Wirklichkeit auf subjektiver Ebene strukturiert sind, ist es ziemlich leicht zu sehen, warum wir daran festhalten, daß einige Dinge real sind und andere nicht. Das, was uns am realsten erscheint, sind schließlich wir selbst. Nach einem Philosophieseminar mögen wir die Existenz von allem anderen im Kosmos in Frage stellen, doch sind wir unserer eigenen Existenz durchaus sicher. Je mehr uns ein Objekt an uns selbst erinnert, desto bereiter sind wir anzunehmen, daß es real ist und vollgültig existiert. Höhere Bildung ändert nur wenig an dieser Daumenregel. Auch Naturwissenschaftler akzeptieren im allgemeinen nichts als das, was den Sinnen zugänglich ist.
Nun hat allerdings die Naturwissenschaft bei der Erweiterung des unseren Sinnen offenen Bereichs beachtliche Erfolge erzielt. Mit Hilfe eines Radioempfängers kann sich unser Gehör sehr weit ausdehnen. Es ist uns heute möglich, die Geräusche des Weltraums abzuhören. Ohne die Hilfe des Radios hätten wir keine Vorstellung davon, daß solche Geräusche unablässig zur Erde dringen, und wir würden mit Recht sagen, daß es sie nicht gibt. Die Teleskope, die unsere Sichtweite enorm ausdehnen, erspähen Sterne, deren Licht vor Millionen von Jahren auf die Reise ging. Mit dieser Erweiterung unseres Blickfeldes läßt uns das Teleskop auch die Zeitgrenze überschreiten und dehnt die Zeit aus. Wenn wir das Licht von einem Stern sehen, der in der Folge verglühte, können wir sogar sagen, daß das Teleskop etwas sieht, das nicht einmal mehr besteht.
Es wird unmittelbar offensichtlich, daß wir unsere Wirklichkeit entsprechend unserer Wahrnehmung konstruieren. Rabindranath Tagore, der nicht nur ein Dichter war, sondern auch ein Geisteswissenschaftler, schrieb: »Es ist fast eine Binsenwahrheit, wenn wir sagen, daß die Welt ist, wie wir sie wahrnehmen. Wir meinen, daß unser Geist ein Spiegel sei und mehr oder weniger genau das widerspiegelt, was außerhalb von uns geschieht. Es ist aber im Gegenteil so, daß unser Geist das wesentliche Schöpfungselement ist. Während ich dabei bin, sie wahrzunehmen, wird die Welt unablässig für mich in Zeit und Raum

erschaffen.« Die Wahrnehmungen, mit der wir die Wirklichkeit bewerten, kommen durch die Sinne, aber alles, was sie aufnehmen – der Duft einer Rose, der Anblick des Vollmondes, Nebel auf unserem Gesicht – wird an den Geist weitergeleitet. Wie weit wir auch immer unsere Wahrnehmung mit Quasardetektoren und Elektronenmikroskopen ausdehnen – alle Wahrnehmung findet letztendlich im Geist statt. Wenn Sie auf dem Strand einen Kopfstand machen, so werden Sie etwas für Ihre Augen durchaus Reales sehen – daß nämlich das Meer über dem Himmel fließt. Aber Ihr Geist läßt sich nicht täuschen. Es ist Ihr Geist, der letztendlich sieht, hört, schmeckt, riecht und ertastet.

Wirklichkeit ist in ihrer letzten Bedeutung eine Konstruktion des Geistes – der Geist erzeugt die Wirklichkeit. Außerhalb unserer Wahrnehmungen, Gedanken und Erfahrungen ist Wirklichkeit ohne Bedeutung. Form, Größe, Aussehen oder irgendeine beliebige Eigenschaft eines Objekts sind alles subjektive Qualitäten. Wir erzeugen unsere Wirklichkeit.

Nehmen wir ein Beispiel: Stellen wir uns einen Moment vor, daß das menschliche Auge mit einer quadratischen Linse versehen wäre anstatt mit der tatsächlichen ovalen. Allein diese eine Veränderung in unserem gewöhnlichen Sinnesapparat würde unsere gesamte »Weltanschauung« völlig umwandeln. Eine Murmel, die durch die quadratische Linse wahrgenommen würde, hätte nunmehr womöglich die Form eines Stiftes, und das Rollen der Murmel zwischen unseren Fingern würde sich sehr unterscheiden vom Rollen einer glatten, regelmäßigen Kugel, an das wir vorbehaltlos gewöhnt sind und das wir für selbstverständlich halten. Wenn alle Menschen diese quadratischen Linsen besäßen, würden wir alle die neue Form der Murmeln akzeptieren und den Anblick herumrollender und sich glatt anfühlender stiftförmiger Objekte als normal hinnehmen.

Eine andere Spezies, zum Beispiel der Hase, würde die Murmel seiner ihm eigenen Augenstruktur wahrnehmen, und dies würde dann für ihn Wirklichkeit sein. Das Chamäleon kann, anders als wir, jedes seiner Augen separat schwenken. Wie seine Welt aussieht, können wir uns nicht im geringsten vorstellen. Seine Sichtweise hat nichts gemeinsam mit der, die in unserem Nervensystem strukturiert ist. Ein Hai kann offensichtlich den Blutgeruch von einem getöteten Fisch über Meilen hinweg wahrnehmen. Auch das ist für uns unvorstellbar, zumal unsere Nasen unter Wasser überhaupt nicht funktionieren.

Aber kehren wir zu unserer Murmel zurück und stellen wir uns einmal die Frage, was denn nun die »wirkliche « Form der Murmel ist. Die Antwort ist die, daß es eine solche gar nicht gibt. Die Murmel hat keine von ihrem Betrachter unabhängige Form. Es ist die Art der Betrachtung, die Form verleiht. Dasselbe gilt für alle anderen Sinne. Nur noch ein kleiner Gedankensprung trennt uns von dem Schluß, daß die Murmel keine Existenz hat, die unabhängig von einem Betrachter wahrnehmbar wäre. Ohne einen wahrnehmenden Geist würde sie als solche nicht existieren.

Die Wahrnehmung wird nicht nur von den Sinnen geformt und vom Geist ausgewertet. Sie wird auch von zurückliegenden Erfahrungen beeinflußt, die in unserer Physiologie gespeichert sind. Ein einfaches Experiment an jungen Katzen, wie es von Helmut und Spinelli durchgeführt wurde, wird verdeutlichen, was ich meine. Drei Versuchsgruppen von Katzen wurden in drei verschiedenen Umgebungen aufgezogen. Eine dieser Gruppen befand sich in einem Raum, dessen Wände mit horizontalen Streifen bemalt waren. Dies war alles, was die Katzen zu sehen bekamen. Eine zweite Gruppe wuchs in einer Umgebung mit vertikalen Streifen auf, die dritte schließlich in einer vollkommen weißen Umgebung ohne jegliche Markierungen.
Als die Katzen erwachsen waren, nahm jede Gruppe eine von der Welt der anderen verschiedene Welt wahr. Diejenigen Katzen, die als Kätzchen nur dem Anblick horizontaler Streifen ausgesetzt waren, konnten horizontale Linien problemlos sehen. Doch konnten sie nichts sehen, was vertikal war. Sie stießen zum Beispiel an Möbelbeine, so als ob diese überhaupt nicht da waren – denn für diese Katzen waren sie tatsächlich nicht da. Die Katzengruppe, die in einer vertikalenUmgebung aufgewachsen war, hatte genau das entgegengesetzte Problem. Und schließlich die Katzen aus der vollkommen weißen Welt blieben in der Entwicklung ihrer Sicht völlig zurück und waren visuell absolut desorientiert. Es handelte sich hierbei nicht darum, was die Katzen glaubten. Ihre Gehirne konnten nur einen selektiv begrenzten Bereich des visuellen Kontinuums, das heißt des von der Natur angebotenen Bilderflusses wahrnehmen. Das trifft auf alle von uns zu.
Andere Experimente haben zu denselben Ergebnissen geführt. Neugeborenen Affen wurde das eine Auge verbunden und nur eines offen gelassen. Nach einer Weile verkümmerten die Nervenstränge, die das Gehirn mit dem blinden Auge verbanden, während die zum offenen Auge hin sich entwickelten. Auch wurde festgestellt, daß der Zeitpunkt bei der Entwicklung der Wahrnehmungsorgane ein wichtiger Faktor ist. Katzen werden blind geboren, und verbindet man ihnen die Augen auch nur für einen Zeitraum von wenigen Tagen, während sich das Sehvermögen entwickelt, so bleiben sie ihr Leben lang blind. Alle diese Experimente zeigen, daß elektrische Muster, die aufgrund von gemachten Erfahrungen im Nervensystem gespeichert werden, dazu dienen, die neuronalen Verknüpfungen und Rezeptoren aufzubauen, die den physischen Aspekt der Wahrnehmung übernehmen. So ist tatsächlich die Struktur des Gehirns selbst, der Sitz der Wahrnehmung, das Ergebnis vorhergegangener Erfahrungen. Und wir beginnen die Wahrheit in den Worten des alten Mystikers Rumi zu sehen: »Neue Wahrnehmungsorgane entstehen aus Notwendigkeit.«
Die Beweisführung scheint sich jedoch an dieser Stelle sozusagen in den Schwanz zu beißen. Wir behaupten, daß Erfahrung die Wahrnehmung bedingt, sagten aber anfangs, daß Wahrnehmung die Erfahrung bedingt. Es ist ein sehr enger Kreis. Was wir uns bewußt machen müssen, ist, daß sowohl Wahrneh-

mung wie auch Erfahrung vom Geist geschaffen werden. Das Auge und was es sieht, das Ohr und was es hört, die Zunge und was sie schmeckt, die Nase und was sie riecht, die Nerven und was sie spüren – sie alle sind Ausprägungen des Geistes. Die materielle Welt besteht nicht unabhängig vom Geist.

Um es deutlich zu sagen: Ohne den Geist gibt es keine materielle Schöpfung. Sie ist buchstäblich ein Trugbild, ein kurzlebiges Ding, das sich der Geist erschafft. Obwohl er selbst für die Sinne nicht greifbar oder auch sichtbar ist, entfaltet sich der Geist in der gesamten materiellen Welt und seiner unendlichen Vielfalt von sich manifestierenden Objekten. Die Objekte haben allerhöchstens eine zweitrangige Wirklichkeit, die im Vergleich mit dem, was wirklich ist – dem unmanifesten Geist –, tatsächlich unwirklich ist. Der Geist ist der schöpferische Ursprung der Welt; Sie und ich, wir sind der Ursprung der Welt. Unsere gesamte Wirklichkeit entspringt in uns, unsere Ideen, unsere Begriffe dessen, was wirklich ist. Die Wirklichkeit ist ein symbolischer Ausdruck einer unmanifesten Idee.

Um etwas »da draußen« zu erschaffen, ist es zunächst einmal nötig, daß wir uns einig werden, daß dort eine gewisse Wirklichkeit existiert, und dann würde diese Übereinkunft zwischen uns diese Wirklichkeit erzeugen. Im vorhergehenden Kapitel erwähnten wir die Hypothese David Bohms, daß alle Menschen auf einer tiefen Ebene ein gemeinsames Bewußtsein haben. Dieses kollektive Bewußtsein ist das, worauf wir zurückgreifen, wenn wir uns darauf einigen, gemeinsam Wirklichkeit zu erzeugen. In unserem kollektiven Bewußtsein herrscht auf einer sehr tiefen Ebene – weit unterhalb aller Meinungen, die sich oberflächlich verändern können – Einverständnis darüber, daß diese Wirklichkeit existiert. Dieses Einverständnis ist in uns verwurzelt, und wir haben unsere Welt um es herum aufgebaut.

Bevor also irgendetwas Wirklichkeit werden kann, muß es ganz zu Anfang als ein winziger Impuls oder eine Anregung im kollektiven Bewußtsein bestehen. Diese Anregung beginnt jenseits der Grenze des Sichtbaren und manifestiert sich als zartester Begriff, dessen wir in unserem Geist fähig sind: »Ich bin.« Es ist dies nur unsere Tendenz zu glauben, daß wir wirklich sind. Damit begann dieses Kapitel. Sobald das »Ich bin« akzeptiert ist, können Abermillionen von Dingen auf die Bühne treten. Sie manifestieren sich als feinste Gefühle und Ideen, werden dann zu stärker umrissenen Ideen und »Landschaften« von Überzeugungen, bis schließlich eine ausgewachsene Welt daraus entsteht.

Wirklichkeit ist das Endergebnis, im guten wie im bösen. Wenn das kollektive Bewußtsein – das heißt Sie und ich – sich auf das Bestehen von Kriegen einigt, dann werden wir Kriege haben. Kriege sind die Manifestationen einer bestimmten Anregung im kollektiven Bewußtsein, die wir Streß nennen. Wenn wir uns einigten, daß es keine Kriege gibt, so gäbe es auch keine. Was immer Sie und ich und wer auch immer in diesem Moment gemeinsam als schrecklich ansehen – es wurde deshalb wirklich, weil wir es so auf einer anderen Ebene, tief im kollektiven Bewußtsein vereinbart haben. Wir werden krank, wir altern, wir werden körperbehindert wegen unserer Vorstellungen und Ideen, daß dies die Wirklichkeit des Lebens sei. Wir wurden so erzogen, wir akzeptieren diese Wirklichkeit und geben ihr weiterhin Bestand. Wenn wir diese Vorstellungen gar nicht erst hinnähmen, so würden wir auch nicht unbedingt Krankheit, Altern und Gebrechlichkeit als Wirklichkeit ansehen.

Um nur ein kurzes Beispiel zu geben: Wir alle wissen, daß man ermüdet, wenn man rennt. Das ist eine physiologische Tatsache. Und doch gibt es in der Sierra Madre in Mexiko Indianer, die lange Strecken rennen, bisweilen über achtzig Kilometer, weil das einfach ein Bestandteil ihrer Kultur ist. Jedermann tut es gerne, obwohl es für uns nur schwer vorstellbar ist, daß jemand die doppelte Marathonstrecke läuft. Dazu spielen die Indianer noch einen Ball vor sich her. Ein amerikanischer Physiologe zeichnete die Herzfrequenz des Gewinners unmittelbar nach einem dieser Wettläufe auf. Was die Instrumente aufzeichneten, war, daß das Herz langsamer schlug als zu Beginn.

Der Schlüssel zur Wirklichkeit unseres Universums liegt in der Tatsache, daß wir sie auswählen. Bevor wir wählen, müssen wir die Mechanismen begreifen, durch die unsere Ideen zu Wirklichkeit werden. Sobald wir diese Mechanismen durchschauen, werden wir fähig, nur die Ideen zu verwirklichen, die evolutionär sind. Wir können Mut, Hoffnung, Liebe, Frieden, Gesundheit wählen; ja, auch Unsterblichkeit wäre dann nicht undenkbar – und sie würden unsere Wirklichkeit werden. Bislang haben wir uns jedoch stets für Angst, Haß, Gier, Neid, Krieg, Krankheit und Tod entschieden. Ohne daß wir uns dessen bewußt waren, hatte das kollektive Bewußtsein uns diesen Gedanken unterworfen. Unsere Körper und was sie tun können, unsere Gehirne und was sie sich vorstellen können, sie alle sind lebendige Ausdrücke vorgefaßter Meinungen. Wenn wir sie zum Besseren wenden wollen, müssen wir zu allererst das kollektive Bewußtsein ändern lernen. Wie die Weltgeschichte reichlich belegt, kann die Wirklichkeit mit guten Vorsätzen allein nicht gebessert werden.

Wir sind reines Bewußtsein an unserer Quelle, bevor noch irgendeine Anregung, irgendein feinster Ideenimpuls entsteht. Indem wir tief in diese Quelle eintauchen, werden wir den Mechanismus der Schöpfung entdecken. Wir werden dann wirklich frei denken können, und wir werden damit Frieden denken können, vollkommene Gesundheit, Jugendfrische – jede erdenkliche Wirklichkeit wird uns zu Diensten sein. Gute Ideen in unserem Geist zu haben, ist offensichtlich ein notwendiger Schritt, aber sie werden erst dann vollgültige Wirklichkeit werden, wenn sie die falschen Ideen im kollektiven Bewußtsein ersetzen. In der Tat wird das kollektive Bewußtsein dem Skeptiker nicht eher real erscheinen, als wir beweisen, daß wir damit effektiv etwas erreichen können. Nur Dinge, die den Sinnen erfahrbar sind, haben eine Chance, als Wirklichkeit akzeptiert zu werden. Deshalb wenden wir uns nun der Kraft zu, die fähig ist, die gesamte Wirklichkeit zu formen: die Intelligenz.

33 Wesen und Reichweite der Intelligenz

Die Reichweite der schöpferischen Intelligenz ist:
Von jenseits des Kleinsten bis jenseits des Größten,
Vom Unmanifesten durch alle Manifestationen bis hin zum Unmanifesten –
Unbegrenzt, unendlich, ewig,
Vom Hier zum Hier,
Vom Ich zum Ich,
Vom Samen zum Samen,
Von Fülle zur Fülle.
Maharishi Mahesh Yogi

Bevor wir die Intelligenz unendlich sein lassen, wollen wir sehen, wie groß sie schon ist. Das Wort hat viele verschiedene Anwendungen. Je nach unserem Blickpunkt kann *Intelligenz* die Fähigkeit zu lernen oder zu verstehen bedeuten oder auch die Fähigkeit, mit neuen Situationen und Herausforderungen fertig zu werden, neues Wissen zur Veränderung unserer Umwelt anzuwenden, abstrakt zu denken, Informationen kohärent zu strukturieren und diese Information zur Problemlösung anzuwenden. Alle diese sind gültige Bedeutungen von Intelligenz. Aber Intelligenz wird damit allzusehr für den Menschen vereinnahmt. Wir halten uns für intelligente Wesen und neigen daher dazu, die Idee der Intelligenz auf etwas spezifisch Menschliches einzuengen, nämlich die Vernunft.

Aber Intelligenz ist viel mehr als Vernunft. Gewiß ist die Fähigkeit, logisch zu denken, diejenige Bewußtseinsleistung, die den Menschen allen anderen Wesen in der Natur überlegen macht und dazu dient, »höhere« Intelligenz als intellektuelle Tüchtigkeit zu erfassen. Aber alles in der Natur, angefangen bei einem einzelnen Teilchen oder Energiequantum, enthält Information. Von dieser Information stammt sein Wissen. Zumindest weiß es, wie es ein Teilchen sein kann und wie es effektiv mit anderen unbelebten Teilen des Universums umzugehen hat. Jegliches praktisch anwendbare Wissen ist ein Zeichen von Intelligenz. Itzhak Bentov definierte in seinen Überlegungen über die grundlegende Natur des Kosmos Bewußtsein als »die Fähigkeit eines Systems, auf einen Reiz zu reagieren.« Ich sehe das ebenfalls als eine nützliche Definition von Intelligenz auf ihrer einfachsten Ebene an, wo Intelligenz und Bewußtsein nicht voneinander zu trennen sind.

Gemäß dieser Definition ist die in einem System manifestierte Intelligenzstufe abhängig davon, in welcher *Vielfalt* das System auf Umweltreize reagiert. Je komplexer, vielfältiger und innovativer ein System sich darstellt, um so intelligenter ist es anzusehen. Dieser Maßstab der Intelligenz ist zwar mechanisch, doch hat er den großen Vorteil, daß damit jegliche Intelligenz nach demselben Standard gemessen würde. Wir würden vermeiden anzunehmen, daß irgendeine Form von Intelligenz – die menschliche vor allen Dingen – besser sei als eine andere, nur deswegen, weil sie anders ist. Dennoch könnten wir den Fehler begehen, ein »einfaches« Ding wie ein Elektron ganz unten an die Stufenleiter zu stellen, weil es weniger intelligent ist als zum Beispiel ein Wal. Dann ist es gut, sich zu vergegenwärtigen, daß ein Wal ohne das Elektron nicht existieren würde und somit keine Intelligenz hätte, auf die er etwa stolz sein könnte.

Ein Elektron scheint nur einer begrenzten Anzahl von Reaktionen fähig zu sein. Im Grunde wählt es lediglich eine Umlaufbahn um den Atomkern aus und verharrt dann darin, bis es zu einem Sprung in die nächsthöhere Kreisbahn stimuliert wird. Verschwindet der Stimulus, so fällt das Elektron automatisch in seine erste Bahn zurück. Aber selbst diese einfache Reaktion verursacht die Emission eines Photons. Und wir sehen sofort, daß eine jede Situation im Universum, in der Licht vorhanden ist, das geordnete Verhalten von Elektronen voraussetzt, die in einer unglaublichen Vielfalt von Situationen reagieren müssen.

Es ist also nicht gerecht, ein Elektron überhaupt zu isolieren. Es ist ein komplexes System innerhalb des komplexen Atoms, das wiederum Teil eines komplexen Molekülsystems ist. Wir können die Stufenleiter hinaufsteigen, bis wir schließlich zum menschlichen Gehirn gelangen und hier ein System finden, daß zu einer unendlichen Anzahl von Reaktionen fähig ist. Seine unbegrenzte Intelligenz ist jedoch völlig im Einklang mit dem Elektron ganz unten. Elektronen sind zu »intelligent«, um sich daneben zu benehmen. Täten sie es, so würde die Stufenleiter zusammenbrechen – und das bedeutete Chaos.

Und trotzdem ist der menschliche Geist schöpferisch in seiner Intelligenz, während das Elektron anscheinend mechanisch ist. Schöpferische Gedanken sind nichts anderes als neue, bis dahin nicht verzeichnete Reaktionen auf eine Vielfalt von Reizen. Selbst eine originelle Idee ist darin mechanisch, daß sie abhängig ist von der geordneten Funktionweise des Gehirngewebes, der Enzyme, Hormone, elektrischen Nervenverbindungen und so weiter, die ganze Stufenleiter der Intelligenz hinab. Einige Reaktionen sehen sehr verschieden von anderen aus – wenn jemand die Straße entlang geht, so sieht das nicht nach Enzymen aus, die sich an Rezeptoren in der Zellwand anbinden. Aber es gibt da einen gemeinsamen Bezugspunkt, der die einzelnen Reaktionen organisiert und jeder Reaktion – von der kleinsten bis zur größten – einen Zweck gibt, und das ist Intelligenz.

Schöpferische Intelligenz auf menschlicher Ebene ist der höchste Ausdruck von Wissen, das sich über die Zeiten hinweg in der Natur angesammelt hat. Wie wir schon gesehen haben, ist die in unserer DNA enthaltene Information wie eine Enzyklopädie der Entwicklungsgeschichte unseres Universums. Die einfache Information des Elektrons mußte bewahrt und dem Atom einverleibt werden, das sich daraus aufbaute und seine Information dem Molekül weitergab, und so fort durch die Zeiten hindurch. Diese gesamte, unendliche und universale Intelligenz dient der Evolution. Soweit die Naturwissenschaft darüber aussagen kann, gibt es kein Materiallager im Universum. Alles, was existieren kann, ist auch verwendet worden. Der Strom der Evolution hat alles mit sich fortgeführt und es so organisiert, wie es *sein muß,* damit wir leben und unsere schöpferischen Gedanken denken können.

Das menschliche Gehirn ist die Krönung der Natur. Nicht nur deswegen, weil es komplex ist und wir eben alle eines besitzen, sondern weil es sich unaufhörlich entwickeln kann. Das bedeutet, daß die gesamte Intelligenz des Universums fähig ist, auf das Wachstum des menschlichen Geistes zu reagieren. Charles Darwin, der Begründer der modernen Evolutionstheorien, schrieb: »In vielen Fällen hatte die fortgesetzte Entwicklung eines Teiles, zum Beispiel eines Vogelschnabels oder der Zähne von Säugern, weder für die Beschaffung von Nahrung noch irgendeiner anderen Sache einen praktischen Zweck. Beim Menschen dagegen können wir, was den Nutzen betrifft, keine eindeutige Grenze für die fortdauernde Entwicklung des Gehirns und der geistigen Fähigkeiten sehen.«

Der Mensch bündelt die unendliche Intelligenz des Universums. Wenn wir dies gemeinhin nicht so sehen, kommt das womöglich daher, daß wir meinen, der Intellekt habe die Intelligenz geschaffen. Es ist jedoch umgekehrt: Intelligenz schuf den Intellekt. Als nur *eine* Manifestation von Intelligenz ist der Intellekt begrenzt: Nach Jahrhunderten der Forschung wissen wir zum Beispiel nicht einmal, wie unsere eigenen Organe funktionieren. Intelligenz ist dagegen nicht begrenzt. Sie ist alldurchdringend. Sie bringt die unendliche organisierende Kraft der Natur zum Ausdruck. Im kleinsten Bereich manifestiert sie sich als die Bereitschaft des Elektrons »mitzuspielen«, im größten Bereich als die gewaltigen Errungenschaften menschlicher Kreativität. Jede Ebene der Intelligenz ist verschieden, und doch handeln alle in unendlicher Wechselwirkung miteinander: »Wenn ein Elektron vibriert, erzittert das Universum.«

Die moderne Naturwissenschaft erforscht alle Teile der endlosen Ordnung der Natur, aber erst vor kurzem hat sie einen Blick in die Ganzheit der Natur geworfen. (Wir werden im nächsten Kapitel sehen, was sie kürzlich beim Schöpfungsmechanismus entdeckt hat.) Im Osten gibt es eine bedeutende Tradition des Wissens über die Ganzheit, doch hat sie nicht die Eigenschaften einer Wissenschaft westlicher Prägung. In Indien sprechen zum Beispiel die großen Weisen über die Intelligenz, indem sie ihre eigene Bewußtheit befragen. Ein Vers aus der Bhagavad Gita mag die verschiedenen Ränge der Intelligenz erläutern, so wie sie die Natur im Menschen angeordnet hat:« Die Sinne, so heißt es, sind fein; feiner als die Sinne ist der Geist; noch feiner als der Geist ist der Intellekt; das, was jenseits sogar des Intellekts ist, das ist Er.« Mit Er meint der Weise die Quelle der Intelligenz, jenseits des ersten Aufzuckens eines Gedankens, mit anderen Worten – das Selbst.

Die großen Traditionen des Ostens haben auch heute noch ihre Exponenten, die für sie sprechen. Maharishi Mahesh Yogi, der seit drei Jahrzehnten die Lehre über das unendliche menschliche Potential verbreitet, unterstreicht besonders die Wissenschaftlichkeit schöpferischer Intelligenz. Seine Sprache ist nicht metaphorisch oder archaisch, sondern sehr aktuell: »Die Galaxien irren nicht einfach herum. Es gibt eine Ordnung in der Schöpfung; in der Schöpfung ist System. Ohne den grundlegenden Wert der Intelligenz wäre diese ganze Ordnung und alles Wachstum nicht auffindbar.« Ich fühlte mich zunächst deswegen von seiner Betrachtung von Intelligenz angezogen, weil er es als selbstverständlich ansah, daß uns überall Ordnung umgibt und als ein Ganzes angesehen werden kann. Außerdem ist Maharishi Mahesh Yogi der Ansicht, daß der Mensch, wenn er erst einmal an der Quelle seiner eigenen Intelligenz angelangt ist, die Wirklichkeit in Richtung Gesundheit, Glück, Wissen und Frieden verändern kann. Er nennt dies die »zunehmenden Stufen des Fortschritts auf die Fülle des Lebens zu«.

Was wir nun herausfinden wollen, sind die Mechanismen, die uns dazu befähigen, Wirklichkeit zu schaffen. Diese Mechanismen haben ihren Ursprung in unserem Geist, und zwar in Form der zarten Bewußtheit von »Ich bin«, und sie entfalten dann in progressiven Schritten die Fülle unserer Welt. Es mag erstaunlich scheinen, daß wir lernen können, wie wir die Wirklichkeit von der Ebene der Bewußtheit aus verändern können, aber tatsächlich tun wir das in jedem Augenblick. Die Mechanismen der schöpferischen Intelligenz sind nicht nur »da draußen« mit der Erzeugung von Galaxien, Photonen, Bäumen und Affen beschäftigt. Der Fluß schöpferischer Intelligenz fließt durch uns und befähigt uns, mit unserer eigenen Version der Wirklichkeit »in Phase« zu sein.

Maharishi Mahesh Yogi ist nicht nur ein Philosoph, der über schöpferische Intelligenz theoretisiert. Wie wir in Kapitel 35 sehen werden, bietet er sehr spezifische Techniken an, um unsere Bewußtheit zum Ursprung der Gedanken zurückzuführen. Sind wir erst einmal dort angelangt, so können wir lernen, wie wir unseren Intelligenzfluß steuern können. Und damit werden alle wünschenswerten Eigenschaften menschlicher Existenz – Liebe, Mitgefühl, Gesundheit, Selbstverwirklichung – in unserem Leben anwachsen. Ich sollte an dieser Stelle erwähnen, daß das, womit wir uns beschäftigen, nicht allein östlichen Ursprungs ist. Der französische Philosoph Henri Bergson erhielt 1927 den Nobelpreis für seine Schriften, in denen er seine Theorien der »kreativen Evolution« dargelegt hatte. Er geriet dann in Vergessenheit aus dem einfachen Grund, daß es nicht gelang, mittels experimenteller Forschung eine praktische Grundlage seiner Postulate nachzuweisen. Was fehlte, war eine Technik, die schöpferische Intelligenz zu einer lebendigen Wirklichkeit machen konnte. Die Traditionen des Ostens haben Jahrhunderte an deren Vervollkommnung gearbeitet.

Es ist möglich, eine Wissenschaft der schöpferischen Intelligenz zu haben, weil Intelligenz überall in der Natur systematisch wirkt. Zwar mag sie – entsprechend der klassischen indischen Formulierung – »von jenseits des Kleinsten bis jenseits des Größten« reichen, doch sind gewisse Prinzipien auf allen Ebenen gültig. Um nur einige von ihnen zu nennen: Intelligenz drückt Ordnung aus; sie vereint Teile zu einem vereinheitlichten Ganzen; sie manifestiert sich abwechselnd durch Ruhe und Aktivität; sie schreitet mühelos fort und beseitigt alle Widerstände auf ihrem Wege; sie ist in den kleinsten Teilen eines Systems vollständig enthalten und weist unendliche Stabilität zusammen mit unendlicher Anpassungsfähigkeit auf.

Als Endokrinologe bin ich davon fasziniert, wie der menschliche Körper diese Prinzipien in vollkommener Weise ausdrückt. Um nur einmal das Beispiel »Ordnung« zu nehmen, kann ich Claude Bernard zitieren, der allgemein als der Begründer der modernen Physiologie angesehen wird. Er spricht von den strengen Gesetzen der Physik und der Biochemie, denen die Vorgänge im Körper unterworfen sind, macht aber dann die Bemerkung, »sie ordnen sich unter und folgen einander in einem Muster, entsprechend einem vorgegebenen Gesetz; sie wiederholen sich ordnungsvoll, regelmäßig und konstant und stimmen sich so aufeinander ab, daß sie Organisation und Wachstum des einzelnen zuwege bringen.« Diesen vollkommenen Ausdruck von Ordnung und Wachstum fand Bernard in allen Tieren und Pflanzen – es ist ein überall in der Natur anzutreffendes Prinzip der Intelligenz.

Wenn wir das innersekretorische Drüsensystem nehmen, um die anderen Prinzipien zu veranschaulichen, so ist leicht zu bemerken, daß dieses System in Zyklen von Ruhe und Aktivität alterniert. Die Biologie erforscht ständig neue und umfassendere Periodizitäten, welche die Ausschüttung aller unserer Hormone steuern. Das innersekretorische Drüsensystem umfaßt verschiedene Teile, d.h. die verschiedenen Drüsen, die sehr weit voneinander entfernt liegen, aber dennoch als ein Netzwerk funktionieren – als ein Ganzes, das durch die sequenzielle Öffnung hormonaler Bahnen verbunden ist, von denen jede einzelne in hohem Maße empfindlich auf die Bedürfnisse der gesamten Physiologie reagiert. Die Hormone selbst werden mühelos vom autonomen Nervensystem ausgeschüttet und reguliert. In Sekundenbruchteilen können sie laufende Vorgänge umkehren, um mit jeder beliebigen Veränderung im inneren Milieu fertigzuwerden. Auf diese Weise können wir sagen, daß sie hinsichtlich ihrer präzisen Funktionsweise unendlich stabil sind, daß sie aber in den sich jeweils ergebenden Situationen unendlich flexibel sind – jeder einzelne Gedanke, jede einzelne Handlung ruft eine einzigartige Reaktion des innersekretorischen Netzwerks hervor.

Das innersekretorische Drüsensystem erscheint somit als eine spezifische Lösung, welche die Natur für die spezifischen Bedingungen des menschlichen Körpers entwickelt hat. Tatsächlich entdeckt jedoch die Zellbiologie, daß die

Vorgänge in unserem Hormonsystem nach ähnlichen Mustern im Gewebe allen Lebens anzutreffen sind. Der Mechanismus zum Abbau von Glukose ist zum Beispiel in einer Bakterie genau derselbe wie in einer menschlichen Zelle. Und das Insulin, das in unseren Stoffwechselprozessen eine so wesentliche Rolle spielt, tritt in der Kette der Evolution über die Jahrmillionen hinweg in Erscheinung, vom kaltblütigen Fisch bis hin zum Menschen.
Nicht nur in unserem Gehirn, sondern in jeder Zelle unseres Körpers kommt dieselbe Komplexität der Intelligenz zum Vorschein. Jede Zelle nimmt ihre Umwelt wahr, jede von ihnen »erinnert sich« der Vergangenheit und »erahnt« die Zukunft in ihren biochemischen Reaktionen. Und dank der DNS enthält jede Zelle die gesamte Information, aus der sich die Intelligenz gebildet hat, die Sie sind. Wenn wir von einem Fluß unendlicher Intelligenz in uns sprechen, so ist das ganz buchstäblich zu nehmen, denn er steuert jede Zelle und jedes Gewebe. Er fließt durch unsere Fingernägel, unsere Zähne, unsere Eingeweide und unsere Drüsen. Er stellt unsere biologische Uhr mit der gleichen Präzision wie die in einem Wandervogel oder in einem weißen Zwergstern. Die Flüsse, die zum Meer fließen; die Bienen, die vom Nektar angezogen werden; der Adler, der an einem Augusttag im Aufwind nach oben steigt – sie alle haben wie auch wir Anteil an denselben Prinzipien schöpferischer Intelligenz. Das Leben ist nicht unser Privileg.
Es ist aber unsere einzigartige Fähigkeit, daß wir uns aller dieser Prinzipien bewußt werden und sie nach unseren Wünschen nutzen. Alle Intelligenz steht in Wechselwirkung und ist überall dieselbe, nur drückt sie sich jeweils in verschiedenen Ausprägungen aus. Die Intelligenz in unserer Bewußtheit steuern heißt, alle Intelligenz zu steuern. Das Vorhaben, die menschliche Kreativität in solchem Umfang zu vervollkommnen, ist für unser Wohlergehen wichtiger als alles andere, das wir uns vorstellen können. Wir haben dieses Vorhaben begonnen, indem wir das Wesen der Intelligenz untersuchten. Werfen wir nun einen Blick auf die Mechanismen der Schöpfung. Es sind die Schalter in der Natur, die uns die Macht dazu geben, die Wirklichkeit zu verändern.

34 Der Mechanismus der Schöpfung

Zurück mich wölbend in mir selbst,
Erzeuge ich wieder und wieder.
Bhagavad Gita

Die Schöpfung ist eine Funktion von Intelligenz. Dies beinhaltet irgendeinen Veränderungsprozeß – im allgemeinen eine Veränderung, die etwas Neues entstehen läßt. Unter Schöpfungsmechanismus verstehe ich einfach den Vorgang des Wandels. Wenn wir begreifen können, wie Intelligenz den Vorgang des Wandels durchläuft, dann können wir Intelligenz nutzen, um Veränderungen hervorzurufen. Wir wissen, daß wir für uns eine uns nützliche Wirklichkeit schaffen wollen. Wir brauchen uns deshalb nicht auf eine Schöpfung auf der mechanischen Ebene zu beschränken, etwa auf der Ebene, wo Elektronen aufeinander einwirken. Stattdessen nehmen wir die Perspektive unserer selbst ein, die Ebene, auf der unsere Intelligenz bereits in allen Lebensaspekten Veränderungen hervorruft. Und insbesondere – da wir ja Gesundheit, Glück und Selbstverwirklichung erreichen wollen – möchten wir wissen, wie die Geist-Körper-Verbindung uns diese Ergebnisse verschaffen kann.

Menschliche Intelligenz ist nicht nur auf einer Ebene schöpferisch. Nehmen wir das Empire State Building als Beispiel: Sein Bau benötigte den Plan des Architekten, die Fachkenntnisse der verschiedensten Ingenieure und Bauunternehmer, die eigentliche Bauarbeit usw. Aber auf der feinsten Ebene war es das kollektive Bewußtsein, dem das Empire State Building sein Entstehen verdankt – die geordneten, kohärenten Wünsche einzelner wurden koordiniert und einem einzigen Zweck untergeordnet. Oder – um es noch einfacher auszudrücken – Menschen teilten einen Gedanken und gaben ihm materielle Form. Damit das Gebäude Gestalt annehmen konnte, mußte es jemand aus dem Bereich der Gedanken in den der Handlung bringen. Zement und Stahl mußten bewegt werden. Aber Intelligenz kann viel direkter wirken. Stellen wir uns einen Kranken vor, bei dem ein bösartiger Tumor diagnostiziert wurde und der schließlich geheilt wird. Wie Ihnen dieses Buch schon gezeigt hat, kann der Weg zu dieser Heilung ein indirekter oder ein direkter sein. Wenn der Arzt eine Behandlung mit Bestrahlung und Medikamenten vornimmt, dann erzeugt er eine Heilung von außen her. Tatsächlich ist es der Körper, der einen gesunden Zustand aus sich selbst heraus schafft, doch bringt die von außen wirkende Intelligenz des Arztes eine heilende Instanz ins Spiel, die den Körper veranlaßt zu handeln. Bösartige Tumore können jedoch auch durch die direkte Einwirkung von Intelligenz geheilt werden. Die schon zuvor in diesem Buch erwähnte Frau, die sich mit der Simonton'schen Visualisierungstechnik behandelte, wurde durch die Anwendung einer bewußten geistigen Routine geheilt, die der

Gesundheit einen Kanal öffnete. Eine andere Patientin, Frau Di Angelo, nutzte ihre Intelligenz sogar noch direkter. Sie bewirkte ihre Heilung durch den bloßen Wunsch, »Ich will niemals mehr krank sein, und deshalb werde ich auch niemals mehr krank sein.«

Welche Wirkungsebene war nun die erstrebenswertere? Ganz offensichtlich die letztere. Die wirksamsten Schöpfungsmechanismen sind die, in denen Intelligenz innerhalb ihrer selbst wirkt. Wenn wir die Wirklichkeit von dieser tiefen, feinsten Ebene aus ändern können, dann folgen die gröberen Ebenen unweigerlich nach. Ein Wunsch im Geist, der direkt durch die Geist-Körper-Verbindung wirkt, kann sich mühelos in eine physiologische Wirklichkeit umsetzen. In dem genannten Fall war es die Heilung von einem bösartigen Krankheitsprozeß, doch könnte es jede beliebige Veränderung in Richtung Gesundheit und Selbstverwirklichung sein.

Wir haben schon die grundlegenden Gesetze der Schöpfung kennengelernt, durch die Intelligenz wirkt. Das erste Gesetz ist, daß Intelligenz aus sich selbst heraus wirkt, um sich selbst zu verwandeln. Nichts braucht von außerhalb des Systems eingebracht zu werden, da ja nichts außerhalb des Bereiches der Intelligenz liegt – Intelligenz ist alldurchdringend. Dieses Prinzip wird Selbstrückbezug genannt. Das nächste Gesetz besagt, daß Intelligenz alles nur Vorstellbare erreichen kann. Es ist unerheblich, ob uns die Medizin sagt, daß eine Heilung unmöglich ist. Für jeden Gedanken, den wir haben mögen, kann die Natur einen direkten Weg zu seiner Erfüllung öffnen. Wir können dies das Vorhandensein aller Möglichkeiten nennen.

Zum dritten wirkt die Intelligenz, welche die Heilung zustande brachte, in geordneter, automatischer und integrierter Weise. Egal, welche Heilung Sie in Betracht ziehen – immer vollzogen die Systeme des Körpers die Heilung, indem sie in der richtigen Reihenfolge und ohne das Eingreifen des bewußten Geistes eines nach dem anderen taten.

Mit anderen Worten: Sobald ein Gedanke die Anfangsbedingungen geschaffen hat, vollbringen die ausführenden Mechanismen die Arbeit von selbst. Maharishi Mahesh Yogi legt auf dieses Prinzip großen Wert. Er nennt das Prinzip »Das Höchste zuerst«. Es ist das eigentliche Effizienzprinzip, da es besagt, daß der beste Weg, um ans Ziel zu gelangen, der schnellste, kürzeste und leichteste ist. Wenn wir auf Medikamente zurückgreifen, so akzeptiert die Natur das als eine Bedingung und wirkt im Rahmen der spezifischen Mechanismen der medikamentösen Therapie. Aber diese sind sehr schwach, langsam, mühselig, komplex und bisweilen schmerzvoll in ihrer Wirkung. Könnte man die Heilung einfach mit einem Gedanken auslösen, wie das beim Plazeboeffekt der Fall ist, dann würde die Natur das ebenfalls als eine Anfangsbedingung akzeptieren und eine Heilung sehr viel schneller, problem- und schmerzloser zuwegebringen, ohne die Komplikationen, die mit einer medikamentösen Behandlung einhergehen.

Herauszufinden, wie die Natur für uns die Arbeit übernimmt, ist das größte Geheimnis im Mechanismus der Schöpfung. Es beinhaltet den Glauben an alle anderen Schöpfungsprinzipien, denn ohne das Vertrauen, daß Intelligenz unendlich, geordnet und zu allem fähig ist, werden Sie unausweichlich beschließen, daß nur ein Weg der richtige zum Ziel ist, nämlich der, den Ihre Sichtweise der Wirklichkeit festgelegt hat. Sie werden zum Beispiel immer Medikamente und Bestrahlung benutzen, weil Sie sich weigern, daran zu glauben, daß die Natur Heilung auch anders bewirken kann. Und das käme dem gleich zu behaupten, vor dem 20. Jahrhundert sei niemand jemals von Krebs genesen, was natürlich absurd ist. Das Prinzip »Das Höchste zuerst« macht einen enormen Unterschied in allen Situationen, wo Sie die Wahl haben, welchen Weg Ihre Kreativität einschlagen soll.

Was wir über die Mechanismen der Schöpfung gelernt haben, geht aber noch weiter. Da die Natur durch Intelligenz wirkt, besitzt sie Wissen, um jedwedes Problem zu lösen. Rufen wir nun die Mechanismen zur Lösung eines Problems auf den Plan, so muß die Natur alle möglichen Teile miteinander verbinden. Im Falle einer Heilung wirkt die Geist-Körper-Verbindung durch das Immunsystem, das Hormonsystem, das Herz-Kreislauf-System usw. Aber der Grad des angewandten Wissens und das Maß an Koordination, welche die Geist-Körper-Verbindung aufzubringen hat, ist von Fall zu Fall verschieden. Medikamente zum Beispiel kommen dem Körper sozusagen in die Quere – das ist der Grund für die Nebenwirkungen – und zwingen ihn, mit den chemischen Eigenschaften des Medikaments zurechtzukommen. Somit sind die modernen nicht-medikamentösen Behandlungsformen effizienter, da sie ein umfassenderes und ganzheitlicheres Wissen sowie eine weitreichendere Wechselwirkung zum Ausdruck bringen.

Das durch diese Schlußfolgerung zutagetretende Schöpfungsprinzip ist, daß die Natur unendliche organisierende Kraft und unendliche Wechselwirkung besitzt. In der Verwaltung des Universums wird ständig nichts als unendliche Intelligenz und unendliche Wechselwirkung benutzt – es gibt kein Materiallager im Universum. Aber durch unsere bewußte Wahl können wir die Natur zu sehr schmalen Kanälen verengen. Bevor wir den Kanal der Elektrizität öffneten, konnten wir Licht nur durch offenes Feuer erzeugen. Der am wirksamsten kreative Geist ist derjenige, der ein Höchstmaß an Wissen und Wechselwirkung aus dem grenzenlosen Vorrat der Natur hervortreten läßt. Dies wird sehr wichtig im Zusammenhang mit den sogenannten »höheren Bewußtseinszuständen«, da die Menge an Wissen und organisierender Kraft, die Ihr Geist nutzen kann, direkt von Ihrer Wahrnehmung abhängt, wieviel davon vorhanden ist. Man muß sich bewußt sein, daß es Elektrizität gibt, bevor man sie nutzen kann. Man muß sich des eigenen unendlichen schöpferischen Potentials bewußt sein, bevor man dies auch nutzen kann. Im Grunde kann nur Bewußtheit es für Sie verfügbar machen.

Keines dieser Prinzipien wird gültig erscheinen, solange Sie seine Wirklichkeit nicht akzeptieren. Für den heutigen Menschen ist die Naturwissenschaft das einzige Maß für Gültigkeit. Sie ist an die Stelle von Glauben, Autorität und Instinkt getreten. Was sind die Schöpfungsmechanismen im Rahmen der Naturwissenschaft? Die Schöpfung materieller Objekte, ob in kosmischer Größenordnung oder in der eines Photons, ist der Bereich der Physik. Was diese nun über die Schöpfung auszusagen hat, wird meine Ansichten über Geist und Körper weitgehend unterstützen. Insbesondere wollen wir einen Blick auf die »neue Physik« werfen, d. h. auf die Ära, die mit Albert Einstein und seinen großen europäischen Kollegen begann.

Die neue Physik brach völlig mit der Vorstellung einer festen, vorhersagbaren Wirklichkeit, die im Westen seit Aristoteles als selbstverständlich angesehen worden war. In der alten Weltanschauung waren Zeit und Raum verschiedene Einheiten, und Objekte bewegten sich durch sie hindurch wie Kugeln auf einem Billardtisch – auf festen Bahnen, die für die Sinne beobachtbar waren. Heutzutage sprechen wir von der Raum-Zeit als von einem Kontinuum, und wir halten es seit dem Heraufdämmern der Atomkraft für selbstverständlich, daß Materie in Energie umgewandelt werden kann, wobei sie vom Billardtisch verschwindet und sich in Wohlgefallen auflöst. Heisenbergs berühmtes Unbestimmtheitsprinzip (auch Unschärferelation genannt) besagt, daß wir noch nicht einmal die »realen« Eigenschaften eines Objekts mit Bestimmtheit wissen können, da der Beobachtungsprozeß faktisch die Beschaffenheit des beobachteten Objekts verändert.

Die Ausarbeitung der neuen Physik hat den größten Teil dieses Jahrhunderts und die Intelligenz der hervorragendsten Geister in Anspruch genommen. Die neue Sicht der Welt, die ihre Gedanken hervorgebracht haben, hat sich erst in den letzten fünfzehn Jahren auch in der Öffentlichkeit durchgesetzt; ohne ausreichende mathematische Kenntnisse sind die Auswirkungen dieser neuen Sicht der Welt etwas schwer zu begreifen. Vieles bleibt noch offen, und die Physiker verbringen ihr Leben in theoretischen Kontroversen. Wir können jedoch gewisse grundlegende Ideen weiterdenken und sie auf uns selbst anwenden, nicht als rigorose Naturwissenschaftler, sondern als interessierte Laien, die mit der Wirklichkeit in wirksamer Weise umgehen wollen.

Ich möchte in einfacher Form einige der ersten Entdeckungen der modernen Physik wiedergeben. Die eine ist, daß Objekte auf keiner Ebene eine eindeutige Festigkeit besitzen. Die Teilchen, aus denen Objekte bestehen, sind in Wahrheit umgewandelte Energie. Als solche sind sie im Grunde genommen Wellen, doch können sie sich unter bestimmten Bedingungen wie Teilchen, d. h. wie Materie verhalten. Das berühmte Beispiel, das uns Bertrand Russell gegeben hat, bezog sich auf seinen Schreibtisch. Er wies darauf hin, daß der Tisch in keiner Weise fest sei, vielmehr ein Resultat von Energie und leerem Raum, wobei letzterer mehr als 99,9999 Prozent des Gesamtobjekts aus-

machte. Was ihm den Anschein von Festigkeit gibt, ist der Umstand, daß unsere Sinne ihn so »wirken« lassen.
Die andere Entdeckung ist, daß kein Teilchen oder Energiequantum isoliert ist. Sie alle sind winzige Ausbuchtungen von Wellenfunktionen, die sich unendlich in Zeit und Raum hinein erstrecken. Wie die Spitzen von Eisbergen ragen sie aus einer weiteren Wirklichkeit empor, die selbst unsichtbar bleibt. Im Falle von Materie und Energie besteht der größte Teil der Welle faktisch außerhalb von Zeit und Raum. Alle Objekte des Universums sind der unmanifesten Leere entsprungen und kehren eines Tages dahin zurück. Die Leere selbst ist die »wirkliche« Wirklichkeit, und alles, was wir uns als bestehend vorstellen, ist darin schon in »virtueller Form« (so drücken es die Physiker aus) enthalten. In der Tat ist es möglich zu errechnen, daß die Vielfalt sämtlicher denkbarer Dinge sich dort befindet, wo Sie jetzt gerade sitzen – allerdings eben in virtueller Form. Millionen von Wirklichkeiten bewohnen Ihr Zimmer mit Ihnen, nur schließen Ihre Sinne sie zugunsten dessen aus, was Sie als Hier und Jetzt akzeptieren. Was die moderne Physik anbelangt, sind sogar Vergangenheit und Zukunft in diesem Ihrem Raum gegenwärtig.
Ihr Stuhl, Ihre Wände und Ihr eigener Körper sind bloße Wahrscheinlichkeiten, die dem ewigen, unendlichen und unmanifesten Feld entsprossen sind, das dem gesamten Universum zugrunde liegt und es organisiert. Wenn Sie einen Tennisball loslassen, so fällt er zu Boden, doch gibt es eine kleine, aber völlig präzise Wahrscheinlichkeit, daß er stattdessen unverzüglich an die Decke »fällt«. Sinnvolle Berechnungen der Wirklichkeit ergeben sich aus der mathematischen Beobachtung der Wechselwirkungen im Unmanifesten. Die Gesamtheit der Natur ist darin enthalten, eingeschlossen in Feldern virtueller Massenenergie. Die Prinzipien unendlicher Wechselwirkung und aller Möglichkeiten, die ich im Zusammenhang mit der Intelligenz des menschlichen Geistes erwähnte, sind im höchsten Maße im Unmanifesten ausgedrückt. Alle potentiellen Universen sind darin tatsächlich enthalten und bilden das, was man als Totalität des »realen« Universums bezeichnen könnte.
Die Physiker betrachten das Unmanifeste als etwas, das kaum intuitiv erfaßt werden kann. Das Universum hat Eigenschaften, mit denen unser Intellekt außerhalb der speziellen Sprache der Mathematik nichts anfangen kann. Von dieser neuen Wirklichkeit sagte der Physiker Michael Talbot, sie sei nicht nur merkwürdiger, als wir dächten, sondern auch merkwürdiger, als wir denken *könnten*. Zum Beispiel bedeutet die Idee, daß die Raum-Zeit dem Unmanifesten entstammt, daß etwas da war, noch »bevor die Zeit begann«, und daß dies Etwas »kleiner als klein und größer als groß« sein muß. Diese Vorstellungen scheinen völlig widersprüchlich in sich selbst zu sein, und wenn wir Ähnliches in den großen Traditionen des Ostens lesen, fühlen wir uns ziemlich überfordert. Die Prinzipien sind indes recht einfach zu verstehen, sobald nur Ihr Geist die Möglichkeit einer beweglichen Wirklichkeit zu akzeptieren beginnt.

Der Schlüssel zu diesem Verständnis ist, sich die Intelligenz der Natur als genau der unseren entsprechend vorzustellen. Dann bekommt die neue Physik einen Sinn. Wenn ich in ein Zimmer eintrete und sehe einen Freund auf einem Stuhl sitzen, so könnte er aufblicken und »Grüß dich« sagen. Aber in ihm sind eine unendliche Anzahl von Dingen, die er in diesem Moment hätte sagen oder tun können. Er hätte »Albuquerque« sagen oder sich auf den Kopf stellen können. Alle diese Möglichkeiten sind in ihm in unmanifester Form und zu jedem Moment enthalten. Auch ist sein gesamtes unmanifestes Selbst, sein Geist und Körper, ständig damit beschäftigt, alle potentiellen Gedanken, Worte und Handlungen miteinander zu verbinden, auch wenn ich selbst nur einige davon wahrnehmen kann, wenn ich mit ihm in Berührung komme. Und da die DNA meines Freundes seine gesamte Entwicklung in ihrem Code speichert und zugleich eine Enzyklopädie der menschlichen Evolution ist, können wir sogar behaupten, daß Vergangenheit und Zukunft in ihm, den ich vor mir sehe, gegenwärtig sind.

Da die Intelligenz des Universums und die Intelligenz des Selbst identisch sind, ergibt es sich, daß die neue Physik den wichtigsten Punkt dieses Teils unseres Buches eindeutig bekräftigt, daß nämlich Wirklichkeit verändert werden kann, sobald die Ebene des Selbst erreicht ist. Was die neue Physik den unmanifesten oder auch virtuellen Zustand der Wirklichkeit nennt, ist das, was wir als unser Selbst bezeichnen. Das Universum und der menschliche Organismus sind auf der Ebene des Selbst eins, und der Ursprung von Intelligenz ist das Selbst. Die Eigenschaft, die das Universum und das Selbst eint, wird von Maharishi Mahesh Yogi als Selbstrückbezug bezeichnet. Diese Idee bringt eine grundlegende Tatsache über Intelligenz zum Ausdruck: Intelligenz wirkt in sich selbst. Wir haben in »Spontanheilungen« gesehen, wie Selbstrückbezug wirkt. Es sind dies Vorgänge, bei denen ein Gedankenimpuls, ausgehend vom Selbst, durch die Geist-Körper-Verbindung den materiellen Aspekt des Körpers heilt.

Selbstrückbezug ist ein wunderbar einfaches Mittel, um jeden Vorfall in der Schöpfung zu erklären. Solange wir meinen, daß Geist und Körper voneinander getrennte Einheiten sind, ist der Gebrauch eines Gedankens zur Veränderung des Körpers ein Ding der Unmöglichkeit. Aber sobald wir einsehen, daß Bewußtsein sich einfach durch verschiedene Aspekte seiner selbst hindurch auf neue Aspekte seiner selbst hin entwickelt, dann wird alles deutlich. Wie Maharishi bemerkt: »Damit alle Naturgesetze von ihrem gemeinsamen Ursprung aus wirksam werden können, muß dieser Ursprung die Eigenschaften unendlicher Dynamik und unendlichen Selbstrückbezugs besitzen. Er muß die Fähigkeit haben, aus sich selbst heraus zu erzeugen. Das aber sind die Eigenschaften von Bewußtsein.« Der Ursprung von Kreativität liegt in uns und nirgendwo anders. Kreativität kann unsere Wirklichkeit ändern, weil Intelligenz - unsere Intelligenz – Wirklichkeit aus sich selbst heraus erzeugt.

In Anbetracht dessen, was wir mittlerweile über die Schöpfung wissen, ist dies

keine überraschende Schlußfolgerung. Selbst die auf harte Fakten pochenden Naturwissenschaften beschäftigen sich ständig mit Rückkopplungsprozessen und selbstregulierenden Mechanismen. Sie sind allgemein anerkannt als die grundlegenden Mechanismen, die in allen lebenden Systemen für Gleichgewicht sorgen, und Sterne, Galaxien und Schwarze Löcher entstehen lassen. Sogar der Urknall ist ihr Werk. Die »harten« Naturwissenschaften stehen an der Schwelle des Selbstrückbezugs. Sobald Sie nur einsehen können, daß Ihr Selbst intelligent ist, erschließt sich Ihnen die gesamte Schöpfung durch dieses Prinzip des Selbstrückbezugs: »Zurück mich wölbend in mir selbst erzeuge ich wieder und wieder.« So sagt uns die Bhagavad Gita.
Der vorwissenschaftliche Mensch vieler Kulturen begriff dieses Prinzip sehr wohl, und es gibt umfangreiche Zeugnisse, die belegen, daß aus diesem Grunde die Welt schöpferischer und lebendiger war als die, welche wir heute als unsere vorgegebene Wirklichkeit ansehen. Wir möchten an dieser Stelle eine überwältigend tiefgründige Beschreibung des Selbstrückbezugs aus dem alten indischen Text der Mundaka Upanischad zitieren:

Was nicht gesehen werden kann und jenseits des Denkens ist,
was ohne Ursache oder Teile ist,
was weder wahrnimmt noch handelt,
was unwandelbar ist, alldurchdringend, allgegenwärtig,
feiner als das Feinste,
Das ist das Ewige, von dem die Weisen wissen,
daß es die Quelle von allem ist.
So wie eine Spinne ihren Faden ausspinnt
und ihn in sich zurücknimmt,
So ist die ganze Schöpfung aus Brahman heraus gewoben
und kehrt in Ihn zurück.
So wie Pflanzen in der Erde wurzeln,
so werden alle Dinge von Brahman unterhalten.
So wie ein Haar aus eines Menschen Kopf wächst,
so entsteht alles aus Brahman.

Solche und ähnliche Aussagen haben seit Generationen die Gelehrten verwirrt, da sie die praktische Wahrheit in ihnen nicht begreifen konnten. Brahman ist das Sanskrit-Wort für »groß« und bedeutet »das, was die Wirklichkeit von allem ist.« Und das ist Intelligenz. Sobald wir das verstehen, wird der Vers völlig klar. Er sagt nur das aus, was wir auf den vorhergehenden Seiten entdeckt haben, daß nämlich die einzige Wirklichkeit unendliche Intelligenz ist, die jedes einzelne Teil des Universums mühelos aus sich selbst heraus erzeugt.

35 Das Prinzip des Meditierens – Die Technik der Transzendentalen Meditation

In dir ist eine Stille und ein Heiligtum,
in die du stets zurückkehren und du selbst sein kannst.
Hermann Hesse, Siddharta

Seid still und erkennet, daß ich Gott bin.
Psalm 46:10

Ich habe bis jetzt das Fundament für den Beweis angelegt, daß wir unsere Wirklichkeit durch schöpferische Intelligenz verändern können. Um zu zeigen, daß dies eine praktische, lebendige Wirklichkeit ist, wende ich mich nun gewissen Ereignissen zu, die im Herbst 1980 in meinem Leben stattfanden und ebenso rasch wie nachdrücklich meine Sichtweise der Welt, meine Weltanschauung veränderten.

Ich war in einem Buchladen in Boston und blätterte so durch die Bücher. Da stieß ich auf ein Taschenbuch über Transzendentale Meditation. Der Autor, Jack Forem, den ich in der Folge zu meinen Freunden rechnen durfte, stellte darin eine Methode vor, um das Transzendente mittels einer einfachen mentalen Technik zu erfahren. Der Begriff *Transzendenz* hatte mich stets fasziniert, wenn ich darüber in Büchern las, aber er war immer abstrakt geblieben. Denn nirgends war mir je gesagt worden, daß Transzendenz leicht zu erfahren war. So, wie ich es verstand, war der Bereich der Transzendenz ein Bereich »reiner Existenz«, »reinen Bewußtseins« und »reinen Seins«. Ich darf wohl eingestehen, daß solche Vokabeln mich verblüfften. In vielen der großen Traditionen des Ostens werden diese erhabenen Begriffe jedoch im Zusammenhang mit den Menschen und ihrem Alltag benutzt:

> *Reines Sein, das in sich selbst dachte »Möge ich vieles werden, möge ich Gestalt annehmen«, erschuf das Licht. Licht, das in sich selbst dachte »Möge ich vieles werden, möge ich Gestalt annehmen«, erschuf die Gewässer. Die Gewässer, die in sich selbst dachten »Mögen wir vieles werden, mögen wir Gestalt annehmen«, erschufen die Erde. Auf diese Weise ward das ganze All aus reinem Sein geboren, aus dem, was die feinste Essenz von allem ist, höchste Wirklichkeit, das Selbst von allem, was ist – das bist du.*

Dies sind die Worte eines uralten Textes der vedischen Hochkultur Indiens, die ein Vater zu seinem Sohn spricht, wenn dieser volljährig wird. Aber als Erwachsener konnte ich ihrer Bedeutung gegenüber nur Ratlosigkeit empfinden. Ich wußte von meiner Lektüre über die Wachstumspsychologie, daß Abraham Maslow alle Gipfelerfahrungen zugleich auch als transzendental bezeichnet hatte. Für einen Arzt klangen sie absolut erstaunlich:

Es ist die wahrste und vollständigste Art der Wahrnehmung durch Auge, Ohr und Gefühl... Es ist recht bezeichnend für Gipfelerfahrungen, daß das gesamte Universum als ein integriertes und vereintes Ganzes wahrgenommen wird... In meiner eigenen Praxis hatte ich zwei Personen, die infolge eines solchen Erlebnisses völlig, unmittelbar und permanent im einen Fall von chronischer Angstneurose und im anderen von heftigen, obsessiven Selbstmordgedanken geheilt wurden.

Maslow war verständlicherweise so beeindruckt von derartigen Erfahrungen, daß er sie mit allen Offenbarungen, Erleuchtungen und Ekstasen gleichsetzte, wie sie von den Heiligen der Welt beschrieben worden waren. Und doch gab es auch hier keine Anweisung, wie man zu solchen Erlebnissen gelangte. Den Beschreibungen nach hörten sie sich wie göttliche Erscheinungen an, gewiß nicht wie alltägliche Erfahrungen.

Durch die Lektüre des Buches über Transzendentale Meditation (TM) motiviert, ging ich in das örtliche TM-Center in Cambridge, um mir einen Einführungsvortrag anzuhören, und entdeckte, daß ich Transzendenz und Meditation in völlig anderer Weise anzugehen hatte. Wie die meisten Menschen im Westen hatte ich zunächst überhaupt unbestimmbar negative Vorstellungen von Meditation. Zwar formulierte ich diese niemals zu deutlichen Einwänden, doch stimmen sie mit einer Liste überein, die Dr. Lawrence Domash, ein Physiker und hervorragender Autor, im Zusammenhang mit Transzendentaler Meditation aufgestellt hat. Er stellte fest, daß die meisten Menschen der Ansicht sind, (1) Meditation beinhalte Konzentration oder Gedankenkontrolle, (2) Meditation sei nur für einige wenige Auserwählte mit besonderer Lebensweise wie Einsiedler, tief religiöse Menschen oder passive Mystiker, die alle gewillt sind, sich völlig von der Gesellschaft zurückzuziehen, (3) Meditation sei schwierig und könne erst nach jahrelanger Praxis gemeistert werden und (4) Meditation »erleuchte« die Ausübenden in einer Art Selbsttäuschung und sei für das praktische Leben ohne jeglichen Nutzen.

Diese Ansichten herrschen in unserer Gesellschaft noch weithin vor, und selbst in unbewußter Form halten sie dennoch viele Menschen davon ab, der Sache einmal auf den Grund zu gehen. Der Vortragende in Cambridge, der ermutigend normal aussah, unterstrich, daß nicht alle Meditationsarten gleich seien. Das war mir unmittelbar einsichtig, denn es gibt ja im Osten verschiedene Kulturen, die seit Jahrtausenden recht unterschiedliche Meditationsformen ausüben. Die Hauptpunkte des Vortrags waren die folgenden: (1) Die als Transzendentale Meditation (TM) gelehrte Technik ist leicht zu erlernen und völlig mühelos in der Ausübung – Mühelosigkeit ist tatsächlich der Schlüssel zu ihrem Erfolg und ihrer Popularität. (2) Das Transzendieren ist faktisch ein Vorgang und hat seinen Ursprung in der natürlichen Tendenz des Geistes, sich auf stets angenehmere Erfahrungen hinzubewegen. (3) Die Ausübung der

Meditation verlangt keine religiöse oder weltanschauliche Orientierung und keine weitere Veränderung der Lebensgewohnheiten, als daß man morgens und abends jeweils fünfzehn bis zwanzig Minuten meditiert. (4) Der grundlegende Nutzen der Technik ergibt sich aus der Erweiterung der bewußten Leistungsfähigkeit des Geistes und der Beseitigung tiefverwurzelter Stresse aus dem Körper. Beides geschieht automatisch schon mit der ersten Meditation.

Ich muß gestehen, daß ich nicht alles, was ich da zu hören bekam, auch völlig akzeptierte, aber der Vortragende schien ein sehr ehrlicher, intelligenter Mensch zu sein. Ich entschloß mich anzufangen. Die Ergebnisse waren unmittelbar und eindeutig. Mir wurde klar, daß ich dadurch, daß ich zu transzendieren lernte, in bewußter Weise mittels einer geistigen Technik die psychophysiologische Verbindung herstellte.

Ich erzeugte Gesundheit.

Ich habe mich seither sehr eingehend damit beschäftigt, was der Meditationsvorgang eigentlich ist. Und ich entdeckte, daß Bewußtsein ein Gegenstand umfangreicher wissenschaftlicher Untersuchungen geworden war, seitdem Maharishi vor drei Jahrzehnten damit begonnen hatte, die TM-Technik zu lehren. (Mehr als 3 Millionen Menschen, darunter fast 1 Million Amerikaner, haben diese Technik nach Aussage der TM-Organisation erlernt.) Ernstzunehmende wissenschaftliche Arbeiten sind von an dieser Technik interessierten Forschern vorgelegt und veröffentlicht worden. Zusammen genommen füllen sie mittlerweile vier umfangreiche Bände. Da der Vorgang des Transzendierens eine Öffnung und Nutzung der Geist-Körper-Verbindung bewirkt, fördert TM Veränderungen im gesamten Geist-Körper-System in genau derselben Weise, wie wir es im vorliegenden Buch beschrieben haben.

Im wesentlichen nimmt das Gehirn während der TM eine deutlich kohärentere Funktionsweise an. Die durch den Vorgang des Transzendierens geförderte Gehirnwellenaktivität war vor Aufkommen der TM nie aufgezeichnet worden. Doch war etwas Ähnliches in genau den von Maslow beschriebenen Gipfelerfahrungen beobachtet worden, dann nämlich, wenn jemand ein Problem löst, sich schöpferisch betätigt oder eine begeisternde Entdeckung macht. Es gibt dann eine generelle Korrelation aller Signale aus beiden Gehirnhälften und allen Gehirnbereichen, dem ein subjektives Gefühl von Freiheit, Entspannung, Glück und völliger Akzeptanz des Umfeldes entspricht. Maharishi weist darauf hin, daß nicht Inspiration und Entdeckung diese Gehirntätigkeit erzeugen, sondern die Gehirntätigkeit ist es, die sie erzeugt. Das stimmt vollkommen überein mit dem, was wir über die Erzeugung von Gesundheit wissen: Damit Intelligenz wachsen und positive Veränderungen hervorbringen kann, müssen ihr neue Kanäle erschlossen werden. Und offenbar ist es genau das, was während der Meditation durch das Transzendieren bewirkt wird.

Wie Geist und Intelligenz ist auch das Transzendieren kein Ding, sondern eine Funktion. Es wirkt sich auf die gesamte Physiologie aus, ganz besonders jedoch durch das Zentralnervensystem. In einer bahnbrechenden Veröffentlichung aus dem Jahre 1971 über die Psychophysiologie der Meditation beschrieb der damals an der medizinischen Fakultät der University of California in Los Angeles tätige Dr. R. Keith Wallace die wichtigsten Veränderungen, die in der Physiologie während des Transzendierens auftreten. Während der tatsächlichen Ausübung der Technik weist der Körper Anzeichen tiefer Entspannung auf. Dazu gehören eine Abnahme der Herz- sowie der Atemfrequenz und ein verringerter Sauerstoffverbrauch. Die Stoffwechselaktivität des Körpers, direkt meßbar anhand des zur Verbrennung von Kalorien benötigten Sauerstoffs, fiel auf Werte ab, die unter den im Tiefschlaf gemessenen lag. Es handelte sich hierbei um die am meisten Aufsehen erregenden Ergebnisse, die ausschließlich bei tatsächlichem Transzendieren zu erreichen waren. Normalerweise braucht der Körper fünf bis sechs Stunden Schlaf, um einen Punkt zu erreichen, wo der Sauerstoffverbrauch um etwa zwölf Prozent fällt. Bei Meditierenden dagegen war innerhalb von nur zehn bis zwanzig Minuten eine durchschnittliche Verringerung um sechzehn Prozent feststellbar. (Spätere Experimente mit erfahrenen Meditierenden zeigten, daß viele von ihnen fast unmittelbar, nachdem sie die Augen geschlossen hatten, ein Ruheniveau erreichen konnten, das doppelt so tief wie das des Schlafes war.)

Während der Körper entspannt war, blieb jedoch der Geist wach. Die im Elektroenzephalographen gemessenen Gehirnwellen der Meditierenden wiesen auf einen Zustand völliger Wachheit hin, die sogar während der Sitzung noch zunahm. Das Gehirn war jedoch nicht hochaktiv, sondern vielmehr zugleich angeregt, wachsam und still. Dies führte Wallace zu dem Schluß, daß Meditation einen »hypometabolischen Wachzustand« bewirkt, womit in physiologischer Fachsprache der Vorgang des Transzendierens gemeint ist. Die Versuchspersonen selbst berichteten über Gefühle von Wachsamkeit, innerer Stille, tiefer Entspannung und Ruhe.

Alle folgenden Untersuchungen haben den Befund bestätigt, daß diese Effekte schon bei der ersten Meditation auftreten und sich mit dauernder Praxis verstärken, bis schließlich der entspannte Zustand eines erweiterten Bewußtseins während des ganzen Tages aufrechterhalten wird. Es scheint, daß das Transzendieren einen Einfluß auf das Zentralnervensystem hat, und zwar in solcher Weise, daß sich das System an den Zustand der Selbst-Bewußtheit gewöhnt – TM nutzt die Macht der Gewohnheit. Die Langzeitwirkungen von TM sind in allen Lebensbereichen zu finden. Da es Hunderte von Untersuchungen gibt, die im übrigen in allen TM-Zentren vorliegen, und da wir nun schon den Nutzen von Selbst-Bewußtheit kennen, werde ich nur einige der hervorstechendsten anführen:

1. Verbesserte Gesundheit einschließlich normalisiertem Bluthochdruck und niedrigerer Blut-Cholesterinwerte. Meditierende haben Anspruch auf die

niedrigsten Krankenversicherungsbeiträge (in Amerika), und ein kürzlich erschienener Bericht weist darauf hin, daß sie die Versicherungsleistungen nur etwa halb so viel in Anspruch nehmen wie die Kontrollgruppen.

2. Spontaner Rückgang des Alkohol-, Zigaretten- und Freizeitdrogenkonsums. Dies ist ein Hinweis darauf, daß Rauchen, Trinken und Drogenmißbrauch ohne irgendeine Anstrengung nachließen, einfach aus mangelndem Verlangen.
3. Spektakuläre Leistungssteigerung bei Tests zur Ermittlung von Intelligenz, Kreativität, motorischer Koordination und Lernfähigkeit. In Anbetracht der Tatsache, daß von vielen Fachleuten der Intelligenzquotient des Erwachsenen als fixiert angesehen wird, ist dieses Ergebnis besonders interessant, da es zeigt, was Intelligenz vermag, sobald das Zentralnervensystem von Streß befreit wird. In den anfänglichen Untersuchungen erzielten Oberschüler und Studenten bessere Noten, nachdem sie in die TM eingeführt waren. Mittlerweile wurde in Fairfield im Bundesstaat Iowa eine der Maharishi International University angegliederte Privatschule gegründet, deren Schüler alle meditieren. Die Ergebnisse sind erstaunlich. Obwohl die Schule keine Zulassungsbeschränkungen hat, befinden sich ihre Schüler bei standardisierten Tests auf allen Klassenstufen regelmäßig in der Spitzengruppe. Die der deutschen Gymnasial- bzw. Oberstufe entsprechende High School nimmt den ersten Rang im Bundesstaat Iowa ein, dessen Schulsystem wiederum seit je zu den fünf besten der USA gehört. Dies zeigt, welche außergewöhnlichen Resultate erzielbar sind, wenn noch unverbrauchte Nervensysteme, die nicht durch jahrelange Streßbelastung ermüdet sind, mit dem Vorgang des Transzendierens vertraut gemacht werden.
4. Umkehrung des Alterungsprozesses. Als TM ganz zu Anfang untersucht wurde, gab es bestimmte Hinweise auf während der Meditation auftretende Hormonkonzentrationen im Blut, die das Gegenteil von Veränderungen darstellten, die mit dem Alterungsprozeß in Verbindung gebracht wurden. Dies wurde 1982 durch eine richtungweisende Untersuchung bestätigt, der zufolge Meditation den Alterungsprozeß umkehrt. Biologisches Altern ist ein komplizierter Prozeß, der jedoch sehr genau mit Hilfe standardisierter Tests gemessen werden kann, die sich auf Blutdruck, Hörvermögen und Nahsehschärfe beziehen. Bei allen diesen Faktoren kommt es mit fortschreitendem Alter zu einer Verschlechterung. Es wurde festgestellt, daß Personen, die weniger als fünf Jahre meditiert hatten, ein biologisches Alter hatten, das fünf Jahre unter ihrem chronologischen Alter lag. Das biologische Alter derjenigen, die über fünf Jahre meditiert hatten, lag dagegen um zwölf Jahre unter dem chronologischen. Das bedeutet, daß ein 50jähriger die Physiologie eines 38jährigen hätte. Es gibt nichts in der Medizin, was diesen Ergebnissen gleichkommt, und es scheint, daß der fortgeschrittene Prozeß auch diese Mittelwerte noch übertreffen kann.

Dies sind die Ergebnisse für Gruppen von Meditierenden, die im allgemeinen nur über eine kurze Zeitspanne hinweg beobachtet wurden. Einzelne Meditierende, deren Nervensysteme sich über lange Jahre hinweg an den Vorgang des Transzendierens gewöhnt haben, berichten heute über viele derselben Erlebnisse, die Maslow in den glücklichsten, gesündesten und kreativsten ein Prozent der Bevölkerung beobachtete. Sie schließen anhaltende innere Stille ein, Freude, erweiterte Bewußtheit, unerschütterliche Freundlichkeit, Liebe und Mitgefühl, verstärkte Kreativität, eindeutig verbesserte sensomotorische Koordination und viele andere Anzeichen eines Bewußtseins, das tatsächlich reines Sein und verwirklichte Selbst-Bewußtheit erfährt.

Ich bin überzeugt, daß Transzendentale Meditation eine mühelose Technik zum Erreichen der Ebene des Selbst darstellt. Von dieser Ebene aus steuert der Geist seine eigene unendliche Intelligenz so, daß er vieles Nützliche in allen Lebensbereichen bewirkt. Im wesentlichen entledigt sich der Körper spontan der in ihm angesammelten Stresse, und je mehr Kanäle dem Fluß der Intelligenz offenstehen, desto mehr tritt unser wahres menschliches Potential zutage. Wir haben schon gesehen, daß einige Menschen in jeder Gesellschaft die Gabe einer Physiologie bekommen haben, die fähig ist, Gesundheit, Glückserfahrung, positive Gedanken und das Gespür dafür aufrechtzuerhalten, wie das Leben seiner eigentlichen Bestimmung entsprechend gestaltet werden kann. Aber jede Physiologie möchte im Grunde dasselbe tun. Der Vorgang des Transzendierens reaktiviert die Bahnen, die durch Krankheit, Streß, schlechte Gewohnheiten, negative Lebenseinstellung und traumatische Erfahrungen in Verfall geraten sind. (Es gibt sogar vorläufige Forschungsergebnisse, die darauf hinweisen, daß Intelligenz auf der Ebene der DNS selbst verstärkt werden kann.) Durch den Vorgang des Transzendierens können wir alle unseren Idealvorstellungen Genüge tun.

Anmerkung der Redaktion: Die Technik der Transzendentalen Meditation wird individuell durch einen anerkannten Lehrer vermittelt. Am Ende des Buches (Seite 189) finden Sie eine Liste der TM-Center und Ayurveda-Kliniken, in denen die einmal gewonnene Einsicht in die Praxis umgesetzt werden kann.

36 Spontan richtiges Handeln und höhere Bewußtseinszustände

Unser normales Wachbewußtsein, auch als rationelles Bewußtsein bezeichnet, ist nur eine spezielle Art des Bewußtseins, während rings umher, nur durch die allerfeinste Umhüllung von ihm getrennt, potentielle Bewußtseinsformen liegen, die völlig andersgeartet sind. Wir können durch das Leben gehen, ohne jemals ihre Existenz auch nur zu ahnen; aber man wende nur den richtigen Stimulus an, und im Handumdrehen sind sie in ihrer Vollständigkeit da.

William James

Was Sie wünschen und was Sie genießen, sollte auch gut für Sie sein. Dieses Konzept, das schon mehrfach in unseren Ausführungen auftauchte, gibt uns das einzige mühelose Kriterium zur Bewertung unserer Gedanken und Wünsche. Wir wissen, daß wir in uns nur das fördern wollen, was positiv, progressiv, evolutionär und lebensbejahend ist. Die Absicht, im Einklang mit diesem Standard zu leben, ist jedoch noch nicht Wirklichkeit geworden. Das kann auch nicht geschehen, solange nicht die psychophysiologische Verbindung die Gewohnheit angenommen hat, spontan alle falschen Funktionsweisen zu verwerfen und nur die richtigen zum Zug kommen zu lassen. Wenn, wie wir schon gesehen haben, jeder einzelne Gedanke einer festumrissenen Organisation jedes Teils unserer Physiologie entspricht, wie können wir dann die Milliarden unsichtbarer Nervenverbindungen, Zellfunktionen, Wechselwirkungen von Hormonen und Enzymen usw. steuern, von denen jeder einzelne Gedanke, den wir haben, hervorgebracht wird? Ganz sicher können wir das nicht. Der Intellekt kann nicht etwas steuern, dessen er noch nicht einmal gewahr wird.

Und dennoch müssen wir »spontan richtiges Handeln« – dieser Ausdruck kommt von Maharishi Mahesh Yogi – erreichen, wenn wir vollkommene Gesundheit und Selbst-Erfüllung erreichen wollen. Wie beurteilen wir überhaupt, ob eine Handlung richtig oder falsch ist? Wir betrachten uns die Ergebnisse. Jeder Gedanke beinhaltet in seinem Beginn schon den Weg zu seiner Verwirklichung. Wenn sich dann der Gedanke in Sprache oder Handlung ausprägt, erweist er sich entweder als richtig oder er bewirkt nicht das, was wir beabsichtigten. Ist spontan richtigem Handeln ein Kanal geöffnet, so nennen wir das eine Fertigkeit. Ein Chirurg näht eine Wunde nicht versuchsweise zu und entfernt dann die falschen Fäden – seine Hände besitzen die Geschicklichkeit, das Richtige im richtigen Moment zu tun. Dasselbe gilt für Konzertpianisten, die sich nicht im Nachhinein für falsche Griffe entschuldigen können. Wir sind alle an spontan richtiges Handeln dieser Art gewöhnt – wir

alle haben unsere Fertigkeiten. Die psychophysiologische Verbindung koordiniert ständig unsere Gedanken und Handlungen.
Wenn wir deshalb mit unserer Absicht, spontan richtig zu handeln, vorankommen wollen, müssen wir nur weiterentfalten, was die Geist-Körper-Verbindung sowieso schon ganz natürlich tut. Der Prozeß der Erzeugung von Wirklichkeit ist uns vertraut. Es ist die Grundfunktion unseres Anteils an unendlicher Intelligenz, die wir zu nutzen wissen. Wir können uns vorstellen, daß wir diese Intelligenz besser zu nutzen verstehen, und zwar so viel besser, daß unsere Wirklichkeit progressiv, evolutionär und lebensfördernd wäre. Das würde ein vollkommener Zustand spontan richtigen Handelns sein. Dies ist auch die einzig gültige und praktische Bedeutung von »höheren Bewußtseinszuständen«. Die Fähigkeit, in bewußter Weise ständig eine positive Wirklichkeit zu erzeugen, ist ein Anzeichen dafür, daß wir uns in einem höheren Bewußtseinszustand befinden.
Wenn wir unsere Handlungen aus der Nähe betrachten, so entdecken wir, daß die Beurteilung einer Handlung anhand ihrer Ergebnisse nicht wirklich effektiv das Richtige oder Falsche daran bestimmen kann. Bewußt das »Richtige« essen schließt nicht aus, daß Sie dennoch einmal krank werden; es vermindert nur das Risiko. Auch sind alle unsere Handlungen in komplexer Weise miteinander vernetzt und in enger Weise mit einer komplexen sozialen Umgebung verknüpft. Der bewußte Geist kann unmöglich beurteilen, inwieweit jedes Wort, das wir sagen, Frieden fördert, Mitgefühl, Wohlbefinden und Harmonie. Das Leben ist viel zu komplex dafür, und es würde uns eine enorme Last aufbürden, wenn wir vor jeder Handlung innehalten und alles in Betracht ziehen müßten. (Das ist der Grund, warum die Schulen positiven Denkens und der Selbstbeobachtung unnatürliche Spannungen im bewußten Geist verursachen.)
Worte und Handlungen können nicht zurückgenommen werden. Selbst wenn wir also die Fähigkeit hätten, unmittelbar zu wissen, daß eine Handlung falsch war, was wäre damit gewonnen? Was getan ist, ist getan. Um richtig handeln und sprechen zu können, braucht man eine eindeutige Fertigkeit: Gedanken, Worte und Handlungen müssen schon ganz zu Beginn richtig sein. Wenn sie an ihrem Ausgangspunkt von der Ebene des Selbst richtig sind, dann wird die Natur automatisch die notwendigen nachgeordneten Funktionen steuern. Wenn ein Pianist Mozart spielen will, setzt er sich einfach hin und spielt. Seine Absicht – zusammen mit der Fähigkeit, die er in seiner Physiologie kultiviert hat – erzeugt dann spontan das erwünschte Ergebnis.
Nun sehen wir also mit völliger Klarheit, warum das »Selbst« so wichtig bei der Erzeugung von Gesundheit ist. Die Absicht, Gesundheit, Glück, Liebe oder jeden beliebigen anderen Aspekt der Wirklichkeit zu verwirklichen, muß irgendwo ihren Anfang haben. Wir werden uns dieser Impulse in Form von Gedanken bewußt, doch beginnen sie nicht erst hier. Die Menschen unterscheiden sich darin, daß sie klare oder verschwommene Gedanken haben,

tiefgründige oder oberflächliche, verfeinerte oder grobe. Jeder aber, der mit Intelligenz begabt ist, erzeugt Wirklichkeit. Es ist ein Intelligenzprozeß und deshalb muß er auch da beginnen, wo Intelligenz ihren Ursprung hat, nämlich auf der Ebene des Selbst. Das Selbst ist einfach die allgemeinste Intelligenzebene. Wenn wir wollen, daß unsere Wünsche lebendige Wirklichkeit werden, so müssen sie auf der Ebene des Selbst lebensförderlich sein.

Müssen wir das Selbst verbessern? Nein – das Selbst ist definitionsgemäß unsere allgemeinste Intelligenzebene. Wenn Intelligenz an sich schon unendlich und fähig ist, das gesamte Universum zu steuern, wie kann sie verbessert werden? Was einer Verbesserung bedarf – und das ist mittlerweile sicher deutlich geworden –, das ist die psychophysiologische Verbindung mit dem Selbst. Intelligenz ist vollkommen flexibel und zugleich absolut unerschütterlich. Öffnen Sie ihr einen Kanal, so folgt sie diesem aus Gewohnheit, bis Sie ihr eine neue Richtung geben. Darüber haben wir an anderer Stelle aber schon gesprochen. Eine ständige Richtungsänderung ist jedoch wenig effizient. Wenden wir also das Prinzip von »Das Höchste zuerst« an, wie ich es in Kapitel 34 vorgestellt habe, und wir werden fähig sein, ganz einfach die Ebene des Selbst zu erreichen und dann Intelligenz den Rest für uns tun zu lassen.

Offenbar ist es genau das, was im Vorgang des Transzendierens geschieht. Wenn Wissenschaftler hören, daß Meditierende den außerordentlichen Nutzen aus ihrer Praxis zogen, den ich im letzten Kapitel erwähnte, so fällt es ihnen schwer, dafür eine Erklärung zu finden. Man scheint ja eigentlich während des Transzendierens nichts zu tun. Und doch tut man etwas. In den Upanischaden befindet sich der berühmte Ausspruch: »Erkenne das, durch dessen Erkennen alles erkannt wird.« Und das ist es, was das Transzendieren bewirkt. Es öffnet den Kanal der Bewußtheit zum Selbst, es erlaubt uns, das Selbst zu erkennen, und die Natur besorgt den Rest.

Ihr Gehirn und Ihr Zentralnervensystem koordinieren sekündlich Milliarden physiologischer Funktionen mit unvorstellbarer Präzision. Gibt man ihnen eine optimale Ausgangsbasis, so tendieren sie automatisch dazu, noch Besseres zu leisten. Ihre tiefsten Überzeugungen, die auf der Ebene des kollektiven Bewußtseins wirksam sind, verfügen uneingeschränkt über die Wirklichkeit, die Sie durch Ihre Sinne aufnehmen. Von einer optimalen Ausgangsbasis aus werden auch sie automatisch eine kohärentere, intelligentere und evolutionärere Wirklichkeit erzeugen. Das erklärt in unserer modernen Sprache, was die großen Weisheitslehren seit den Ursprüngen menschlichen Bewußtseins weiterreichen: »Erkenne dich selbst, und die ganze Natur wird dir zu Diensten stehen.«

Betrachten wir den Vorgang des Transzendierens etwas genauer. Die physiologische Beschreibung ist die eines »hypometabolischen Wachzustandes«. Das besagt, daß der Körper ausruht, während der Geist wach bleibt. Physiologen, die sich mit Meditation im einzelnen beschäftigen, neigen zu der Annahme, daß das Transzendieren eine gesonderte Bewußtseinsfunktion ist. Während der Meditation ist die Funktionsweise des Zentralnervensystems eine andere als im Wach-, Traum- oder Schlafzustand, und die Unterschiede treten in spektakulärer Weise hervor, wenn fortgeschrittene Meditierende untersucht werden. Ihr Atem ist während der Meditation gegenüber dem Wachzustand deutlich reduziert, ihre Gehirnwellen weisen eine auf alle Gehirnbereiche ausgedehnte Kohärenz auf, die für den Vorgang des Transzendierens charakteristisch ist, und der Kohlendioxidgehalt im Blut schwankt nach einem den Physiologen bislang unbekannten Muster. Dies bestätigt uns, was die alten vedischen Texte Indiens sagen, daß nämlich das Selbst jenseits von Wachen, Träumen und Schlafen sei.

Aber was bedeutet das – »jenseits«? Eines der größten und am weitesten verbreiteten Mißverständnisse über den Vorgang des Transzendierens ist, daß dieser uns aus der Wirklichkeit hinaustrüge. Manchmal wird die Formulierung »das Selbst transzendieren« verwendet, doch ist das irrig. Der Vorgang des Transzendierens bringt uns dem Selbst *näher.* Wovon wir uns entfernen, das sind unsere zufälligen Gedanken und üblichen Streßreaktionen. Die Aufforderung der Weisen, das kleine Selbst zu verlassen und das große Selbst zu erreichen, bedeutet nicht, daß wir irgendwo unterwegs unsere Persönlichkeit hinter uns lassen. Das Selbst ist unsere Intelligenz. Wenn wir das kleine Selbst mit dem großen Selbst vertauschen, so wandeln wir unseren kleinen Anteil an Intelligenz in einen unendlichen um. Genialität ist ein Beispiel für einen größeren Anteil am Selbst. Als Maslow die »gottähnlichen« Gefühle beschrieb, die Menschen während ihrer Gipfelerfahrungen hatten, so bezog er sich auf jene völlige Veränderung der Bewußtheit, die dann eintritt, wenn eine kleine Intelligenz plötzlich ihrer Fähigkeit zu unbegrenzter Ausdehnung gewahr wird.

Der Vorgang des Transzendierens von Gedanken ist im Grunde mechanisch. Bei der Technik der Transzendentalen Meditation wird ein besonderer, bedeutungsfreier Klang bzw. Mantra benutzt, um der Bewußtheit das Erreichen feinerer Denkebenen zu ermöglichen. Das Verfahren, dazu einen Klang zu benutzen, ist recht effizient. Die Bewußtheit taucht in immer tiefere Bereiche ab, bis schließlich alle Gedanken überschritten, d.h. transzendiert sind. An diesem Punkt hat die Bewußtheit, wie Maharishi es ausdrückt, reine Bewußtheit oder auch reines Bewußtsein erreicht – die Ebene des Selbst. Drücken wir es anders aus, so können wir sagen, daß jeder Gedankenebene ein bestimmter Zustand der psychophysiologischen Verbindung entspricht. Jede dieser Ebenen ist gekennzeichnet von spezifisch organisierten Gedanken, Nervenverbindungen, Hormonreaktionen usw.

Wenn unsere Bewußtheit transzendiert und sich während des Erreichens feinerer Gedankenebenen selbst erfährt, so ist das, was da geschieht, eine neue Projektion der Geist-Körper-Funktion. Der Gedanke ist nur so etwas wie die Spitze eines Eisbergs; die weitere Wirklichkeit besteht aus Milliarden koordinierter physiologischer Vorgänge. Wenn die Bewußtheit schließlich den Zustand der Stille oder des reinen Bewußtseins erreicht, so projiziert die Geist-Körper-Verbindung ihre optimale Funktionsweise – nichts ist zufällig oder streßvoll. Es ist vielmehr so, daß in diesem Zustand Stresse aus dem Zentralnervensystem gelöst werden, da es keine physiologische Voraussetzung für ihr Fortbestehen gibt. Auf dieser Ebene des Selbst bewegt sich die Physiologie automatisch auf eine optimale Funktionsweise zu, da diese die dem Fluß der Intelligenz innewohnende Tendenz ist.

Bewußtsein ist mit anderen Worten die Projektion der Gesamtaktivität unseres Nervensystems. Jede Projektion ist ein eigenständiges Ding, genauso, wie jeder Gedanke seine Eigenheit hat. Dem, was als »höhere Bewußtseinszustände« bezeichnet wird, müssen also erkenntliche Funktionsweisen des Gehirns entsprechen. Andernfalls könnten sie nicht stabilisiert werden. Sie hätten keine physiologische Realität. Was immer also während des Vorgangs des Transzendierens geschieht, muß ein physiologisches Korrelat haben, ohne das es faktisch keine Bedeutung hätte. Der Geist würde sich nur etwas einbilden. Wenn wir sagen, daß die Bewußtheit erweitert ist oder daß Intelligenz einen neuen Kanal gefunden hat, durch den sie fließen kann, so muß etwas Reales geschehen.

Ich sollte an dieser Stelle erwähnen, daß die Technik der Transzendentalen Meditation selbstverständlich nicht die einzige Methode ist, mit der man transzendieren kann. Das Verfahren ist so alt wie menschliches Bewußtsein selbst und hat sich im Laufe der Geschichte immer wieder spontan einigen wenigen begnadeten Menschen erschlossen. Das ist auch der Grund, warum heutzutage Maslow seine Untersuchungen von Gipfelerfahrungen mit Transzendenzerfahrungen der Vergangenheit in Verbindung bringen konnte. Die TM-Technik ist wirksam, leicht und systematisch und wirkt bei allen. Sie ist auf jeder Stufe wissenschaftlich ausführlich dokumentiert und setzt keine weltanschauliche Ausrichtung voraus. Aus diesen Gründen möchte ich sie nachdrücklich empfehlen. Hätte ich irgendetwas Vergleichbares gefunden, während ich an diesem Buch arbeitete, so würde ich es jetzt empfehlen.

Jenseits des Transzendierens: höhere Bewußtseinszustände

Jeder Bewußtseinszustand schafft eine neue Wirklichkeit. Jede ist eine Ebene der Geist-Körper-Funktion. Jede bringt einen anderen Aspekt unendlicher Intelligenz ins Spiel. Dank der unbeschränkten Flexibilität des Zentralnervensystems kann Intelligenz Teile ihrer selbst unterdrücken und andere Teile je nach Bedarf auf den Plan rufen. Wenn Sie schlafen, so aktiviert Ihre Intelligenz die Biochemie des Schlafes. Sind Sie wach, so aktiviert sie eine andere. Den Möglichkeiten sind keine Grenzen gesetzt, doch sind zu einem bestimmten Moment nicht alle sichtbar. Die abwesenden sind deswegen nicht unwirklich, sie sind vielmehr nur außer Sicht. Der große amerikanische Psychologe William James schrieb über andere Bewußtseinszustände, sie seien »im Handumdrehen ... in ihrer Vollständigkeit da.«

Genau das sehen wir, sobald das Transzendieren eine feste Gewohnheit wird. Das Transzendieren eröffnet uns neue Bewußtseinszustände, die völlig andere Wirklichkeiten beinhalten, so verschieden voneinander wie Wachen, Träumen und Schlafen. Letztere sind die drei (klassischen) Bewußtseinszustände. Transzendentales Bewußtsein, das durch die Meditation erreicht wird, wäre dann ein vierter Zustand. Es ist der stille Zustand der Selbst-Bewußtheit, in dem die Gehirnaktivität völlig kohärent und anstrengungslos mit dem Körper koordiniert ist und so das Fließen reiner Intelligenz bewirkt. Dieser Zustand ist deshalb, ganz allgemein gesprochen, für jeden derselbe, wie ja auch Schlafen und Träumen für jeden dasselbe sind. Natürlich haben wir alle verschiedene Träume; keine zwei Träume sind gleich. Deshalb würden wir auch bei der Erfahrung des Transzendierens dieselbe Variationsbreite erwarten. Keine Erfahrung gleicht der anderen genau, doch sind die allgemeinen Kriterien hinsichtlich der psychophysiologischen Verbindung dieselben.

Wenn einmal das Transzendieren über eine gewisse Zeitspanne (das hängt jeweils vom einzelnen ab) kultiviert worden ist, behält die Bewußtheit den Kontakt mit dem Selbst während der drei anderen Bewußtseinszustände. Mißt man die Gehirnwellen eines Meditierenden im EEG, stellt man fest, daß die für den Vorgang des Transzendierens charakteristische Kohärenz nunmehr auch während des Wachens, Träumens und Schlafens aufrechterhalten bleibt. Auf diese Weise kommen die positiven Auswirkungen des Transzendierens zustande: Sie dauern in der Physiologie des Zentralnervensystems über die 20minütige Meditation hinaus fort. Mit anderen Worten: Die Intelligenz zieht das Transzendieren vor. Die Aufmerksamkeit erkennt diesen Vorzug in Form eines Gefühls von Klarheit, Offenheit, innerer Ruhe, erhöhter Vitalität und geistiger Stille, die zusammen mit der Aktivität aufrechterhalten bleiben.

In der Terminologie der Transzendentalen Meditation, die darin mit einer alten Tradition übereinstimmt, wird dieser neue Zustand kosmisches Bewußtsein genannt. Das Wort *kosmisch* bedeutet hier total oder allumfassend und bezieht sich darauf, daß die Existenz des Meditierenden vollkommen mit Transzendenz durchdrungen ist. Es ist ein Zustand, in dem zum erstenmal der unendliche Fluß universaler Intelligenz aktiviert worden ist. Das Transzendieren hat sozusagen die Bühne frei gemacht, auf der nunmehr das Schauspiel des vollen Lebens beginnen kann.

Der Physiologe kann tatsächlich bestätigen, daß kosmisches Bewußtsein ein eigenständiger Zustand ist und sich als fünfter Bewußtseinszustand auszeichnet. Nicht nur wird – wie ich schon erwähnte – die Gehirnwellenkohärenz rund um die Uhr aufrechterhalten, sondern auch andere biologische Veränderungen treten auf. Der Gehalt an Aminosäure-Phenylalanin im Blut nimmt zu, während die Ausschüttung von Streßhormonen wie Cortison aus den Nebennieren abnimmt. Es gibt eine Fülle damit verbundener Veränderungen der Hypophysenhormone einschließlich TSH, Wachstumshormon und Prolaktin. Da immer mehr Menschen im Zustand kosmischen Bewußtseins beobachtet werden können, hoffen die Forscher, daß neue Substanzen auftreten werden, die von einer streßbelasteten Physiologie bislang unterdrückt wurden. Das scheint eine realistische Perspektive zu sein. Damit würde sich die psychophysiologische Verbindung bis hinein in die höheren Bewußtseinszustände erstrecken.

Im kosmischen Bewußtsein ist unsere Suche nach dem Selbst ans Ziel gelangt. Wenn dieser Zustand erreicht ist, kann der Mensch seine eigene Wirklichkeit erzeugen. Die Kanäle unendlicher Intelligenz sind koordiniert, und die Natur ist bereit zu handeln. Welche Gedanken des Mitgefühls, der Liebe, Hoffnung und Selbsterfüllung auch aufkommen mögen – sie werden in die Wirklichkeit des Alltags umgesetzt. Das Leben wird positiver und harmonischer. Die Tiefen des Bewußtseins mit all ihrer Lebenskraft und Kreativität kommen an die Oberfläche des Lebens. Jegliche Handlung ist spontan richtig. Jeder Wunsch richtet sich auf die höchsten Ziele des Lebens, und somit – entsprechend dem Prinzip »das Höchste zuerst« – braucht man nur zu wünschen, und die Natur besorgt den Rest. In kosmischem Bewußtsein zu sein bedeutet, daß wir das Leben mit unserer gesamten Intelligenz gestalten.

Wir müssen uns klar darüber sein, daß dies eine Notwendigkeit ist. Unsere guten Vorsätze und positiven Gefühle haben nichts dazu beigetragen, eine vollkommen positive Wirklichkeit zu stabilisieren. Auf der Ebene des kollektiven Bewußtseins haben wir uns auf Furcht, Haß, Krieg, Krankheit, Leiden und Tod geeinigt. Diese sind unsere vererbte Wirklichkeit geworden, und täglich teilen wir dieses Erbe aus. Wandel ist nur möglich auf der Ebene des Selbst, und das haben wir in unseren Ausführungen umfassend bewiesen. Wenn sich das Leben auf eine höhere Stufe erheben soll, so müssen wir diese Stufe finden. Sie ist schon in unserem Geist und in unserer Physiologie vorhanden. Es ist die Möglichkeit kosmischen Bewußtseins.

Nichts ist für die heutige Menschheit wichtiger, als daß jeder begreift, daß er diesen Zustand leicht erreichen kann. Schon mit einer kleinen Verschiebung unserer Aufmerksamkeit, die mühelos durch den Vorgang des Transzendierens bewirkt wird, können wir eine menschenwürdige Wirklichkeit schaffen. Die Handlungen unseres Alltags sind noch nicht richtig; das bezeugen die immer noch zahlreichen Herz- und Krebserkrankungen mit tödlichem Ausgang. Menschen, bei denen diese Krankheiten auftreten, haben nicht bewußt beschlossen, sich selbst zu schaden. Sie haben normale Lebensgewohnheiten angenommen, wie sie von allen um sie herum geteilt werden. Und dennoch sind so manche ihrer täglichen Handlungen im Grunde nichts als Selbstzerstörung. Ihre Bewußtheit hat das nicht begriffen. Niemand fühlt, daß er selbst verantwortlich für seine Krankheit ist, ganz zu schweigen von menschlichem Leiden und sogar Krieg. Jeder handelt einfach von der Ebene seiner eigenen Bewußtheit. Das gilt für jeden, ungeachtet dessen, für wie richtig oder falsch, gut oder schlecht wir seine Handlungen halten.

Es ist eigentlich völlig unerheblich, was wir von unseren eigenen Handlungen denken. Wir handeln einfach so, wie es unsere Bewußtseinsebene vorschreibt. Wollen wir daher unsere Existenz tatsächlich verändern, so müssen wir unsere Bewußtseinsebene anheben. Das *müssen* wir. Reden, Denken, Argumentieren, Hoffen und Beten für ein besseres Leben befriedigen nur eine oberflächliche Schicht des Geistes, und auch das kaum. Wenn wirklicher Wandel eintritt, so ist er wirksam und nicht einfach eine Laune. Er hat nichts zu tun mit einer Überwachung unserer Probleme oder einer bestmöglichen Bezähmung unserer Impulse; sie sind unsere Wirklichkeit. Im Grunde sind Wünsche der Weg zu kosmischem Bewußtsein.

Der Wunsch ist der Vater der Wirklichkeit. Was Sie wünschen, ist einfach das, was Sie tun möchten. Wünsche sind die Intellgenzimpulse, die Sie in Ihrem Bewußtsein gewahr werden, und sie sind damit alles, wonach Sie sich richten können. Sie werden von Moment zu Moment von Wünschen geleitet. Und deshalb müssen wir zum Wesentlichen zurückkommen: Was Sie wünschen und was Sie genießen, sollte zugleich auch gut für Sie sein. Und das ist nur in kosmischem Bewußtsein eine Gewißheit.

Der Prozeß der größtmöglichen Koordinierung von Geist und Körper kann beschleunigt werden. Haben wir erst einmal zu transzendieren gelernt, so hat das Nervensystem einen Zustand erreicht, in dem das Denken wesentlich erfolgreicher wird. Die Gedankenimpulse können direkt zur Handlungsebene aufsteigen. Auf diese Weise werden Wünsche unverzüglich verwirklicht. Alle erleuchteten Gedanken steigen auf diese wirksame, hindernisfreie Weise empor; kein Reibungsverlust durch Streß oder entgegengesetzte Impulse tritt dabei auf. Solche vervollkommneten Gedanken werden im Sanskrit *Sidhis* genannt, und es ist möglich, ihre Mechanik schon dann auszuüben, wenn der Geist den Zustand der Erleuchtung noch nicht erreicht hat.

Die *Sidhis* ermöglichen es tatsächlich, etwas im Transzendenten zu bewirken, sich dort zu bewegen. Ich habe es äußerst nützlich gefunden, diese Verfeinerung des Transzendierens zu kultivieren, denn ich übe die Sidhi-Technik (eine natürliche Zusatztechnik der Transzendentalen Meditation) selbst seit einigen Jahren aus. Da es jedoch absolut notwendig ist, zunächst transzendieren zu lernen, bevor diese vervollkommneten Gedanken irgendeine Bedeutung haben können, werde ich dieses Thema späteren Veröffentlichungen vorbehalten. Um jedoch zu zeigen, wie weit die Geist-Körper-Koordination erweitert werden kann, möchte ich erwähnen, daß die Sidhis angewandt werden, um positiven Gefühlen wie Liebe und Mitgefühl mehr Raum zu geben, um die Verfeinerung aller Sinne zu beschleunigen und so die Erfahrung feinster Ebenen der Natur zu erreichen, um eine tiefere Entspannung der Stoffwechselfunktion durch Steuerung von Atem und anderen Körperfunktionen zu bewirken und um schließlich die Unterstützung der Natur in allen unseren Unternehmungen zu erhalten. Sie stellen die Technologie der Zukunft für alle diejenigen dar, die das Transzendieren gemeistert haben.

Nach der Erleuchtung

Ebenso wie das Transzendieren die Vorausbedingung für das Erreichen kosmischen Bewußtseins ist, ist kosmisches Bewußtsein die Vorausbedingung für das Erreichen aller höheren Evolutionsformen. Die höheren Bewußtseinszustände haben hier ihren Ursprung. Ich möchte mich nicht lange darüber auslassen, doch sind sie die höchsten Ebenen menschlicher Erfahrung. Diejenigen, die sie erreichen, sind Menschheitsführer und Grundsteinleger für alle die Werte, die wir als edel und würdig im Menschen betrachten. Sobald wir die Wende in unserem Bewußtsein geschafft haben, durch die Krankheit, Leiden, Gewalt und Tod zu bloßen Albträumen verblassen, zu Nichtwirklichkeiten, die es nicht verdienen, mit unserem Menschsein in Verbindung gebracht zu werden, so werden höhere Bewußtseinszustände im Leben des Menschen ganz spontan auftreten. Sie sind der Frühling unseres Jahres, aber wir sind noch im Winter.
Sobald in einer Physiologie kosmisches Bewußtsein Bestand hat, kann man von Erleuchtung sprechen. Es gibt darin buchstäblich keine dunklen Winkel mehr. Die verschiedenen Stresse und Fehlfunktionen, die den Fluß der Intelligenz beeinträchtigten und Krankheit verursachten, sind beseitigt. Wo bisher Dunkelheit war, ist nunmehr Licht, und das ist schlicht und einfach Intelligenz. In Höhepunkten von Liebe, Gesundheit, Glück und Kreativität sind wir schon jetzt erleuchtet. Wenn sich diese Momente in die Alltagswirklichkeit hinein erstrecken, dann ist das kosmisches Bewußtsein. Wir brauchen uns keine neuen Fähigkeiten zu erwerben, um erleuchtet zu sein. Wir brauchen nur der Natur zu erlauben, den Weg für die Geist-Körper-Verbindung zu ebnen, damit sie zu einer optimalen Leistung fähig ist.

Maharishi Mahesh Yogi hat uns einige wunderbare Beschreibungen höherer Ebenen normaler menschlicher Existenz gegeben. Im siebenten Bewußtseinszustand, also eine Stufe über dem kosmischen Bewußtsein, »erlangen wir die Fähigkeit, die feinsten relativen (Werte) auf der Oberfläche jedes Objekts wahrzunehmen, während wir gleichzeitig unbegrenzte Bewußtheit aufrechterhalten.« Genannt wird dies verfeinertes kosmisches Bewußtsein. Im kosmischen Bewußtsein hat die Bewußtheit einen Durchbruch geschafft. Aber wenn sie erst einmal Zeit gehabt hat, sich zu verfeinern, wird alles, was die Sinne sehen, berühren, hören, riechen und schmecken können, unübertrefflich schön. Im siebenten Bewußtseinszustand »wird jedes Objekt in seinem unendlichen Wert wahrgenommen, und die Kluft zwischen Erkennendem und Erkanntem ist überbrückt. Erkenntnis ist vollständig und vollkommen.« Maharishi bezeichnet dies als Einheitsbewußtsein und bemerkt: »Es gibt keine weitergehende Entwicklung jenseits dieses geeinten Zustandes, da Wahrnehmender und Objekt der Wahrnehmung beide zu demselben unendlichen Wert aufgestiegen sind.« Im Einheitsbewußtsein beginnt die Ganzheit des Lebens, als beglückende tägliche Wirklichkeit erfahrbar zu werden.

Dem Leben ist großer Schaden dadurch zugefügt worden, daß das Wissen um diese Möglichkeiten in Vergessenheit geriet. Wo wir es nun besitzen, würde es noch schädlicher sein, einfach so weiterzumachen, als ob die alte Wirklichkeit mit ihren ständigen Bedrohungen noch fortdauerte. Die alte Wirklichkeit ist nicht von Dauer. Sie wandelt sich auf der Ebene des kollektiven Bewußtseins und macht etwas völlig Neuem und Besserem Platz. Wir wollen die Beweise dafür im Schlußkapitel, das eine Schau der Ganzheit darstellt, einer Prüfung unterziehen.

37 Eines ist alles, und alles ist eins

Jedes Tröpfchen Saft enthält den Wert des ganzen Baumes.
Maharishi Mahesh Yogi

Die Welt zu seh'n in einem Körnchen Sand,
Den Himmel in der Blume auf der Flur,
Unendlichkeit zu halten in der Hand
Und Ewigkeit in einer Stunde nur.
William Blake

Wirklichkeit entsteht, weil Sie ihr zustimmen. Wann immer Wirklichkeit sich wandelt, hat sich zuvor das Einverständnis geändert. In der Geschichte der Wissenschaft wird dies ein Paradigmenwechsel genannt. Diese Idee wurde zum erstenmal von dem bekannten Wissenschaftshistoriker Thomas Kuhn in seinem Buch *Die Struktur wissenschaftlicher Revolutionen* aufgebracht, in dem er das Paradigma als einen wissenschaftlichen Bezugsrahmen bezeichnet, mit dem Wirklichkeit erklärt wird. Das Paradigma ist wie ein Zaun, der alle derzeitig gültigen wissenschaftlichen Fakten umschließt; es verkörpert die bestehende Weltanschauung. Bis zum Jahre 1453 herrschte Übereinstimmung darüber, daß die Sonne im Osten auf- und im Westen unterging. Diese Sichtweise war von den Sinnen abgesichert, und alle Ereignisse, die von der Wissenschaft zu erklären waren, standen mit dieser Tatsache im Einklang. Im 15. Jahrhundert jedoch kam es zu einer Verschiebung. Die Beobachter nahmen neuartige Geschehnisse in der Natur wahr. Da die Natur unendlich und ständig gegenwärtig ist, würde es der Wahrheit mehr entsprechen zu sagen, daß Menschen begannen, Dinge zu bemerken, die sie zuvor übersehen hatten oder nicht zu bemerken gewillt gewesen waren. Als Kopernikus die Hypothese aufstellte, daß die Sonne sich nicht durch den Himmel bewege, sondern daß die Erde sich stattdessen um die Sonne drehe, da fand eine Revolution statt – das alte Paradigma war entthront.

Revolution, also Umsturz, ist das richtige Wort für diesen Vorgang, denn alles, was die alte Wirklichkeit erklärt hatte, mußte neu interpretiert werden. Wenn einmal der Apfelkorb umgestoßen ist, muß man eben alles wieder einsammeln. Für uns dabei wichtig ist zu sehen, daß niemand das Paradigma *wollte.* In der Rückschau sehen wir heute, daß die Theorien eines Kopernikus, Galilei und Newton eine unglaublich interessante und reichhaltige Wirklichkeit entstehen ließen. Dieser Ansicht waren jedoch ihre Zeitgenossen nicht, und jeder, der sich der angestammten Meinung verschworen hatte – alle rechtschaffenen, ernsthaften Menschen –, widersetzte sich heftig der »Neuen Wissenschaft«.

Das Paradigma ist keine Tatsache an sich, sondern ein Konzept. Damit Wirklichkeit sich wandeln kann, muß das (neue) Konzept akzeptiert werden, und das kann nur auf der Ebene des kollektiven Bewußtseins geschehen. Geniale Menschen wie Newton oder Einstein sind zwar Führer auf dem Weg – man könnte sagen, sie beschwören die neue Wirklichkeit herauf –, aber alle anderen müssen folgen, damit der Wandel als reales Ereignis angesehen werden kann. Noch heute, über ein halbes Jahrhundert nachdem die Allgemeine Relativitätstheorie aufgestellt wurde, sind ihre Einsichten noch nicht Gemeingut. Bis vor etwa fünfzehn Jahren hielt man die Relativität für zu schwierig, als daß Oberschüler sie verstehen konnten, und selbst Physiklehrer hatten nur eine undeutliche Vorstellung davon. Und trotzdem ist sie Wirklichkeit. Wirklichkeit ist das, worauf wir uns gemeinsam einigen. Und jeder, der einmal die Natur mit den Augen Einsteins und der beiden folgenden neuen Physikergenerationen wahrgenommen hat, wird verstehen, daß ein enormer Wandel stattgefunden hat, dessen weitverzweigte Auswirkungen schließlich auch in der hintersten Provinz der alten Weltsicht einen Umschwung herbeiführen werden.

Die Natur ist unendlich, und deshalb kann kein wissenschaftliches Paradigma sie jemals ganz umfassen. Sobald man nur seinen Blickpunkt der Wirklichkeit gegenüber verschiebt, kann die Natur einem unvorstellbar viel mehr Wirklichkeit zeigen. Wir müssen uns im klaren darüber sein, daß Wirklichkeit sich stets verändern kann, wann immer unsere Sicht der Natur und ihrer unendlichen Möglichkeiten einen Wandel beschließt. Die meisten von uns beachten das nicht. Sie meinen zum Beispiel, es sei *wahr,* daß die Erde um die Sonne kreist und nicht umgekehrt.

In Wahrheit ist dies lediglich eine Frage der Perspektive. Sowohl Sonne wie Mond schweben im leeren Raum. Ihre Bewegungen sind eingeordnet in die weitere Kreisbewegung unserer Milchstraße, und die Milchstraße selbst entfernt sich mit ungeheurer Geschwindigkeit fort vom Ausgangspunkt des Urknalls.

Ob Sie nun glauben, daß die Erde sich um die Sonne bewegt oder die Sonne um die Erde, hängt von Ihrem Standpunkt ab und davon, wie Sie die ganze Sache angehen. Mittelalterliche Astrologen waren vorrangig an Dingen interessiert, die leicht und einfach zu verstehen waren, wenn man die Erde in die Mitte ihrer astrologischen Karten setzte. Wenn man nun ganz genau sein will, so ist es leichter und einfacher, ein Sonnensystem zu entwerfen, in dessen Zentrum die Sonne steht, da sich dann alle Planeten auf regelmäßigen Ellipsenbahnen um diese herumbewegen. Im alten System mußten die Planeten sich rückwärts bewegen oder, wie es hieß, eine »rückläufige Bewegung« durchführen. Vor den Augen des nächtlichen Beobachters scheinen die Planeten genau das zu tun. Und so war das ihre Wirklichkeit, die bis zum heutigen Tage auf astrologischen Karten zu finden ist.

Die Menschen tun sich schwer, Fakten zu akzeptieren, die nicht in ihre Weltanschauung passen. Wenn man ihnen sagt oder auch dann, wenn sie selber sehen, daß Krebs spontan geheilt werden kann, daß Teile des Gehirns ohne Verlust der geistigen Fähigkeiten entfernt werden können, daß ein geistig Behinderter sich hinsetzen und, ohne jemals Klavierstunden genommen zu haben, ein Klavierkonzert von Tschaikowsky spielen kann, daß ein von Geburt an Geistesgestörter komplizierte mathematische Probleme in Sekunden löst oder daß Menschen auf glühenden Kohlen laufen können (um nur einige hervorstechende Ereignisse herauszugreifen, über die Sie möglicherweise in den letzten Jahren etwas gelesen haben), selbst dann sind diese Ereignisse unwirklich, solange nicht etwas Grundlegenderes geschieht. Dieses Grundlegendere ist zunächst eine neue Erklärung, die besser ist als die alte, und anschließend ein Wandel im kollektiven Bewußtsein, der die neue Wirklichkeit in ihrem ganzen Umfang hervortreten läßt.

Ich behaupte, daß vollkommene Gesundheit für jedermann eine Wirklichkeit ist, daß ein jeder seinen Anteil an unendlicher Intelligenz vergrößern kann. Was immer der menschliche Geist ersinnen kann, das kann der menschliche Geist auch ausführen. Ein enormer Bereich der Natur, der innerhalb der bestehenden Weltanschauung und des naturwissenschaftlichen Paradigmas nicht erklärt werden kann, ist im Begriff, sich zu entfalten. Dabei wird das kollektive Bewußtsein eine Wirklichkeit entdecken, die um vieles reicher ist als die bisherige. Dies ist in Wahrheit der einzige Grund dafür, daß die Menschheit als Ansammlung von Individuen ihre Weltanschauung ändert – die Möglichkeit zu wachsen ist uns angeboren. Unser individueller Geist ist eins mit der Natur, und so haben wir unseren Anteil an der Evolutionskraft, die alles in der Natur dazu bewegt, voranzuschreiten und stets neue Ausdrucksformen der Intelligenz zu entfalten.

Es ist verständlich, daß jedes neue Paradigma auf Widerstand stößt. Jedes Paradigma erklärt alles. Unser bestehendes Paradigma, demzufolge eine völlige Harmonie der inneren Wirklichkeit eines Menschen und der äußeren Wirklichkeit »unmöglich« ist, wird als richtig empfunden. Das neue Paradigma wird ebenfalls alles erklären, aber es wird *mehr* erklären.

Einige Anzeichen für den Paradigmenwechsel und das, was auf uns zukommt, seien hier angeführt:

1. Wenn eine Anzahl von Versuchstieren trainiert wird, um eine neue Aufgabe zu erfüllen, wie zum Beispiel sich in einem komplizierten Labyrinth zurechtzufinden, so stellen Forscher immer wieder fest, daß Versuchstiere in anderen Teilen der Welt diese selbe Aufgabe leichter erfüllen. Außer daß es sich um Ratten handelt, stehen die Tiere genetisch nicht miteinander in Verbindung. Sie haben keinen physischen Kontakt oder irgendeine Art der Kommunikation mit der ersten Versuchsgruppe. Sie scheinen einfach deswegen schneller zu lernen, weil diese erste Versuchsgruppe die Aufgabe schon gemeistert hat.

2. Noch faszinierender ist die Geschichte von einigen wildlebenden japanischen Affen auf der Insel Koshima. Diese wissenschaftliche Beobachtung wurde durch den englischen Biologen Lyall Watson weithin bekannt, der über diesen Vorfall in seinem Buch *Lifetide* berichtet. (Watson ist der Autor einer Reihe von sehr packenden Büchern über Naturereignisse, die für das Denken an den Grenzen der Wissenschaft eine Herausforderung sind.)
Kurz nach Ende des letzten Krieges ließen japanische Forscher bei der Beobachtung dieser Affenstämme auf dem Strand Essensreste zurück, und zwar Süßkartoffeln, die den Affen besonders schmeckten. Wegen des Sandes, der an den von den Forschern fortgeworfenen Kartoffeln haftete, fanden die Affen es allerdings schwierig, sie zu essen. Da kam im Jahre 1952 eine junge Äffin, von den Forschern Imo genannt, auf die Idee, die Kartoffeln zu einem Fluß zu tragen und sie dort zu waschen. Die Intelligenz, die es brauchte, um eine solch intelligente Lösung zu finden, nennt Watson Genie und vergleicht sie mit der Erfindung des Rades durch den Menschen. Die anderen jungen Affen sahen Imo zu, machten es ihr nach, und binnen kurzem wuschen viele ebenfalls ihre Kartoffeln.
Mit der Zeit wuschen alle jungen Affen ihre schmutzige Nahrung, wobei interessanterweise zu bemerken war, daß erwachsene Affen über fünf Jahre dies nur in direkter Nachahmung eines jüngeren Affen taten. Im Herbst jenes Jahres wuschen eine große Anzahl von Affen auf Koshima ihre Nahrung, nun aber im Meer, denn das Stammes»genie« Imo hatte entdeckt, daß Salzwasser die Nahrung nicht nur reinigte, sondern ihr auch den Geschmack verlieh, den die Affen mochten. Watson setzt die große Anzahl der Affen, die dies taten, willkürlich mit 99 fest. Und dann, an einem Abend, lernte auch der hundertste Affe seine Nahrung waschen. Watson berichtet über ein bemerkenswertes Phänomen, das sich daraus ergab:

> *Aber das Hinzukommen des hundertsten Affen bewirkte offenbar das Überschreiten einer Schwelle, den Durchbruch durch eine kritische Masse, denn am Abend desselben Tages taten es fast alle in der ganzen Horde. Und nicht nur das – die Angewohnheit schien natürliche Grenzen übersprungen zu haben und trat spontan, wie bei Glyzerinkristallen in versiegelten Versuchsbehältern, auch bei Horden auf anderen Inseln und auf dem Festland bei Takasakiyama auf.*

Nach der Darwin'schen Entwicklungstheorie, die in aktualisierter Form auch von modernen Genetikern vertreten wird, ist dies ein unmögliches Ereignis. Wie kann eine Eigenschaft spontan innerhalb derselben Generation weitergegeben werden, noch dazu sofort und an mehreren weit auseinander liegenden Orten? Das von Watson erwähnte Glyzerin ist ein ähnliches Beispiel, wo das neue Verhalten noch nicht einmal von einer lebenden Spezies gelernt wurde.

Es ist äußerst schwierig, Glyzerin zum Auskristallisieren zu bringen; nachdem es jedoch zum erstenmal gelungen war, diese Kristallisierung einzuleiten, kristallisierte Glyzerin spontan in versiegelten Behältern in anderen Laboratorien. Wie beim »Phänomen des hundertsten Affen« wirkte Intelligenz in selbstrückbezogener Art und übersprang Grenzen auf »unmögliche« Weise. Dies ist jedoch das natürliche Verhalten von Intelligenz – sie wirkt durch sich selbst auf sich selbst. Sie kennt keine absoluten Grenzen. Natürlich schlägt Intelligenz nicht einfach so »über die Stränge«. Sie respektiert die ihr eigenen Bahnen. Doch kann sie sich auch neue Bahnen schaffen. Neue Wirklichkeiten entstehen, sobald eine Notwendigkeit dafür vorhanden ist.

Im Hinblick auf das, was wir bezüglich des kollektiven Bewußtseins erörtert haben, war Watsons eindrucksvollster Kommentar: »Es mag sein, daß, wenn nur genügend Menschen etwas für wahr halten, dies für jeden wahr wird.« Einstein sagte ungefähr dasselbe, bezogen auf seine Ideen über die Relativitätstheorie.

3. Wenn kollektives Bewußtsein wirklich ist, dann sollte man in der Lage sein, etwas damit zu tun. In dieser Annahme hat die Organisation der Transzendentalen Meditation Experimente durchgeführt, um zu sehen, ob kollektives Bewußtsein stimuliert und lebensförderlicher gemacht werden kann. Die Ergebnisse dieser Experimente sind faszinierend, da sie faktische Beweise für das neue Paradigma geben. Bisher sind Dutzende dieser Experimente durchgeführt worden, von denen ich hier nur die hervorstechendsten erwähnen möchte.

Eine Studie des Psychologen Dr. Candace Borland aus dem Jahre 1976 kam zu dem Ergebnis, daß in Städten, wo ein Prozent der Bevölkerung zu meditieren begonnen hatte, die Kriminalitätsrate sich spontan verringerte. (Die Studie bezog sich auf elf Städte der USA, in denen laut Statistik ein Prozent der Bevölkerung die TM-Technik erlernt hatten.) Dr. Borland fand Rückgänge von jährlich bis zu sechzehn Prozent, verglichen mit entsprechenden Kontrollstädten, in denen, wie zu dieser Zeit überall in den USA, die Kriminalitätsrate zunahm. Die Studie ist mehrfach wiederholt worden, wobei Hunderte kleinerer und mittlerer Städte erfaßt wurden. Die Resultate waren in allen Fällen ähnlich.

Im Jahre 1979 kam an der University of Massachusetts in Amherst eine große Gruppe von Meditierenden zusammen. Die Versammlung beinhaltete tägliche Gruppenmeditationen, während derer Physiologen an der Maharishi International University in Iowa die Gehirntätigkeit von gleichzeitig in Iowa meditierenden Versuchspersonen maßen. Ohne in irgendeiner Weise mit der Amherster Gruppe in Verbindung zu stehen oder zu wissen, wann diese Gruppe meditierte (die schon erwähnte Fortgeschrittenentechnik der Sidhis wurde ebenfalls ausgeübt), war bei den Meditierenden in Iowa immer genau dann eine erhöhte Gehirnwellenkohärenz zu beobachten, wenn die Amherster

Gruppe mit ihrer Technik begann. Vor und nach dieser spezifischen Periode war die Kohärenz nicht vorhanden.
Im Winter 1983 kamen eine sehr große Anzahl Meditierender – etwa siebentausendfünfhundert – in Iowa zu einem anderen Treffen zusammen, das die Gruppenausübung der TM und der fortgeschrittenen Sidhi-Technik einschloß. Soziologen untersuchten mehr als ein Dutzend Parameter, die auf der Ebene des kollektiven Bewußtseins beeinflußt werden konnten. Mit Hilfe äußerst verläßlicher und verfeinerter statistischer Techniken stellten sie fest, daß bemerkenswerte Änderungen auftraten. Genau während dieses Zeitraums trat im Aktienmarkt nach monatelanger Stagnation eine Tendenzwende ein. Die Erholung setzte sich in ungebrochener Linie bis zum letzten Tag der Versammlung fort. Kaum gingen die Gruppenmeditationen der Siebentausendfünfhundert zu Ende, kam es zu einem unmittelbaren Kursverfall, der sich in fast gerader Linie fortsetzte. In weniger dramatischer Weise vollzog sich auch bei anderen Parametern eine Veränderung: Die Anzahl der Verkehrsunfälle nahm während der Kontrollperiode ab, desgleichen die der Krankenhauseinweisungen. Auch die Kriminalitätsraten waren rückläufig sowie die Anzahl der Berichte über internationale Konflikte in den Medien.
Diese Ergebnisse scheinen unglaubhaft zu sein, solange man nicht versteht, daß Wirklichkeit auf der Ebene des kollektiven Bewußtseins gebildet wird. Dann aber sind diese Ergebnisse faszinierend und in der Tat verheißungsvoll für die Schaffung einer positiven und der Entwicklung aufgeschlossenen menschlichen Wirklichkeit. Über die letzten fünfzehn Jahre hinweg sind in Dutzenden von Experimenten ähnliche Ergebnisse beobachtet worden, welche die Auswirkung von Meditation auf Kriminalitätsraten, militärische Konflikte, Verkehrsunfälle und Krankenhauseinweisungen sowie auf verschiedene andere Parameter für Lebensqualität belegen. Im Rahmen des bestehenden Paradigmas sind diese Parameter völlig zusammenhanglos. Es gibt weder einen Grund, warum sie sich gemeinsam verbessern sollten, noch gibt es einen, warum sie sich spontan in Korrelation mit weit entfernt stattfindenden Gruppenmeditationen verbessern sollten.
Der Grund, warum solche Ergebnisse möglich sind, ist der, daß Intelligenz eine Einheit ist. Wenn individuelle Intelligenz fähig ist, spontan eine Krankheit zu heilen, friedvollere und liebevollere Gedanken hervorzubringen, inneren Streß zu lösen und den Geist auf eine positivere Einstellung hinzulenken, dann gibt es nichts, was der Ausweitung dieses Prozesses auf eine größere Ebene im Wege stünde. Sämtliche Wirklichkeit ist unser aller Anteil; was Wirklichkeit für einen ist, ist Wirklichkeit für alle. Auf der Ebene des kollektiven Bewußtseins haben wir uns auf diese eine Wirklichkeit geeinigt. Dies müssen wir tun, denn nur dadurch, daß wir alle der Intelligenz teilhaftig sind, kann Wirklichkeit überhaupt erzeugt werden – Intelligenz ist eine Einheit, die sich lediglich durch unendlich verschiedene Kanäle ausdrückt.

Das neue Paradigma kommt aus den verschiedensten Quellen zusammen. Wir haben schon die neue Physik erwähnt, die den Paradigmenwechsel durch die Relativitätstheorie in Bewegung setzte. Einige fortschrittliche theoretische Physiker vertreten heutzutage die Ansicht, daß kollektives Bewußtsein die einzige Hypothese sei, um das Universum, wie wir es sehen und für wirklich halten, zu erklären. Der britische Biologe Rupert Sheldrake ist hier führend mit einer Studie über die »verborgene Kraft«, die Licht auf Dinge wie das Phänomen des hundertsten Affen werfen könnte. Er vertritt die Ansicht, daß Veränderungen in den Formen von Pflanzen und Tieren auf Ebenen stattfinden können, die sogar noch feiner sind als die der DNS. Anders gesagt – anstatt sich bei der physischen Struktur der Gene aufzuhalten, erforscht er ihre abstrakte Eigenschaft, d.h. die in ihr gespeicherte Information. Wie wir schon besprochen haben, sind die Gene nicht einfach physischer Art; sie geben das durch die gesamte Evolution hindurch angesammelte Wissen weiter. Dr. Sheldrake hat die Meinung geäußert, es gebe Informationsfelder, die das Leben in die Formen gössen, die wir dann sehen. Diese »morphogenetischen Felder« gestalten das Leben, noch bevor die physische Form entsteht. Ihrem Wesen nach sind sie die Gedankenformen der Natur.

Die Idee eines Feldes liegt den meisten Gedankengängen der neuen Physik zugrunde. Was einst als einzelne Elektronen oder einzelne Lichtwellen angesehen wurde, wird heute als Manifestation unendlicher Felder betrachtet. Die Felder sind die »wirkliche« Wirklichkeit; was wir sehen, sind lokalisierte Ereignisse, die aus ihnen hervortreten. Sheldrake weitet das Konzept der Felder auf die Biologie aus; die TM-Forscher wenden es auf den Bereich des menschlichen Bewußtseins an. Auf diese Weise greift das Paradigma um sich, indem es einen Bereich nach dem anderen erfaßt, bis schließlich alle Äpfel aus dem umgeworfenen Korb wieder eingesammelt sind.

Warum sollte Bewußtsein nun ein Feld sein? Die TM-Forscher Dr. R. Keith Wallace, Michael Dillbeck und David Orme-Johnson stellten die Hypothese eines Bewußtseinsfeldes auf, um die zuvor erwähnten Versuchsergebnisse zu erklären. Wie können zwei Gehirne auf die Entfernung in Verbindung stehen? Wie kann die Ausübung von Meditation in kleinen oder großen Gruppen zu einer Abnahme der Kriminalitätsrate führen? Im Besitz von Hunderten zuverlässiger Fakten und mit der Aufgabe, sie zu erklären, haben die TM-Forscher sich das neue Paradigma zunutze gemacht. Wenn wir uns menschliches Bewußtsein als ein unendliches Feld vorstellen, dessen lokalisierter Ausdruck der einzelne Mensch ist, so wird verständlich, daß ein Teil des Feldes einen anderen beeinflussen kann. Ein Kompaß wird sich überall auf der Erde spontan nach dem Erdmagnetfeld ausrichten, d.h., er wird nach Norden zeigen. Erlaubt also der Vorgang des Transzendierens dem individuellen Geist, zur Ruhe zu kommen und einen Zustand maximaler Gehirnwellenkohärenz zu erreichen, dann erscheint es logisch, daß auch andere Individuen diese Auswirkung spüren können. Eine »verborgene Kraft« im Bewußtseinsfeld bewirkt die Effekte, die dann schließlich als Wirklichkeit hervortreten. Sobald wir verstehen, daß diese Kraft Bewußtheit ist, hört sie auf, ein Geheimnis zu sein. Bewußtheit, die auf der Ebene des Selbst unsere Intelligenz steuert, bringt uns den Nutzen der Meditation. In einem größeren Umfeld erbringt sie den Nutzen für jene Ausdrucksform von Intelligenz, die unsere Gesellschaft darstellt.

Die TM-Forscher haben dem allgemeinen, von ihnen untersuchten Effekt den Namen Maharishi-Effekt gegeben. Maharishi Mahesh Yogi war der erste, der in seinen Lehren über Bewußtsein voraussagte, daß der Vorgang des Transzendierens auf die Entfernung Veränderungen bewirken könne, was ja die wesentliche Charakteristik eines Feldeffektes ist. Er hatte auch vermutet, daß selbst eine kleine Gruppe von Menschen ausreichen würde, um diesen Effekt zu erzeugen. Die Grundlage für diese Annahme kam ebenfalls aus der Physik, wo Fälle bekannt sind, in denen eine nur kleine Anzahl von Partikeln ihren Zustand verändern müssen, damit es zu einer Veränderung des ganzen Systems kommt. Wenn man zum Beispiel etwa ein Prozent der Atome in einem Eisenstab magnetisiert, so wird auch der Rest des Stabes magnetisch. Dasselbe gilt für chemische Reaktionen; sobald ein geringer Prozentsatz einer Lösung reagiert, folgt die übrige Lösung fast unmittelbar nach. Zahlreiche andere physikalische Effekte, darunter der Laser, laufen genauso ab.

Dieselbe Logik wurde dann auf menschliches Bewußtsein übertragen. Lyall Watson vermutete, daß, wenn nur genügend Menschen eine Sache für wahr halten, diese für alle wahr wird. Der Maharishi-Effekt zeigt ganz offensichtlich, daß nicht viele dazu nötig sind. Der entscheidende Durchbruch kam mit der Entdeckung, daß der Effekt auf einer Ebene stattfinden mußte, die noch tiefer als die der Gedanken lag. Während des Transzendierens denkt ein Meditierender nicht an Verbrechen, Krieg, Krankheit oder ähnliche Dinge, und versucht nicht, sie innerlich zu besiegen. Er öffnet lediglich seine Bewußtheit dem Selbst, dem Bewußtsein, so wie es besteht, bevor noch Gedanken auftreten. Hat er das einmal getan, so übernimmt die Intelligenz das Übrige. Die TM-Forscher kamen zu dem Schluß, »daß diese bemerkenswerte neue Technologie zur Erzeugung von Kohärenz im kollektiven Bewußtsein nicht nur die Voraussetzung für eine Verbesserung der Lebensqualität in den Städten sein könne, wie es die zuvor angeführten Untersuchungen vermuten lassen, sondern auch für die Lösung internationaler Konflikte und die Erzeugung von Weltfrieden.«

Mit anderen Worten – der Effekt kann sich ausdehnen. Ein ruhiges, friedvolles und kohärentes Bewußtsein hat unvorstellbare Macht – wie es sich im Leben von Gandhi, Mutter Theresa und vielen anderen weniger berühmten Menschen bewahrheitet. Wenn unser Bewußtsein an ihres heranwachsen kann, so wird derselbe Einfluß sich weiter ausdehnen. Wenn wir unsere Bewußtheit noch über das hinaus vertiefen, was sie erfahren, dann wird der Einfluß Bestand haben.

Dauerhafte Heilheit und dauerhafter Frieden sind nur auf der Ebene unseres Seins wirklich. Solange wir von der Natur getrennt sind, werden wir von der Natur keine Hilfe erwarten können, und das schließt unsere eigene Natur mit ein. Der große Philosoph Martin Heidegger sagte, daß die Bedrohung, die über der Menschheit schwebe, von innen komme. Sie komme daher, daß der Mensch sich gegen den Fluß der Natur oder das Sein auflehne, während er doch dazu bestimmt sei, im Einklang damit zu leben: »Das Wesen des Menschen beruht in der Beziehung zwischen Sein und Mensch.« Dies Sein sei unser Ursprung. Jeglicher Versuch, außerhalb davon zu leben, werde alles zerstören: »Die Welt wird heillos, unheilig.«

Die Menschheit fürchtet die Gefahr der Atombombe, aber die Gefahr einer heillosen Welt ist laut Heidegger die eigentliche Gefahr. Alle anderen Bedrohungen – Krieg, Krankheit, Haß, Tod – rühren von daher. An dieser Stelle räumt dann auch eine neue Sicht der Welt mit allen Bedrohungen auf. »Aber«, so sagt Heidegger, »wo Gefahr ist, wächst das Rettende auch.« Wir müssen uns nur wieder unserem Ursprung zuwenden, unserem Sein, und die Natur heilt von selbst.

Wir brauchen keine Naturwissenschaftler zu sein, um zu verstehen, warum eine neue Wirklichkeit sich in uns und durch uns einen Weg bahnt. Eine heillose Welt ist uns unerträglich. Krankheit ist nicht natürlich. Nicht nur, daß wir darunter leiden – in unserem tiefsten Inneren ist Krankheit eine Herausforderung, da sie unsere Freiheit einschränkt. Und das eine, was Intelligenz niemals hinnehmen kann, ist der Verlust der Freiheit. Das Herz dehnt sich aus mit der Möglichkeit von Gesundheit, Glück und Liebe. Sobald wir beginnen, Gesundheit zu erzeugen, verwandelt sich die in unserem Geist errichtete unheilige Welt in eine höhere Wirklichkeit, die Welt des Herzens. Das menschliche Herz umschließt alle Wesen durch sein Mitgefühl. Es ist der innere Raum der Welt, größer als das gesamte objektive Universum. Unsere Gedanken sind wie ein Berater, der in das Ohr des Königs flüstert. Wie weise er auch immer sein mag – König ist er nicht. Der König ist Herz und Geist, Gefühl und Intelligenz, alles in einem. Und da jeder lebendige Mensch diese in sich birgt, kann auch jeder sich selbst regieren. Auf der Ebene unseres Seins haben wir alle Macht, die wir nur brauchen, um eine neue Wirklichkeit zu erzeugen.

Sobald wir unsere Bewußtheit an ihrem Ursprung willkommen heißen, verschwinden die Probleme des Alltagslebens. Wir werden gewahr, daß die Probleme in Wahrheit nicht existieren. Aus diesem Gewahrwerden heraus entsteht eine neue Welt – geheilt und heilig.

Nachwort: Die Zukunft

Neue Wirklichkeiten sind letztendlich gar nicht so neu. Die in diesem Buch vorgestellten Konzepte sind nur ein Aspekt einer ganzen »Wissenschaft vom Leben«, die Tausende von Jahren in der menschlichen Bewußtheit zurückreicht. Sie ist nicht an Zeit und Ort gebunden. In Indien gibt es eine lebendige Tradition, die diese Wissenschaft als Herzstück hat – den *Ayurveda.* Der Name kommt aus zwei Sanskritwurzeln, nämlich *ayus* für »Leben« und *veda* für »Wissen«. Ich habe die beiden Grundvoraussetzungen schon erwähnt: (1) die Natur ist intelligent, (2) der Mensch ist ein Teil der Natur, und deshalb (3) durchdringt dieselbe Intelligenz beide. Setzen wir diese wenigen Ideen als gegeben voraus, so entfaltet der Ayurveda eine Fülle von Technologien zur Aufrechterhaltung von Gesundheit, und das nicht nur im Menschen, sondern in allen Aspekten der Natur, die an ihrer unendlichen Intelligenz teilhaben.

Der Ayurveda stellt seine Techniken in den Dienst des Gleichgewichts. Wenn die Natur aus dem Gleichgewicht gerät, so ist das Ganze durch Störungen seiner Teile gefährdet. Um gesund zu sein, müssen alle Wesen mit der Natur durch offene und ausgeglichene Kanäle der Intelligenz kommunizieren. Der Wert des Wandels, Dynamik also, muß sich im Gleichgewicht mit dem Nicht-Wandel, mit Stabilität also, befinden. Unser heutiges Wort dafür ist Homöostase – die Ausgewogenheit von Funktionen, von denen die Physiologie eines Lebewesens im Gleichgewicht gehalten wird. Die von der modernen Medizin in den vergangenen fünfzig Jahren gewonnenen Erkenntnisse über Homöostase stimmen mit denen des Ayurveda vollkommen überein. Es muß nur zwischen beiden Weltanschauungen eine Brücke geschlagen werden.

In allgemeiner Hinsicht war dies auch der Zweck des vorliegenden Buches. Der Ayurveda füllt Bände über die Wechselbeziehungen zwischen Nahrung, Verhalten, Biorhythmen, Umwelt und menschlichem Denken, die alle im Hinblick auf die Ganzheit betrachtet werden. Und da Mensch und Natur einander im System des Ayurveda vollkommen ergänzen, kann der Arzt, der den Ayurveda versteht, über eine Fülle von Heilpflanzen, Reinigungstherapien und Verjüngungstechniken verfügen, die in völlig natürlicher Weise Krankheiten beseitigen und Langlebigkeit fördern. Bei korrekter Ausübung hat der Ayurveda keine Nebenwirkungen. Er wirkt von der Ebene der Intelligenz, die sowohl dem Menschen wie auch der Natur eigen ist. In Wahrheit sieht der Ayurveda im Menschen nichts anderes als die Verkörperung jeglicher Kraft in der Natur und als ganz und gar unendlich. Ein berühmter Spruch aus den ayurvedischen Texten verkündet: »Ayurveda ist für Unsterblichkeit«. Das menschliche Potential ist hier völlig ausgeschöpft.

Die leicht eingehenden, einfachen und mühelosen Techniken des Ayurveda werden meine künftigen Bücher füllen. Ich möchte an dieser Stelle jedoch betonen, daß sie alle ihren Ursprung im Bewußtsein haben. Dadurch, daß ich

Ihnen den Vorgang des Transzendierens beschrieb, habe ich Ihnen schon die stärkste Therapie aus der Wissenschaft des Lebens mitgeteilt. Der letzte Teil dieses Buches richtete sein Hauptaugenmerk auf Bewußtsein als Feld. Da dieses Feld von dem universalen Feld, aus dem Wirklichkeit entsteht, nicht getrennt werden kann, enthält unser Bewußtsein alle Möglichkeiten. Die Zukunft, soweit ich in sie hineinsehen kann, wird diese Wahrheit entfalten. Sie verwahrt den Hauptschlüssel zu vollkommener Gesundheit und Glückserfahrung. Bewußtsein ist der Kern, um den herum die neue Wirklichkeit wachsen wird.

Ganz besonders sehe ich diesen Wachstumsprozeß in folgenden Bahnen:

1. Immer mehr Menschen wird es gelingen, das Bewußtseinsfeld zu begreifen.
2. Infolge des steigenden Bewußtseinszustandes werden wir Zeugen der Abnahme von Todesfällen sein, die auf die heute verbreitetsten Krankheiten zurückgehen – Krebs, Schlaganfall, Bluthochdruck, Herzerkrankungen –, sowie von weniger tödlichen Unfällen.
3. Die Menschen werden länger und gesünder leben. Alkohol, Zigaretten und Freizeitdrogen werden aus dem Leben der Menschen verschwinden. Die Vorstöße der Naturwissenschaften werden von der subjektiven Wahrnehmung des eigentlichen Wesens des Menschen geleitet sein. Spontan richtiges Handeln wird als eine normale Eigenschaft Gemeingut sein.
4. Gruppen von Menschen, die das Transzendieren gelernt haben, werden das Bewußtseinsfeld in immer tieferen Schichten zu ihrem eigenen zunehmenden Nutzen aktivieren. Hochentwickelte Individuen werden auftreten, die tatsächlich Selbst-Bewußtheit erfahren und verstehen. Gipfelerfahrungen werden nicht mehr dem Zufall überlassen sein. Diese hochentwickelten Menschen werden in optimalem Umfang Gesundheit erzeugen, indem sie das Höchstmaß aufrechterhalten.
5. Im selben Maße, wie man die Dynamik des Gruppenbewußtseins weiter erforscht, wird diese erfolgreich zur Lösung gesellschaftlicher Probleme eingesetzt werden. Verbrechen und antisoziales Verhalten werden drastisch abnehmen. Fortschritt und Wohlstand werden sichtbar zunehmen. Der Weltfrieden wird mehr als nur eine Hoffnung, er wird eine praktische Möglichkeit sein. Was der Geist des Menschen sich vornimmt, das wird er auch verwirklichen können.

Jede Weisheitstradition hält daran fest, daß unser Potential unbegrenzt ist. Der Bereich des menschlichen Lebens ist ein Bereich unendlicher Möglichkeiten. In jedem Menschen ruht ein Gott in Samenform. Er hat nur einen Wunsch: Er will geboren werden.

Anschriften für TM-Information und TM-Grundkurse

Zur praktischen Umsetzung der in diesem Buch enthaltenen Information hat der Leser die Möglichkeit, an den unten aufgeführten Adressen Auskünfte über die Technik der TRANSZENDENTALEN MEDITATION (TM) zu erhalten oder die Technik zu erlernen. Darüber hinaus gibt es an mehr als 200 Orten in den deutschsprachigen Ländern und Gebieten Lehrer für TM. Ihre Adressen sind in der Bundesrepublik Deutschland über die GTM in 49143 Bissendorf bei Osnabrück, Am Berg 13, Tel. 05402/8483, in Österreich über die Zentrale in Wien (s. u.) und in der Schweiz über den TM-Info-Service in Luzern (s. u.) zu erfragen.

Bundesrepublik Deutschland

Gesellschaft für Transzendentale Meditation
Berlin e. V.
Tempelhofer Ufer 23/24
10963 Berlin,
Tel. 030-2159324/5

Institut für Maharishi Vedische Wissenschaft
Ahrenshooper Zeile 22
14129 Berlin,
Tel. 030-8014392

Lehrinstitut für TM
Preystr. 4
22303 Hamburg,
Tel. 040-2700697

TM-Pension und Akademie Insel Föhr
»TM in den Ferien«
Dörpstrat 8
25938 Oevenum,
Tel. 04681-2185

Transzendentale Meditation
Knivsberg 14
24106 Kiel,
Tel. 0431-337569

TM Lehrinstitut für Schleswig und Umgebung
Satruper Str. 23
24860 Böklund,
Tel. 04623-812

Veda Institut Glücksburg
24960 Glücksburg,
Tel. 04632-7494,
0461-64805

SRM-Center Parkstraße
Parkstr. 97
28209 Bremen,
Tel. 0421-341314

Lehrinstitut Zwischenahn-Bloh
Bloher Landstr. 35
26160 Bad Zwischenahn,
Tel. 0441-69482

Gesellschaft für Transzendentale Meditation
Hannover e. V.
Bürgermeister-Fink-Str. 15
30169 Hannover,
Tel. 0511-806151

Transzendentale Meditation
Lehrinstitut
Südfeld 12
29227 Celle,
Tel. 05141-83345

Transzendentale Meditation
Am kleinen Berge 14
31832 Springe,
Tel. 05041-62482

Veda-Institut
Am Kirschenrain 8a
37242 Bad Sooden-Allendorf, Tel. 05652-1800

Transzendentale Meditation
Frankenstraße
40476 Düsseldorf,
Tel. 0211-466483

Veda-Lehrinstitut
Duisburger Str. 133
40479 Düsseldorf,
Tel. 0211-4910217

Transzendentale Meditation
Nettetal
Dohrstr. 12a
41334 Nettetal,
Tel. 02153-730964

TM-Center Essen
Maxstr. 11
45127 Essen,
Tel. 0201-231387

Transzendentale Meditation
Waldeyerstr. 46
48149 Münster,
Tel. 0251-89359

Lehrinstitut für Transzendentale Meditation
Hedwigstr. 6
49661 Cloppenburg,
Tel. 04471-5654

Lehrinstitut für Transzendentale Meditation
Gustav-Hegler-Ring 37
44652 Herne,
Tel. 02325-47329,
44643

Transzendentale Meditation
Lüchtefeld
Borchener Str. 4
33098 Paderborn,
Tel. 05251-72367,
02943-2546

Kölner Lehrinstitut für Transzendentale Meditation
Kaiser-Wilhelm-Ring 6–8
50672 Köln,
Tel. 0221-687669,
124633

Transzendentale Meditation
Breite Str. 130
50667 Köln,
Tel. 0221-249771,
231923

Transzendentale Meditation
Bonn
Rotkehlchenweg 20
53119 Bonn,
Tel. 0228-669119

Transzendentale Meditation
Center Westerburg
Im Waldhaus
56459 Brandscheid,
Tel. 02663-6268

Transzendentale Meditation
Hagen
Emster Str. 47
58093 Hagen,
Tel. 02331-53281

Institut für Vedische
Wissenschaft
Staufenstr. 36
60323 Frankfurt,
Tel. 069-727193

Ayurveda/TM-Center
Praxis Dr. med.
M. Kossatz,
Wiesenhüttenstr. 17
60329 Frankfurt,
Tel. 069-231750 und
Bad Homburg
06172-81248

Transzendentale Meditation
Darmstadt
64283 Darmstadt,
Tel. 06257-83987

Transzendentale Meditation
Ederstr. 1
35390 Gießen,
Tel. 0641-390387,
390340

Transzendentale Meditation
Linsengericht
Birkenhainerstr. 7
63589 L.-Waldrode,
Tel. 06051-68954

Transzendentale Meditation
Saarbrücken
Fechingerstr. 9
66130 Saarbrücken-Güdingen,
Tel. 0681-871627,
67906

Transzendentale Meditation
Kurze Str. 5
72072 Tübingen,
Tel. 07071-74132

Transzendentale Meditation
Konrad-Adenauer-Str. 40
72108 Rottenburg,
Tel. 07472-42364, 5465

Transzendentale
Meditation Rt. –
Schwäbische Alb
Im Vogelsang 21
72818 Mägerkingen,
Tel. 07124-2236

Naturheilpraxis
U. und F. Schuster
Schloßstr. 3
72793 Pfullingen,
Tel. 07121-77166

Maharishi Veda Center
Amalienstr. 63
76133 Karlsruhe,
Tel. 0721-27053

Institut für Vedische
Wissenschaft
Genossenschaftsstr. 48
75173 Pforzheim,
Tel. Eisingen
07232-8263

Ayurveda-Institut
Anton-Fischer-Str. 34
76571 Gaggenau-Sulzbach,
Tel. 07225-2438

Transzendentale Meditation
Bühl
Hauptstr. 79
77815 Bühl,
Tel. 07223-22934

Transzendentale Meditation
Ulm/Neu-Ulm
Riedleinweg 12
89075 Ulm,
Tel. 0731-56297

Transzendentale Meditation
Lehrinstitut
Biberach
Manlichstr. 19
86932 Ummendorf,
Tel. 07351-24821,
29313

Zentrum für Transzendentale Meditation
Weiler Halde 16
88276 Berg,
Tel. 0751-48994

TM-Lehrinstitut München
Augustenstr. 79
80333 München,
Tel. 089-522036

TM-Center München
Weitlstr. 13
80935 München,
Tel. 089-3138433

Transzendentale Meditation
Dachau
Bergstr. 3
85221 Dachau,
Tel. 08131-79627

Transzendentale Meditation
Ingolstadt
Adalbert-Stifter-Str. 22
85098 Großmehring,
Tel. 08407-617

Transzendentale Meditation
Heidelberger Ring 21
67227 Frankenthal,
Tel. 06233-63114

TM-Center Bobenheim-Roxheim
Theodor-Storm-Str. 1
67240 Bobenheim-Roxheim,
Tel. 06239-6390

Maharishi-Veda
Lehrinstitut Westpfalz
Waldfischbacher Str. 21
66978 Leimen,
Tel. 06397-363

Transzendentale Meditation
Heidelberg
Pf. 105508
69045 Heidelberg,
Tel. 06223-71388

TM-Center Stuttgart-Ludwigsburg
Imbröderstr. 10
71634 Ludwigsburg,
Tel. 07141-926139

Maharishi Ayurveda Center
Eibenweg 20
70839 Gerlingen,
Tel. 07156-24163

Lehrinstitut für Maharishis Vedische Wissenschaft
Hammerbrücker Str. 3
08223 Grünbach,
Tel. 5126 Amt Falkenstein

Transzendentale Meditation Plüderhausen
Spittelberg 1
73655 Plüderhausen,
Tel. 07181-82770

TM-Lehrinstitut Heilbronn
Zehentgasse 25
74072 Heilbronn,
Tel. 07131-80387

Transzendentale Meditation
Panoramaweg 22
74078 HN-Frankenbach,
Tel. 07131-484781

Transzendentale Meditation Lehrinstitut Öhringen e. V.
Röntgenstr. 28
74613 Öhringen,
Tel. 07941-3233

Transzendentale Meditation Horb
Elsterweg 16
72160 Horb,
Tel. 07451-3506

Gesellschaft für Transzendentale Meditation Esslingen e. V.
Urbanstr. 19/1 Postanschrift: Kastanienweg 31
73732 Esslingen,
Tel. 0711-372022

Transzendentale Meditation Österberg
Scheefstr. 45
72074 Tübingen,
Tel. 07071-52958

TM-Center
Bräuhausstr. 19
84524 Neuötting,
Tel. 08671-71976

Transzendentale Meditation
Ziegelgasse 10
93444 Kötzting,
Tel. 09941-8887

TM-Center Nürnberg
Hochstr. 33
90429 Nürnberg,
Tel. 0911-261090, 356630

Transzendentale Meditation Bamberg e. V.
Fischerstr. 4
96163 Gundelsheim,
Tel. 0951-43210

Transzendentale Meditation Bad Steben
Engelmannstr. 7
95138 Bad Steben,
Tel. 09288-7587

TM-Lehrinstitut
Maximilianstr. 12/III
86150 Augsburg,
Tel. 0821-39734, 08236-1268

Transzendentale Meditation Landsberg
Stoffener Str. 3
86899 Landsberg,
Tel. 08191-5200

Österreich

Internationale Meditationsgesellschaft (IMS) Österreichischer Verband, Sekretariat
Biberstr. 22/2
1010 Wien,
Tel. 01-5127859

Österreichische Gesellschaft für Ayurvedische Medizin
Maharishi Ayur-Ved Gesundheitszentrum
Biberstr. 22/2
1010 Wien,
Tel. 01-5134352 oder 5127859, Fax 5139660

TM-Lehrinstitut
Bahnhofstr. 19
4910 Ried/Innkreis,
Tel. 07752-6622

Schweiz

Transzendentale Meditation Ostschweiz
Waldhofstr. 16
9240 Uzwil,
Tel. 07351-2812

TM-Info Service
Kapuzinerweg 9
6006 Luzern,
Tel. 041-366701

TM-Center Zürich
Zwirnerstr. 72
8041 Zürich,
Tel. 01-4818166

Weitere Adressen in den deutschsprachigen Ländern und Gebieten sind über die Gesellschaft für Transzendentale Meditation in 49143 Bissendorf, Am Berg 13, Tel. 05402-8483, erhältlich.

Medizinische Forscher wenden sich an den Dokumentationsdienst der Deutschen MERU Gesellschaft, Am Berg 2, 49143 Bissendorf, Tel. 05402-8833.

Eine zunehmende Anzahl von Ärzten haben eine ayurvedische Zusatzausbildung gemacht und bieten in Zusammenarbeit mit den örtlichen TM-Lehrinstituten auch andere der insgesamt 20 Ansätze des Ayurveda (Maharishi-Ayurveda) an. Ihre Adressen sind zentral bei der Deutschen Gesellschaft für Maharishi-Ayurveda, Am Berg 11 in 49143 Bissendorf, Tel. 05402-7532, zu erfragen. Dazu kommen die ayurvedischen Kliniken und medizinischen Ausbildungsstätten:

Maharishi Ayur-Veda
Gesundheitszentrum
Rothenbaumchaussee 26
20148 Hamburg,
Tel. 040-452080,
Fax 447697

Maharishi Ayurveda
Gesundheitszentrum
Akademie Schledehausen
e. V.
Am Berg 11
49143 Bissendorf,
Tel. 05402-750

Maharishi Ayur-Ved
Gesundheitszentrum
Parkschlößchen Bad
Wildstein
56841 Traben-Trarbach

Maharishi Ayur-Ved
Gesundheitszentrum
Lembergblick 1
55585 Norheim/Bad
Kreuznach
Tel. 0671-46094,
Fax 46058

Maharishi-Institut für
Ayur-Ved
Breitenbrunnen
77887 Sasbachwalden
Tel. 07841-6820,
Fax 07841-23122

Maharishi Ayurved
Gesundheitszentrum
Starnberger See
Hindenburgstr. 36
82343 Pöcking,
Tel. 08157-7133, 7152,
Fax 08157-7068

Regelmäßige Information

Monatlich Aktuelles über Bewußtsein und gesundes Leben, TM und Ayurveda. Probeheft für DM 6,– Vorauskasse in Briefmarken:
DIE TM-ZEITUNG, Pf. 1224, 27726 Worpswede.